Barden/Vogel/Wodraschke
**Der große TRIAS-Ratgeber
Hauskrankenpflege**

**Herausgegeben von A. Vogel, G. Wodraschke und I. Barden
in Zusammenarbeit mit dem Deutschen Caritasverband**

Autoren:

Ingeburg Barden, Dipl.-Päd., Dipl.-Pflegepäd. (FH). *1952, Krankenpflege-ausbildung, Weiterbildung zur Fachschwester für Gemeindekranken-pflege, Studium der Gesundheitspflege an der Katholischen Fachhoch-schule Norddeutschland, Studium der Erziehungswissenschaft an der Pädagogischen Hochschule Freiburg, Supervisorenausbildung. Kranken-schwester in der häuslichen Krankenpflege, Referentin in der Fort- und Weiterbildung und in der Fachberatung von Sozialstationen im Diözesan-Caritasverband Trier. Seit 1991 Deutscher Caritasverband in Frei-burg. Bis 2001 Leiterin des Referates Ambulante Gesundheitshilfe. Seit 2001 Beraterin für Caritas international. Veröffentlichungen zur Pflege und zu sozialrechtlichen Themen.

Dr. Alfred Vogel, *1926, Studium der Erziehungswissenschaften, Philoso-phie, Geschichte an den Universitäten Mainz und Heidelberg. 1964 Pro-motion, Wissenschaftlicher Assistent an der Pädagogischen Hochschule Rheinland, 1967 Professor für die Allgemeine Didaktik an der Pädagogi-schen Hochschule Freiburg. Dozententätigkeit am Fachseminar für Gemeindekrankenpflege Bethel. Zahlreiche Veröffentlichungen zur Pädagogik, Kranken-, Kinder- und Altenpflege.

Dr. Georg Wodraschke, *1934, Studium der Erziehungswissenschaft, Psy-chologie und Theologie an den Universitäten Frankfurt und München, 1964 Promotion, 1965 Wissenschaftlicher Assistent an der Ruhr-Univer-sität Bochum, 1968 Professor für Allgemeine Didaktik an der Pädagogi-schen Hochschule Freiburg. Von 1970 bis 1985 Wissenschaftlicher Bera-ter des Seminars für Gemeindekrankenpflege in Koblenz-Arenberg, ab 1972 Leiter der Arbeitsgruppe Medizin und Pädagogik Freiburg-Kempten. Zahlreiche Veröffentlichungen zur Pädagogik und zum Gesundheits- und Sozialwesen.

Dipl.-Päd. Ingeburg Barden
Prof. Dr. Alfred Vogel, Prof. Dr. Georg Wodraschke

Der große TRIAS-Ratgeber Hauskrankenpflege

- Praktisches Wissen zum Lernen und Nachschlagen
- Wie Sie sich und dem Kranken den Alltag erleichtern
- Einfach und verständlich:
  Handgriffe Schritt für Schritt erklärt

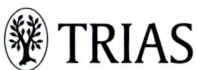

Die Deutsche Bibliothek –
CIP-Einheitsaufnahme
Ein Titeldatensatz für diese Publikation ist
bei Der Deutschen Bibliothek erhältlich.

Leserservice:
Wenn Sie Fragen oder Anregungen zu
diesem Buch haben, schreiben Sie uns:
TRIAS Verlag
Postfach 30 05 04
70445 Stuttgart

Mitarbeiter 1.–6. Auflage: H. Recktenwald,
R. Rösler †, W. Roßmanith, Sr. B. Schwelling,
G. Skowronski.
1.–9. Auflage: G. Mössner
7.–9. Auflage: U. Ellersiek

Umschlaggestaltung: CYCLUS • Visuelle
Kommunikation, Stuttgart
Umschlagfoto vorne groß: WDV / Stalter
Umschlagfoto vorne klein: WDV / Blümler
Umschlagfoto hinten: Mauritius-Bildagentur

Programmplanung: Sibylle Duelli

Producing: Jolanta Gatzanis, Stuttgart

Textzeichnungen: Friedrich Hartmann,
Stuttgart

Wichtiger Hinweis:
Wie jede Wissenschaft ist die Medizin ständigen Entwicklungen unterworfen. Forschung und klinische Erfahrung erweitern unsere Erkenntnisse, insbesondere was Behandlung und medikamentöse Therapie anbelangt. Soweit in diesem Werk eine Dosierung oder eine Applikation erwähnt wird, darf der Leser zwar darauf vertrauen, dass Autoren, Herausgeber und Verlag große Sorgfalt darauf verwandt haben, dass diese Angabe **dem Wissensstand bei Fertigstellung des Werkes** entspricht.
Für Angaben über Dosierungsanweisungen und Applikationsformen kann vom Verlag jedoch keine Gewähr übernommen werden. **Jeder Benutzer ist angehalten,** durch sorgfältige Prüfung der Beipackzettel der verwendeten Präparate und gegebenenfalls nach Konsultation eines Spezialisten festzustellen, ob die dort gegebene Empfehlung für Dosierungen oder die Beachtung von Kontraindikationen gegenüber der Angabe in diesem Buch abweicht. Eine solche Prüfung ist besonders wichtig bei selten verwendeten Präparaten oder solchen, die neu auf den Markt gebracht worden sind. **Jede Dosierung oder Applikation erfolgt auf eigene Gefahr des Benutzers.** Autoren und Verlag appellieren an jeden Benutzer, ihm etwa auffallende Ungenauigkeiten dem Verlag mitzuteilen.

Gedruckt auf chlorfrei gebleichtem Papier

© 1974 Georg Thieme Verlag
Rüdigerstraße 14, 70469 Stuttgart
© 2002 TRIAS Verlag in MVS Medizinverlage
Stuttgart GmbH & Co. KG
Printed in Germany
Satz: Redaktionsbüro Seufferle, Stuttgart
Druck: Westermann Druck Zwickau GmbH

ISBN 3-8304-3002-7   2 3 4 5

Geleitwort 9

Vorwort zur 1. Auflage 10

Vorwort zur 9. Auflage 11

1 Den Lebensraum des Kranken gestalten 12
Pflege zu Hause 14
Die eigene Wohnung: ein Ort der Pflege 15
Das Zimmer des Kranken: ein Ort der Kommunikation 26

2 Im Pflegebett sich wohl fühlen 33
Das Bett für den Kranken 34
Herrichten des Pflegebettes 41
Liegen und Sitzen im Bett 44

3 Den kranken Menschen beobachten 49
Wahrnehmung und Beobachtung des kranken Menschen 50
Beobachtung der Haut 52
Beobachtung der Ausscheidungen 54

4 Vitalzeichen überprüfen 63
Herz und Kreislauf 64
Puls fühlen und zählen 69
Blutdruck messen 72
Atmung beobachten 74
Körpertemperatur messen 77

5 Zweiterkrankungen vorbeugen 85
Druckgeschwür 86
Lungenentzündung 100
Thrombose 103
Gelenkversteifungen 115
Muskeltraining für Langzeitkranke 120
Isometrisches Trainingsprogramm 123

6 **Gemeinsam pflegen** 139
Pflege planen 140
Rückenschonendes Arbeiten 141
Pflegehandeln erlernen 143
Ausgewählte Pflegemaßnahmen 144

7 **Sich gesund ernähren** 191
Energiegewinnung durch Nahrung 192
Ernährung des alternden und kranken Menschen 201
Darreichung von Speisen und Getränken 204

8 **Heilmittel und Medikamente anwenden** 209
Heilmittel der Natur 210
Umgang mit Medikamenten 215
Hausapotheke 223

9 **Sich dem Langzeitkranken zuwenden** 227
Zuwendung bei der Pflege 228
Individuelle Körperpflege 231
Hilfe für inkontinente Menschen 250
Technische Hilfsmittel zur Pflege 258

10 **Selbst gestaltetes Leben im Alter** 265
Leben älterer Menschen 266
Vorsorge und Verfügungen 271
Gesetzliche Hilfen 275
Institutionelle Hilfen 290
Ambulante Dienste und stationäre Einrichtungen 292

11 **Kranksein im Alter** 299
Altern als Entwicklung 300
Erkrankungen 304

12 **Den Sterbenden zu Hause begleiten** 329
Sterben – ein Teil des Lebens 330
Christliches Sterben 340
Sterben und Tod 353

Bundesverbände der Freien Wohlfahrtspflege 358

Selbsthilfeverbände 358

Quellennachweis/Fotonachweis 359

Ausgewählte Internetadressen 360

Ausgewählte Pflegeliteratur 362

Richtlinien zur Verordnung von
häuslicher Krankenpflege 364

Sachverzeichnis 374

Geleitwort

Niemand möchte als „Kranker" oder „Pflegebedürftiger" von der Hilfe und Fürsorge anderer Menschen abhängig sein. Die Realität unseres Lebens führt jedoch viele Menschen in diese Situation. Zu aller körperlichen Abhängigkeit von anderen Menschen kommt dann der Wunsch, in dem gewohnten Umfeld, der eigenen Wohnung, in der Nähe von Verwandten, der Freunde, der Pfarrei bleiben zu können. Es ist daher für uns ein ganz wichtiges Anliegen, alle Möglichkeiten auszuschöpfen, damit häusliche Pflege in notwendigem Ausmaß möglich wird.

Angesichts dieser Sorge ist es beeindruckend, dass in unserem Land mehr als zwei Drittel aller pflegebedürftigen Menschen von Angehörigen, Nachbarn oder Freunden gepflegt werden. Sie leisten – oft unter großen eigenen Opfern – dadurch dem pflegebedürftigen Menschen selbst und der Gesellschaft einen Dienst, der hohe Anerkennung verdient. Sie stehen nicht allein, das Netz ambulanter Dienste ergänzt diese Hilfe.

Die Katholische Kirche hat zu allen Zeiten durch die verschiedensten Formen der Caritas für kranke und pflegebedürftige Menschen Hilfe organisiert. Seit über 30 Jahren leisten die Sozialstationen einen wertvollen Dienst und unterstützen die pflegenden Angehörigen. Die Caritas ist einer der Begründer der Sozialstationen.

Mit diesem Buch will der Deutsche Caritasverband einen weiteren Beitrag in dieser Richtung leisten: Die Caritas will helfen, dass Angehörige und den Pflegebedürftigen nahestehende Menschen den Mut bekommen und in der Lage sind, diese Hilfe nach ihren Möglichkeiten zu leisten.

Ich hoffe, dass dieses Buch die Fragen, die pflegende Angehörige belasten, beantwortet und ihnen manche Unsicherheit nehmen kann. Ich wünsche mir, dass wir den zu Hause Pflegenden auf diese Weise gezielt helfen und dadurch Entlastung geben können.

Hellmut Puschmann
Präsident des Deutschen Caritasverbandes

Vorwort zur 1. Auflage

Unsere Gesellschaft wird vielfach als materialistisch, egoistisch und rücksichtslos bezeichnet. Gleichwohl ist in der Öffentlichkeit eine große Bereitschaft vorhanden, den Menschen zu helfen. Dieser Wunsch kann leider oft nicht verwirklicht werden, weil das notwendige Wissen und Können für eine solche Hilfe teilweise oder ganz fehlt. Besonders krass wird dieses Mißverhältnis überall dort empfunden, wo kranke und behinderte Menschen unter einer ungenügenden oder mangelhaften Hilfe und Pflege zu leiden haben. Um diesen Mangel zu beheben, wurde für den Bereich der Hauskrankenpflege das vorliegende Arbeitsprogramm geschaffen.

Hauskrankenpflege wird hier als umfassender Dienst am kranken Menschen verstanden. In diesem Sinne will das Buch dem Leser das erforderliche Wissen, für bestimmte Pflegesituationen aufbereitet, anbieten und ihm bestimmte Pflegetechniken ausführlich darstellen und exakt vermitteln. Darüber hinaus wird das hier angebotene Wissen und Können an wieder wichtig gewordenen Verhaltenstugenden wie Aufmerksamkeit, Zuverlässigkeit und Anteilnahme orientiert. Auf diese Weise lässt sich einer vordergründigen und damit letztlich inhumanen „Pflege" entgegenwirken. Eine so verstandene Krankenpflege ist geeignet, häufig vorkommende, oft aber unzulänglich durchgeführte Pflege im häuslichen Bereich bei Kranken, Alten und Behinderten zu verändern und zu verbessern.

Die zwölf in sich abgeschlossenen Programme wurden als Arbeitsmaterial für Kurse in Hauskrankenpflege entwickelt. Dabei konnten die Herausgeber auf Ansätze zur Aktivierung der Hauskrankenpflege für breite Bevölkerungskreise zurückgreifen, wie sie besonders von Frau M. Belstler, Freiburg, Herrn Prof. Dr. R. Lange, Bamberg, und Herrn Dr. E. Reisch, Freiburg, ab den fünfziger Jahren vorlagen. In mehrjähriger Arbeit mit Mitarbeitern des Deutschen Caritasverbandes entstand das vorliegende Buch, das sich gleichermaßen für die Arbeit in Gruppen wie für das Selbststudium eignet. Für Korrektur und Verbesserungsvorschläge danken wir vor allem Herrn Prof. Dr. G. Mössner, Deutsche Klinik für Diagnostik, Wiesbaden.

Freiburg 1974   Die Herausgeber

Vorwort zur 9. Auflage

In unserer Gesellschaft geht die Tendenz mehr und mehr dahin, kranke Menschen zu Hause zu pflegen. Die Veränderungen im Gesundheitswesen und nicht zuletzt der Wunsch des Kranken nach häuslicher Pflege sind hierfür entscheidende Gründe. Die Familie als eine Institution, in der Zusammenleben und Daseinsvorsorge stattfinden, hat für ihre Mitglieder immer noch uneingeschränkte Bedeutung. Kranke Menschen in der Familie zu pflegen, ist eine gesellschaftliche Notwendigkeit und zugleich Ausdruck einer christlichen und humanen Lebensauffassung. Dieses Pflegen war bestimmt durch ein hohes Maß an menschlicher Zuwendung, selbstlosem Einsatz und überliefertem Wissen und Können. Insbesondere die gesellschaftlichen Veränderungen in den 70er-Jahren machten auch ein Überdenken der häuslichen Versorgung kranker und alter Menschen erforderlich. Die Herausgeber haben auf diese Entwicklung mit der Veröffentlichung des Buches „Hauskrankenpflege" geantwortet. Das Buch „Hauskrankenpflege" nahm damals eine Vorreiterrolle ein, da es das Pflegen zu Hause systematisierte, standardisierte und gleichzeitig ein Kursmodell zur Organisation und Multiplikation von Pflegewissen und Pflegehandeln anbot. Wie sehr dieses Angebot in der Öffentlichkeit angenommen wurde, zeigt die rasche Verbreitung des Buches und die nicht mehr zählbaren „Kurse in häuslicher Krankenpflege" im In- und Ausland.

Dieser Erfolg ist nicht zuletzt den leitenden Mitarbeiterinnen und Mitarbeitern in Caritas und Diakonie, insbesondere den didaktisch geschulten Kursleiterinnen und Kursleitern, zu verdanken, die mit großem Engagement und hoher Fachkompetenz Pflegekurse durchführten und dadurch den Pflegestandard im häuslichen Bereich anhoben. Auf diese Weise gelang es, Familienangehörige, Nachbarn und Freunde zu einem qualifizierten Pflegehandeln zu befähigen.

Die 9. Auflage ergab sich aus der Notwendigkeit, der individuellen Lebensweise des Kranken und den Bedingungen der pflegenden Angehörigen noch stärker zu entsprechen sowie die aktuellen medizinisch-pflegerischen Erkenntnisse und die veränderten sozialrechtlichen Gegebenheiten auf die häusliche Pflege zu übertragen.

Dank gilt wieder dem Deutschen Caritasverband und seinen Mitarbeiterinnen und Mitarbeitern.

Stegen / Freiburg 2002   Die Herausgeber

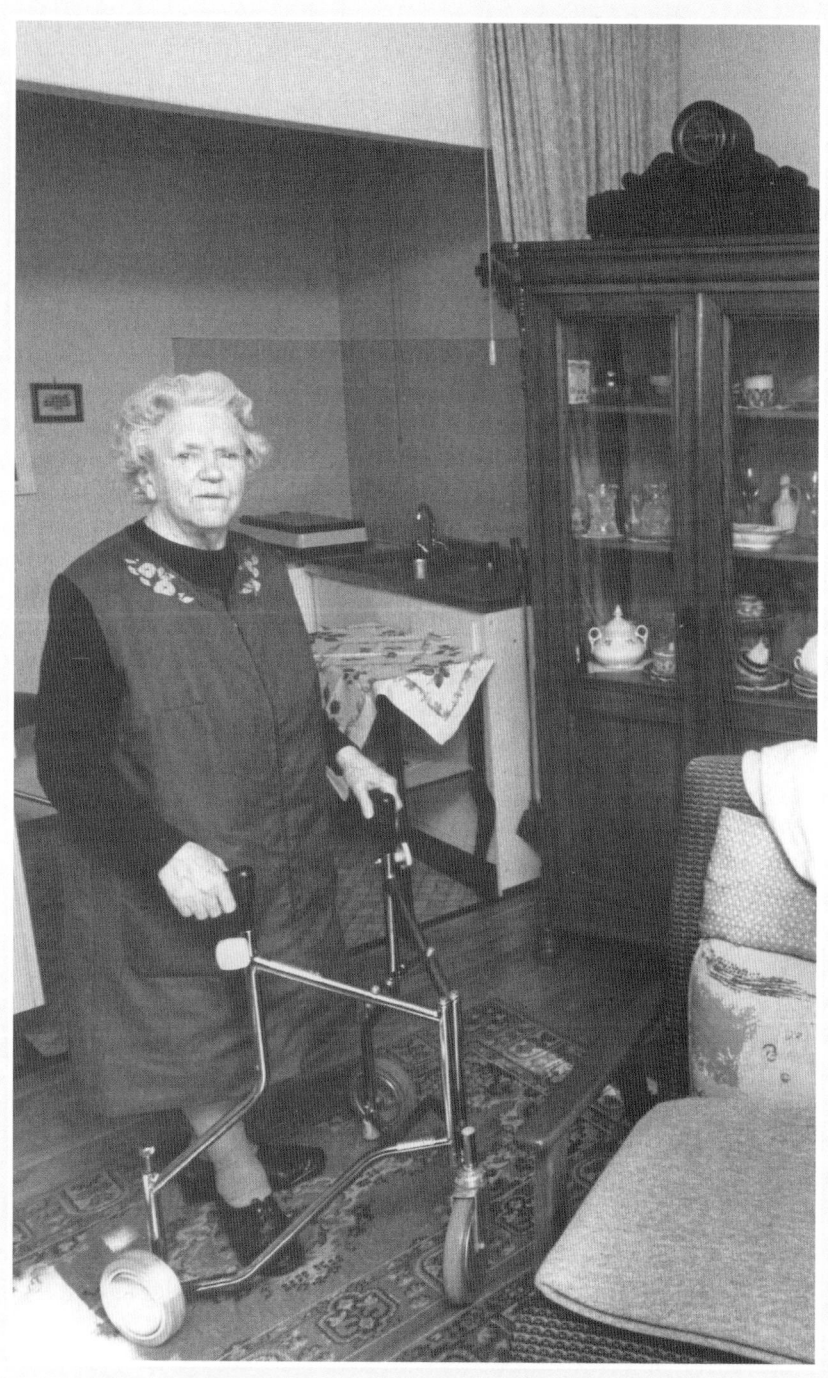

1

Den Lebensraum des Kranken gestalten

Pflege zu Hause

Die eigene Wohnung: ein Ort der Pflege

Anpassung der Wohnung an die
  Pflegesituation
Zimmer des Kranken
Wohnklima des Raumes
Gestaltung des häuslichen
  Krankenzimmers
Standort des Bettes im Zimmer

Das Zimmer des Kranken: ein Ort der Kommunikation

Kommunikation am Krankenbett
Teilnahme am öffentlichen Leben
  über Massenmedien

Pflege zu Hause

Krankheit, Behinderung und Pflegebedürftigkeit kann jeden treffen. Sie stellen sowohl die unmittelbar davon betroffenen Menschen als auch ihre Angehörigen vor eine neue Lebenssituation. Im Verlauf des Lebens ändern sich die Anfälligkeit für Krankheiten und damit auch die notwendigen medizinischen und pflegerischen Hilfen.

Zu einer hohen Inanspruchnahme von Behandlungs- und Pflegeleistungen kommt es allgemein im fortgeschrittenen Alter. Bewegungseinschränkungen und Lähmungen führen häufig zu Beeinträchtigungen bei den alltäglichen Verrichtungen und infolgedessen zu dauerhaftem Hilfe- und Pflegebedarf. Das Angewiesensein auf Unterstützung wird durch krankheitsbedingte Probleme wie Inkontinenz, Schwerhörigkeit, Seh- und Sprachstörungen, Vergesslichkeit und Verwirrtheit oft verstärkt.

Von der Entscheidung, einen kranken oder pflegebedürftigen Angehörigen zu Hause zu pflegen, sind alle Familienmitglieder betroffen. Damit sich alle Beteiligten auf mögliche Veränderungen einstellen können, sollten sie bereits im Vorfeld an Planung und Vorbereitung der häuslichen Pflege beteiligt werden. Gerade in der Anfangsphase einer Pflegesituation sind Informationen und Hinweise besonders wichtig. Für das Zusammentragen von Informationen gilt es, Zeit zu investieren.

- Der behandelnde Arzt ist um ausführliche Informationen zum Krankheitsgeschehen und zu möglichen Behandlungs- und Rehabilitationsmöglichkeiten zu bitten.
- Die Kranken- und Pflegekasse berät über Unterstützungsleistungen.
- Die Sozialstation und die Beratungsstelle für pflegende Angehörige geben Hinweise und Tipps zur Organisation der Pflege und vermitteln Grundwissen zur häuslichen Pflege.

Je umfassender sich die von der Pflegebedürftigkeit Betroffenen informiert haben, desto besser können sie die notwendigen Entscheidungen treffen und dadurch die Pflegesituation positiv mitgestalten.

Die punktuelle oder aber die tägliche Einbeziehung der Sozialstation kann die pflegenden Angehörigen ganz wesentlich entlasten und helfen, Überforderungen in der häuslichen Pflege zu vermeiden. Das gilt ganz besonders, wenn umfassender Pflegebedarf rund um die Uhr besteht oder komplizierte Behandlungsmaßnahmen zu erbringen sind.

Im Verlauf einer Pflegesituation ist immer wieder neu zu entscheiden, ob die zu erbringenden Pflegeleistungen auch von der Hauptpflegeperson und der Familie zu bewältigen sind oder ergänzend der Einsatz externer Pflegeunterstützung notwendig wird. In Pflegesituationen, in denen die Betroffenen die eigenen gesundheitlichen Probleme und die möglichen Risiken nicht einschätzen können sowie über notwendige Informationen und Kompetenzen zur Gestaltung der eigenen Pflegesituation nicht verfügen, sind Überforderungssituationen vorprogrammiert. Im Sinne einer gesunden „Selbstpflege" sollten Pflegepersonen die eigenen Bedürfnisse ebenso ernst nehmen wie die Wünsche und Erwartungen des Kranken. Für sich selbst Freizeit beanspruchen, sich Zeit nehmen für Hobbys, das Treffen mit Freunden, ist wichtig für das eigene Wohlbefinden. Solche Erholungsphasen helfen, den Pflegealltag besser zu bewältigen.

Die eigene Wohnung: ein Ort der Pflege

Seit alters her ist die Familienwohnung für Jung und Alt, insbesondere in Krisenzeiten, ein Ort der Sicherheit und Geborgenheit. Hier findet der Mensch Platz und Raum, einen Ort, wohin er sich zurückziehen kann.

Beim Bau eines Hauses, beim Anmieten oder Ausgestalten einer Wohnung denken Menschen im Allgemeinen nicht daran, dass Krankheit oder Behinderung das bisherige Zusammenleben oder die Nutzung der Wohnung entscheidend beeinflussen können. Je besser dann der Wohnraum an die Selbsthilfemöglichkeiten des Kranken angepasst werden kann, desto mehr werden Selbstständigkeit und Wohlbefinden gefördert.

Anpassung der Wohnung an die Pflegesituation

Jedes Jahr erleiden etwa 100 000 ältere Menschen eine Oberschenkel- oder Hüftfraktur, weil sie stürzen. Fehlende Haltegriffe, instabile Kleinmöbel, schlechte Beleuchtung, Teppichkanten sowie rutschende Teppiche und andere Stolperfallen sind oft Sturzursache mit fatalen Folgen für die Gesundheit bis hin zum Beginn einer dauerhaften Pflegebedürftigkeit. Denn wer einmal schwer gestürzt ist, hat Angst, erneut zu fallen, bewegt sich weniger und wird dadurch noch unsicherer und gebrechlicher.

Durch eine gezielte Wohnraumanpassung lassen sich häufig Selbstständigkeit und Unabhängigkeit von kranken und pflegebedürftigen Menschen erhalten und verbessern. Dadurch gelingt es, ihnen Sicherheit zu geben und insgesamt ihre Lebensqualität zu erhöhen. Die Umgestaltung der Wohnung für die individuelle Pflegesituation ist meist ohne großen Aufwand zu erreichen.

Hinweise zur Verbesserung des Wohnumfeldes

- Türschwellen überbrücken oder entfernen
- Stolperfallen wie lose liegende Elektrokabel oder Telefonleitung vermeiden
- Türen verbreitern
- Türen mit automatischen Türöffnern versehen
- Fußmatten und kleine Teppiche entfernen bzw. mit Schiene oder Klebeband befestigen
- Möbel umstellen, welche die Bewegungsmöglichkeit einschränken, gegebenenfalls Kleinmöbel entfernen
- Unerreichbare Lichtschalter und Steckdosen auf angemessene Höhe bringen, Drehschalter durch großflächige Kippschalter ersetzen
- Fernbedienung einrichten für Beleuchtung und Rollläden sowie für Elektrogeräte
- Handläufe im Flur oder Treppenhaus befestigen
- Haltegriffe in Bad, Dusche und Toilette anbringen
- Höhe des Waschbeckens ändern, wenn die Körperpflege im Sitzen vorgenommen wird, evtl. Einbau eines höhenverstellbaren Waschtisches
- Wasserhähne durch leicht zu handhabende Armaturen austauschen, z. B. Einhebelmischer
- Badewanne durch behindertengerechtes Duschbad ersetzen
- Dusche in den Boden einsenken oder bodengleichen Wasserablauf installieren
- Telefonanschluss mit zusätzlichem Lautsprecher ausstatten, Mobiltelefon anschaffen
- Hausinterne Sprechanlage montieren
- Anschluss an ein Hausnotruf-System beantragen
- Treppenlift einbauen

Die Anpassung der Wohnung an die individuelle Situation des Pflegebedürftigen wird durch die Pflegekasse mit einem Betrag von bis zu 2557,00 EURO je Maßnahme bezuschusst (siehe Seite 280ff).

Zimmer des Kranken

Oft wird ein Zimmer alleiniger Lebensraum: Der Kranke isst und schläft hier, er verrichtet seine Ausscheidungen, gestaltet seine „Zeit" und empfängt Besuche. Dies alles geschieht oft über Wochen und Monate hinweg. Damit die eigenen vier Wände dennoch ein hohes Maß an Lebenszufriedenheit sichern, sollten die Belange der Pflege und der Lebensqualität der Angehörigen bei der Auswahl des Zimmers für den Kranken ausschlaggebend sein.

Beispiel

Eine Mitarbeiterin des Sozialdienstes im Krankenhaus ruft am Morgen bei Frau Sigholz an und teilt ihr mit, dass die Behandlung ihrer Schwiegermutter abgeschlossen sei und diese als Pflegebedürftige übermorgen entlassen werde. Die Patientin hat bisher selbstständig ihren eigenen Haushalt geführt. Nach Einschätzung des Arztes kann sie zunächst allerdings nicht allein in ihrer Wohnung leben. Die Sozialarbeiterin bittet darum, abzuklären, ob Frau Sigholz ihre Schwiegermutter in der Familie aufnehmen kann und will. Sie verweist auf die Unterstützung durch die örtliche Sozialstation. Die Nachricht kommt für Frau Sigholz überraschend, sodass sie sich zunächst sehr hilflos fühlt. Ihre möglichen Reaktionen können sein:

- Wie werden mein Mann und die Kinder reagieren?
- Was bedeutet die Pflegebedürftigkeit für unsere Familie?
- Erhalte ich Beratung und Anleitung durch die Sozialstation?
- Kann ich die Schwiegermutter allein pflegen?
- Wo und wie bringe ich sie unter?
- Was bedeutet dies für meine Schwiegermutter?

● Aufgabe

Damit Sie die räumlichen Bedingungen von Frau Sigholz besser nachvollziehen können, wird der Grundriss der Familienwohnung vorgestellt.

Schauen Sie die Aufteilung der Wohnung an und überlegen Sie, welcher Raum für die Schwiegermutter und deren Pflege am geeignetsten erscheint.

Kreuzen Sie den Raum an und berücksichtigen Sie bei Ihrer Entscheidung, ob die Belange der Kranken, der Pflegeperson und der Familie gewährleistet sind.

Beziehen Sie dabei auch weitere Gesichtspunkte mit ein, z. B.:
- Nähe des Zimmers zu Bad/WC,
- Entfernung zu Wirtschafts- und Wohnräumen,
- Himmelsrichtung und Lichteinfall.

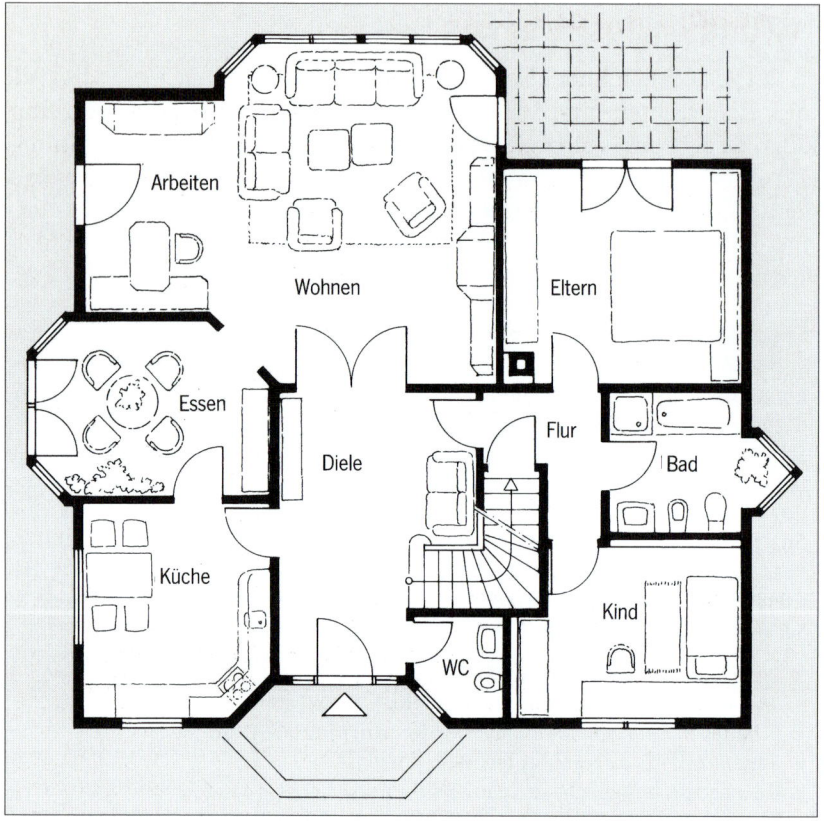

Familienwohnung

● Ergebnis

Eine ideale Lösung, die alle Anforderungen erfüllt, wird es nur in wenigen Fällen geben. Bei der Wahl eines Krankenzimmers sollten die Entscheidungen gemeinsam getroffen werden. Die Belange des Kranken gilt es dabei genauso zu berücksichtigen wie die Anforderungen der Pflegenden oder die Gewohnheiten der Familienangehörigen.

Das Problem der Unterbringung verschärft sich, wenn der Pflegebedürftige in einer kleinen Wohnung oder in einem Reihenhaus (mit mehreren Etagen) gepflegt werden soll.

Wohnklima des Raumes

Bei der Auswahl und Gestaltung des Krankenzimmers sollten auch bestimmte Kriterien erfüllt werden, um ein gesundheitsförderndes Wohnklima zu schaffen. Folgende Gesichtspunkte sind zu berücksichtigen:

Gesichtspunkte	Eigenschaften	Informationen
Lage	sonnig	Berücksichtigung der Himmelsrichtung: Am besten eignet sich ein Zimmer auf der Südostseite (im Sommer keine direkte Sonneneinstrahlung, im Winter Sonneneinfall möglich).
	lärmgeschützt	Der Kranke sollte möglichst wenig Lärmbelästigung ausgesetzt sein.
	erreichbar	Zu berücksichtigen sind: die Nähe zu Küche, Bad und Wohnraum, Hör- und Rufweite zur Pflegeperson, Erreichbarkeit von Toilette und Bad.
Heizung	gleich bleibend	Die Zimmertemperatur soll 18–20 °C betragen. Bei Zentralheizung ist auf gleichmäßige Luftfeuchtigkeit zu achten (Wasserbehälter, feuchte Tücher).
Lüftung	regelmäßig	Durch regelmäßiges Öffnen der Fenster und Türen wird für frische Luft im Krankenzimmer gesorgt. Beim Lüften ist Zugluft für den Kranken zu vermeiden.
Reinigung	sauber	Das Zimmer ist regelmäßig zu reinigen. Bei Teppichboden ist Staubentwicklung zu vermeiden. Bei ansteckenden Krankheiten sind Desinfektionsmittel zu verwenden.
Beleuchtung	hell	Die Lichtquelle darf nicht blenden. Dem Kranken sollte auch ein Leselicht bereitgestellt werden, wobei auf Standfestigkeit, Sicherheit und Lichtstärke der Lampe zu achten ist.
	gedämpft	Für Schwerkranke, Kinder und verwirrte Menschen ist in vielen Fällen auch während der Nacht eine Lichtquelle im Zimmer notwendig, um Angstgefühle zu vermeiden und die Orientierung zu erleichtern (Energie-Sparleuchte).

● Aufgabe

Nachstehend können Sie zu Fragen der Lüftung, Heizung und
Reinigung Stellung nehmen.

- Denken Sie an Ihre eigene Wohnsituation.
- Was müssen Sie tun, um die genannten Probleme zu lösen?
- Tragen Sie Ihre Vorschläge in die vorgesehenen Zeilen ein und
  vergleichen Sie diese mit den Lösungsvorschlägen.

Probleme	Empfehlungen
Verbrauchte Luft	
Kochdunst	
Geruch von Ausscheidungen	
Wärmeregulierung	
Trockene Luft	
Nicht beheizbares Zimmer	
Staubentwicklung	

● Ergebnis

Probleme	Empfehlungen
Verbrauchte Luft	Fenster öffnen
Kochdunst	Küchentür schließen
Geruch von Ausscheidungen	Lüften
Wärmeregulierung	Temperaturregler
Trockene Luft	Luftbefeuchter
Nicht beheizbares Zimmer	Elektroofen
Staubentwicklung	Boden und Möbel feucht wischen

Gestaltung des häuslichen Krankenzimmers

Es wird immer wieder notwendig, Wohn- oder Schlafzimmer der eigenen Wohnung für die Pflege eines Kranken umzugestalten. Oft ergeben
sich hierbei Schwierigkeiten, da die Einrichtung des Zimmers nicht auf
die Pflegesituation abgestimmt ist. Die Anforderungen an die Einrichtung des Krankenzimmers ergeben sich aus den Wünschen des Kranken,
seiner Pflegebedürftigkeit, den erforderlichen Pflegehilfsmitteln (siehe
Seite 258 ff.) und den Vorstellungen der Pflegeperson.

● Aufgabe

● Welche Gegenstände würden Sie als Kranker zur Einrichtung Ihres
Zimmers auswählen?
● Mit welchen Gegenständen würden Sie als Pflegeperson das Zimmer
des Kranken einrichten?

Gegenstände	Sichtweise als Kranker	Sichtweise als Pflegeperson
Bett		
Couch		
Teppich		
Blumen		
Nachttisch		
Schrank		
Stuhl/Sessel		
Tisch		
Teppiche		
Bücherregal		
Bilder, Fotos		
Symbole, z. B. Kreuz		
Beleuchtung		
Spiegel		
Radio/Fernsehapparat		
Klingel/Rufanlage		
Waschbecken/Dusche		
Vorhänge		
Betttisch		
Fußbank (Schemel)		
Telefon		

● Ergebnis

Aus der Sicht des Kranken werden sich eher Gegenstände als sinnvoll und erforderlich ergeben haben, die Selbstständigkeit und Atmosphäre fördern. Aus der Sicht der Pflegeperson dagegen haben Sie sich vielleicht nur auf eine Mindestausstattung beschränkt, bestehend aus Bett, Nachttisch, Schrank, Stuhl/Sessel, Tisch, Beleuchtung, Klingel.

Bett: Das Bett ist einer Couch (Liege) stets vorzuziehen. Nach Möglichkeit sollte das Bett zu einem Krankenbett umgestaltet werden (siehe Seite 34ff.).

Nachttisch: Er ist unentbehrlich für die Aufnahme von persönlichen Dingen. Auch dient er zur Aufbewahrung der Urinflasche und/oder des Steckbeckens (siehe Seite 246ff.).

Stuhl/Sessel: Zur Ablage und als Sitzgelegenheit sollten Stühle bzw. Sessel zur Verfügung stehen.

Tisch: Der Tisch bietet mit seiner Tischfläche eine ideale Ablagemöglichkeit.

Lampen: Die Lichtquellen sollten blendfrei sein. Bei einer Leselampe ist auf ausreichende Helligkeit zu achten.

Klingel: Eine Glocke oder eine elektrische Klingel, mit der sich der Kranke bemerkbar machen kann, gehört zur Ausstattung. Ein Haustelefon oder eine Sprechanlage kann der Pflegeperson unnötige Wege ersparen.

Teppiche: Teppiche oder Bettvorleger, die nicht rutschen, können im Krankenzimmer verbleiben, sofern sie keine Stolperfallen sind. Bei Infektionskrankheiten sollten Teppiche entfernt werden.

Wandschmuck: Bilder, Erinnerungsfotos, Reiseandenken, Kreuz, Wandteppiche tragen zu einer persönlichen und wohnlichen Atmosphäre bei.

Blumen: Grünpflanzen und Blumen vermitteln Natur und Leben. Blumen, die Allergien hervorrufen, sollten gemieden werden.

Vorhänge: Sie geben dem Raum eine warme, gemütliche Atmosphäre. Sie dämpfen grelles Tageslicht und geben Sichtschutz.

Telefon: Ein eigener Telefonanschluss ist für manche Kranke das „Tor zur Welt".

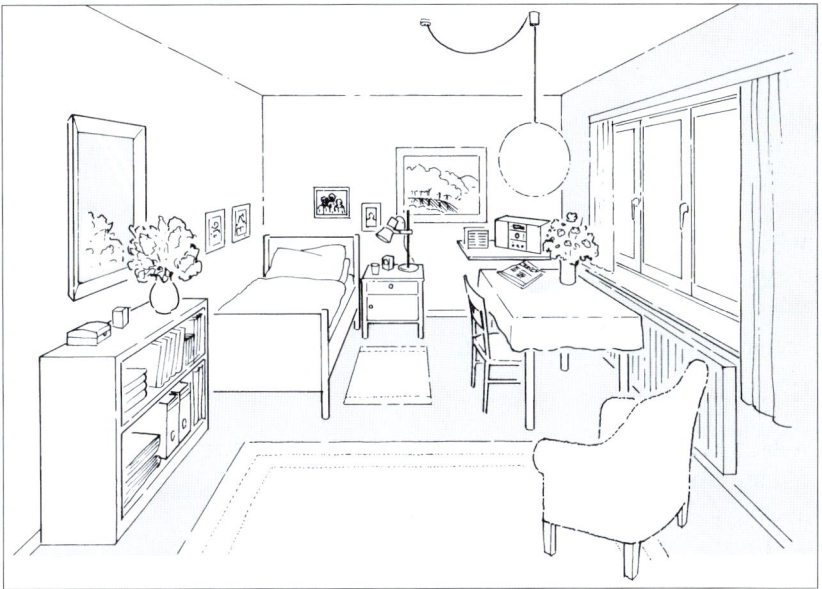

Pflegegerechte Wohnatmosphäre

Beachte

Noch vor wenigen Jahren war es üblich, aus hygienischen Gründen alle „unnützen" Gegenstände aus dem Krankenzimmer zu verbannen. Dadurch entstand im Krankenzimmer manchmal eine nüchterne und unpersönliche Atmosphäre. Die Berücksichtigung der hygienischen Gesichtspunkte ist aber nur eine der Forderungen nach der sinnvollen Gestaltung des Krankenzimmers.
Sehr wichtig ist es auch, dass der Patient auf persönliche Dinge wie Bilder, Fotos und Erinnerungsstücke nicht verzichten muss. Sie lenken den Kranken ab und sind eine Anknüpfungsmöglichkeit für Gespräche mit dem Besucher.

Standort des Bettes im Zimmer

Ist die Wahl des Krankenzimmers innerhalb der Familienwohnung getroffen, muss unter anderem entschieden werden, wohin das Bett des Kranken gestellt werden soll. Schließlich richten sich danach die weitere Ausgestaltung und Einrichtung des Zimmers. Außerdem hat der Standort des Bettes Einfluss auf Selbsthilfemöglichkeiten und Pflege.

Es bestehen mehrere Möglichkeiten, das Bett für den Kranken aufzustellen. Entscheiden Sie sich, wo ein Einzelbett (ohne Räder) für den Kranken am günstigsten im Raum steht.

Denken Sie daran, dass
- Zugluft vermieden werden muss,
- der Kranke den Eintretenden sehen soll,
- der Kranke einen Blick durch das Fenster haben kann,
- der Kranke das Gefühl der Geborgenheit (Eckstellung des Bettes) haben möchte,
- man in der Regel an die rechte Seite des Kranken herantritt.

● Aufgabe

Kennzeichnen Sie die Stelle, an der nach Ihrer Meinung das Bett am günstigsten steht. Berücksichtigen Sie bei der Lösung der Aufgabe folgende Informationen:

Für den Kranken ist von Vorteil, wenn er von seinem Bett aus durch das Fenster die Natur (Bäume, Vögel, Wolken) wahrnehmen kann. Er nimmt teil am Wechsel der Jahreszeiten und am

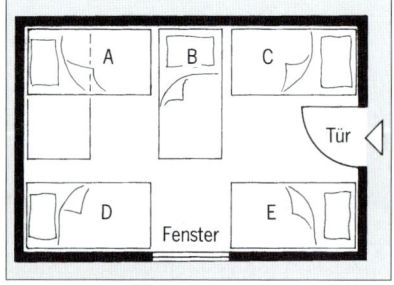

Mögliche Standorte des Bettes

Geschehen der näheren Umgebung. Dadurch wird auch der Raum für ihn nach außen hin erweitert. Der Kranke verliert das Gefühl der Enge. Durch den Blick zur Tür erkennt er Personen bereits beim Betreten des Zimmers und kann sich auf die veränderte Situation besser einstellen. Mit dem Blick zur Tür erlebt der Kranke zudem das Gefühl der Geborgenheit und erfährt einen gewissen Schutz, z. B. vor dem Herausfallen aus dem Bett.

Für die Pflegeperson ist es vorteilhaft, an die Seite des Kranken herantreten zu können, von der aus sie gewöhnlich pflegt (z. B. rechte Seite beim Rechtshänder). Manche Pflegesituationen erfordern einen beidseitigen Zugang zum Bett, um den Kranken besser pflegen zu können.

Ergebnis

Standort	Beurteilung	Begründung	
		Vorteile	Nachteile
A	am günstigsten	zugfrei, Blick durchs Fenster, Blick zur Tür, Geborgenheit	nur von einer Seite zugänglich
B	günstig	zugfrei, Blick zur Tür, Blick zum Fenster, Zugang von beiden Seiten	mangelnder Schutz (wenn keine Bett-Seitengitter vorgesehen sind), Blendgefahr durch helles Tageslicht
C	bedingt günstig	zugfrei, Blick zum Fenster, Geborgenheit	erschwerter Blick zur Tür, nur von einer Seite zugänglich
D	bedingt günstig	Geborgenheit, Blick zur Tür	erschwerter Blick zum Fenster, nur von einer Seite zugänglich
E	bedingt günstig	Geborgenheit	kein Blick zum Fenster, erschwerter Blick zur Tür, nur von einer Seite zugänglich, Zugluft

Generell ist zu überlegen, ob nicht die Geborgenheit (Stellung des Bettes in der Ecke) wichtiger ist als der beidseitig mögliche Zugang zum Bett. Um beide Anforderungen zu erfüllen, kann das Bett mit Rädern fahrbar gemacht werden. Auf diese Weise sind Geborgenheit für den Kranken und beidseitige Zugänglichkeit für die Pflegepersonen gewährleistet. Will man dem Kranken durch Anbringen von Seitengittern das Gefühl der Sicherheit geben, so sind rechtliche Fragen zu bedenken (siehe Seite 289).

Eine besondere Situation ergibt sich bei Kranken mit halbseitiger Lähmung. Diesen fällt es schwer, mit Gegenständen und Personen, die sich auf der gelähmten Seite befinden, Augenkontakt aufzunehmen.

Es ist wichtig,
- Kranke immer wieder zu ermuntern, den Kopf zur gelähmten Seite zu drehen und
- Gegenstände ihres Interesses (Fernsehgerät, Telefon) an die gelähmte Seite zu stellen.

Damit wird eine kontinuierliche Aktivierung bewirkt.

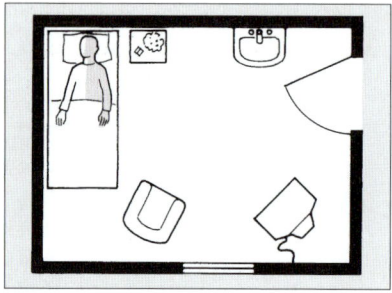

Günstige Stellung des Bettes für einen halbseitig Gelähmten

Der Nachttisch steht an der gelähmten Seite der Kranken, damit diese mit der gesunden Hand über ihre Körpermitte reichen müssen, um z. B. ein Glas Wasser oder ein Taschentuch zu holen.

Das Zimmer des Kranken: ein Ort der Kommunikation

Kommunikation am Krankenbett

Eine akute schwere Krankheit oder eine Erkrankung über längere Zeit bedeutet für den Kranken in den meisten Fällen einen tiefen Einschnitt in sein Leben. Die persönlichen Kontakte zur Außenwelt werden natürlicherweise verringert: Der Langzeitkranke ist in Gefahr, zu vereinsamen. Allzuoft wird von Angehörigen nur das körperliche Leiden, nicht aber die mögliche seelische Vereinsamung des Kranken wahrgenommen. Im persönlichen, direkten „In-Beziehung-Treten" mit einem Menschen (Kommunikation) über Sprache, Gestik, Mimik und Körperkontakt entstehen Vertrauen und Hoffnung. Regelmäßige Gespräche ermöglichen dem Kranken, seine Ängste und Zweifel zu äußern und seine Wünsche, Hoffnungen und seine Freude verbal oder nonverbal mitzuteilen. Gesprächspartner können neben Familienangehörigen und Freunden auch ehemalige Berufskollegen, Bekannte, Nachbarn, vielleicht auch der Hausarzt oder der Seelsorger der Gemeinde sein. Solche Kontakte wird man vor allem bei Langzeitkranken fördern, wenn sie bereit sind, durch Sprache, Gestik oder Mimik Kontakt aufzunehmen und zwischenmenschliche Beziehungen aufrechtzuerhalten.

Es ist wichtig, dass der Kranke seine Gefühle und Gedanken mitteilt, seine Erinnerungen erzählt und sich so „freiredet". Dann können durch Gespräche die Vorstellungen und Interessen ausgetauscht und Beziehungen gepflegt werden.

Beispiel

Gesprächshemmende Wirkungen haben Entscheidungsfragen:	**Gesprächsfördernde** Wirkungen haben Impulse, offene Fragen, Aufforderungen:
Hast du gut geschlafen?	Erzähl mir, wie du heute Nacht geschlafen hast!
Hast du heute Nacht geträumt?	Was hast du heute Nacht geträumt?
Hast du schon gegessen?	Was gab es heute zu essen?
Hast du heute Nachmittag ferngesehen?	Was meinst du zu dem Film, der heute Nachmittag gesendet wurde?

Weitere Gesprächsimpulse können sein:
- „**Welche** Erfahrungen hast du in deinem Alter dazu gemacht?"
- „**Wie** war das früher?"
- „**Was** hast du am eigenen Leib erlebt?"
- „**Wie** fühlst du dich, wenn ich ...?"
- „**Was** hältst du davon, wenn du ...?"

Solche Gespräche bewirken auch:
- Der Kranke kann sich mit seiner Situation auseinander setzen, er fühlt sich als Mensch verstanden und angenommen, er wird in seinem Selbstwertgefühl gestärkt und kann möglicherweise Zuversicht fassen.
- Die Pflegeperson bzw. der Besucher kann wahrnehmen, in welcher seelischen Verfassung sich der Kranke befindet.
- Der Kranke erfährt konkret, dass er noch dazu gehört und nicht aus dem Leben ausgegrenzt wird.

Das gut ausgestattete Krankenzimmer und das sorgfältig hergerichtete Pflegebett allein reichen also nicht aus, dass der Kranke sich wohl fühlen kann. Er ist auch auf den Besuch von Verwandten, Bekannten und Nachbarn angewiesen. Der Mangel an sozialen Kontakten kann sein Wohlbefinden erheblich beeinträchtigen. Es gehört mit zu den Aufgaben der Pflegeperson, die Aufnahme solcher Kontakte zu fördern.

Teilnahme am öffentlichen Leben über Massenmedien

Beispiel

Ein Gelähmter, der früher regen Anteil am Gemeindeleben nahm und gern Gottesdienste oder Pfarrabende besuchte, ist seit längerem und auf unbestimmte Zeit bettlägerig. Durch seine Erkrankung hat er keine Möglichkeit mehr, diese für sein bisheriges Leben so wichtigen Aktivitäten auszuüben. Aus Rücksicht auf den Kranken vermied es die Pflegeperson bisher, ihm das Rundfunk- oder Fernsehgerät einzuschalten. Doch gerade durch die Übertragung von Gesprächsrunden, Gottesdiensten, Lesungen und Nachrichten könnte eine Verbindung zu seinem bisherigen Leben hergestellt werden.

Es ist leicht nachvollziehbar, dass für diesen Kranken ein wichtiger Lebensbestandteil weggefallen ist. Und wer denkt schon daran, den Kranken nach seinen Wünschen zu fragen und ihm außerdem noch andere Sendungen zum Hören oder Sehen vorzuschlagen, besonders dann, wenn er nicht von sich aus den Wunsch dazu äußert. Die Gefahr einer Isolierung kann verringert werden, wenn der Kranke durch Presse, Rundfunk oder Fernsehen das Zeitgeschehen verfolgen und sich mit Gesprächspartnern darüber austauschen kann. Aber auch an Unterhaltung und Ablenkung ist zu denken. So bieten Bücher, Zeitschriften, Kassetten, Schallplatten und CDs ebenfalls eine Fülle von Anregungen. Gerade vom Langzeitkranken werden auch Angebote zum Malen, Basteln, Kneten oder Flechten dankbar angenommen. Sie bewirken eine Stärkung seines Lebenswillens und eine Aktivierung seiner Kräfte.

Es ist also sinnvoll und notwendig, dem Langzeitkranken Rundfunk oder Fernsehsendungen anzubieten. Umfang und Intensität der Mediennutzung sind allerdings abhängig vom Zustand des Kranken (akut krank – schwerkrank – langzeitkrank) und auch von seinen Bedürfnissen.

Print-Medien, auch in Großdruck erhältlich, bieten vielfältige Information und Unterhaltung für den Kranken und für alte Menschen an.

Schriftprobe aus einem Großdruckbuch

Der alte Geheimrat rät dem Patienten: „Sie haben Schmerzen in der linken Seite? Da gibt's nur eins: kalte Abreibungen." „Aber, Herr Geheimrat, neulich haben Sie mir doch jede Abkühlung verboten."
„Neulich, neulich ... Mein Lieber, Sie ahnen nicht, welche Fortschritte die Wissenschaft seitdem gemacht hat!"

Sie werden erkannt haben, dass die Kontakte des Langzeitkranken unterschiedlicher und vielfältiger Art sein können. Individuell angemessene Entscheidungen zu treffen, den Kontakt mit der Umwelt zu fördern oder einzuschränken, beginnt bereits im Sichten und Auswählen von bestimmten Programmen, Büchern, Zeitungen, Zeitschriften, Illustrierten und Bildern.

● **Aufgabe**

Nehmen Sie eine aktuelle Fernsehprogrammzeitschrift zur Hand, verschaffen Sie sich einen Überblick und stellen Sie sich dabei folgende Fragen:
- Welche Sendungen würde der Kranke für sich auswählen?
- Welche Sendungen würden Sie dem Kranken empfehlen?
Markieren Sie die jeweils ausgewählte Sendung.

● **Ergebnis**

Bei den von Ihnen ausgewählten Sendungen wird sich vielleicht ergeben, dass Alter und Geschlecht, aber auch die jeweilige Lebensauffassung für die Entscheidung maßgebend waren. Das eigene Anspruchsniveau und das Bedürfnis nach Information und Unterhaltung waren vielleicht ebenso ausschlaggebend. Diese unterschiedlichen Bedürfnisse verbieten eine vorschnelle Beurteilung der Programmwahl, die zu einer Bevormundung des Kranken führen könnte.

Neue Medien halten Einzug in den Alltag der Menschen. Computer, Internet und E-Mail sind vielen älteren Menschen nicht mehr fremd. Sie nutzen die Chancen und Möglichkeiten, die ihnen diese neuen Medien bieten, als Plattform zur Kommunikation und Information.

Eine Vielzahl von Internetdiensten stellen Patienteninformationen zum Themenbereich Gesundheit, zur Selbsthilfe, zur Sozial- und Gesundheitspolitik, zur Kranken- und Pflegeversicherung sowie Publikations- und Interaktionsangebote von, für und über ältere Menschen bereit.

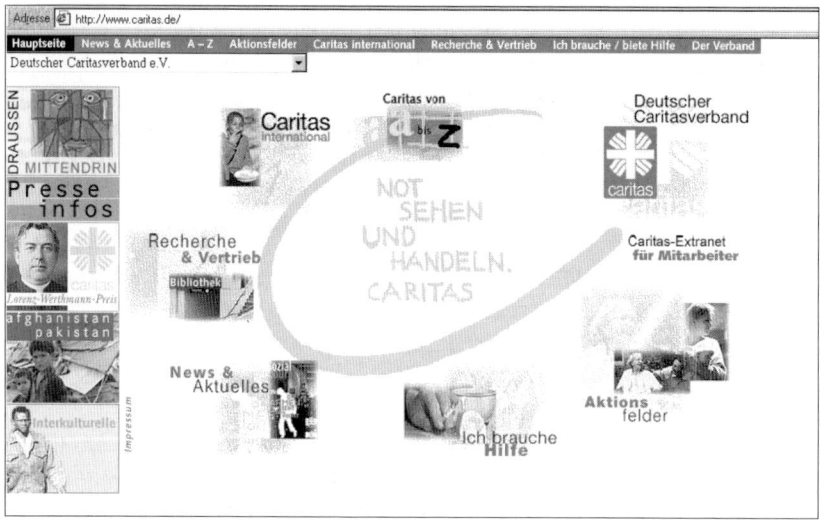

Ausgewählte Web-Adressen siehe Seite 360.

Beachte

Informieren Sie sich
- über Literatur im örtlichen Buchhandel und Büchereien. Nehmen Sie für alte und sehbehinderte Kranke Kontakt mit der regionalen Hörbibliothek für Blinde auf,
- im aktuellen Rundfunk- und Fernsehprogramm über spezielle Sendungen für alte und kranke Menschen, z. B. Magazinsendungen für bestimmte Interessen, Krankengottesdienste u.A.,
- im Internet über die Möglichkeit zur Kontaktaufnahme und über aktuelle Tipps und Hilfen für die Pflege.

Zusammenfassung

Den Lebensraum des Kranken persönlich zu gestalten, bedeutet vor allem
- die eigene Wohnung als Ort der Pflege zu akzeptieren,
- für einen angemessenen Standort des Bettes im Krankenzimmer zu sorgen, der den Bedürfnissen des Kranken entspricht und die Arbeitsbedingungen der pflegenden Angehörigen erleichtert,
- die Ausgestaltung des Krankenzimmers so vorzunehmen, dass sowohl die ausgewählten Einrichtungsgegenstände als auch die Atmosphäre des Zimmers für den Kranken förderlich sind,
- ein Wohnklima zu ermöglichen, das Behaglichkeit schafft und damit das Wohlbefinden des Kranken stärkt,
- zwischenmenschliche Beziehungen am Krankenbett so zu gestalten, dass eine persönliche Begegnung über Gespräch und Meinungsaustausch stattfinden kann,
- über Massenmedien wie Bücher, Zeitschriften, Zeitungen, Rundfunk und Fernsehen sowie über das Internet vielfältige Kontakte mit der Außenwelt aufrechtzuerhalten.

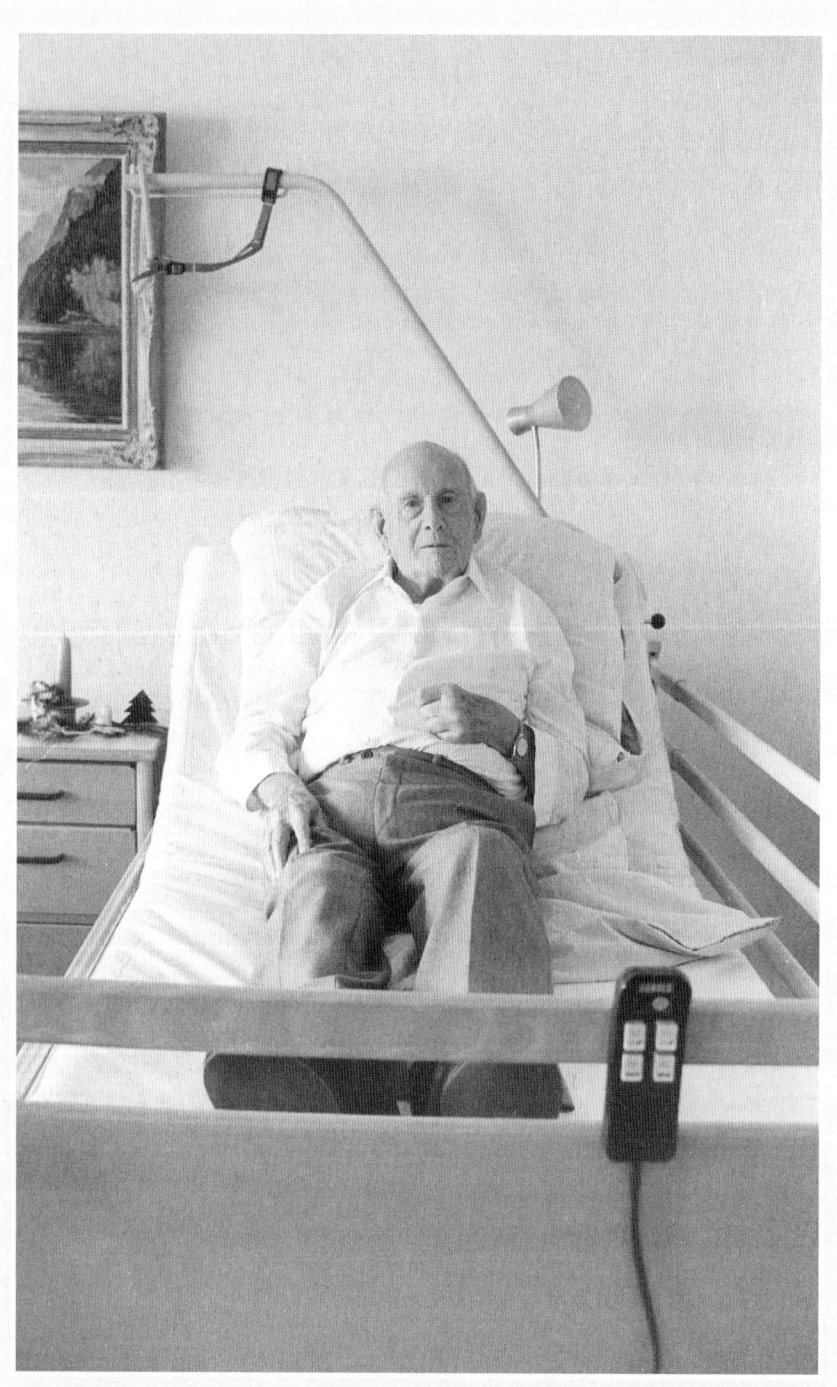

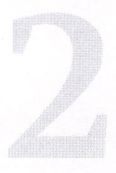

Im Pflegebett sich wohl fühlen

Das Bett für den Kranken
Arten des Pflegebettes
Ausstattung des Pflegebettes

Herrichten des Pflegebettes

Liegen und Sitzen im Bett
Sich im Pflegebett wohl fühlen
Hilfen für das Sitzen und Liegen im Bett

Das Bett für den Kranken

Versteht man unter Pflege das „In-Beziehung-Treten" von Menschen in einer besonderen Situation, dann ist gegenseitiges Vertrauen für eine gute Pflege unverzichtbar. Die Zuwendung zum Hilfsbedürftigen und die Annahme von Unterstützung sind weitere wichtige Voraussetzungen für das Wohlbefinden.

Aber das Sichwohlfühlen wird auch unterstützt durch Pflegehilfsmittel. Mit das Wichtigste ist dabei das Pflegebett. Seine Art und Ausstattung tragen viel zum Wohlbefinden bei. Das Bett dient in unserem Kulturraum den Bedürfnissen nach Erholung und Regeneration. Es gibt unterschiedliche Ausführungen: Einzelbett, Doppelbett, Schrankbett, Liege, Couch.

Für die Pflege von alten, kranken und behinderten Menschen sind solche „Normalbetten" oft wenig geeignet. In bestimmten Fällen können sie sogar zu Gefährdungen des Patienten führen. Um den besonderen Ansprüchen der Pflege zu entsprechen, sind spezielle Betten nach lebens- und pflegepraktischen Gesichtspunkten konstruiert worden.

Arten des Pflegebettes

Das Pflegebett muss funktionell sein. Es sollte dem Liegenden die für seine Pflege notwendige Sicherheit vermitteln, ihm aber ebenso die gewohnte Geborgenheit erhalten. Auch für die Pflegeperson ist ein Pflegebett wichtig: Es erleichtert die pflegerischen Tätigkeiten und unterstützt vor allem rückenschonendes Arbeiten (siehe Seite 141).

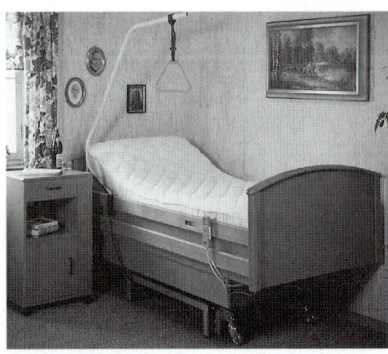

Das Pflegebett

Das Pflegebett

Das Pflegebett hat im Gegensatz zum Normalbett den Vorzug, dass es sowohl den Bedürfnissen des Kranken als auch denen der Pflegeperson angepasst werden kann. Das Pflegebett unterscheidet sich vom Normalbett durch
• die Höhe der Liegefläche (ca. 65 cm Abstand vom Boden oder höhenverstellbar),

- die Unterteilung und Verstellbarkeit der Liegefläche,
- die Rollfähigkeit und
- die Möglichkeit, Hilfsmittel anzubringen.

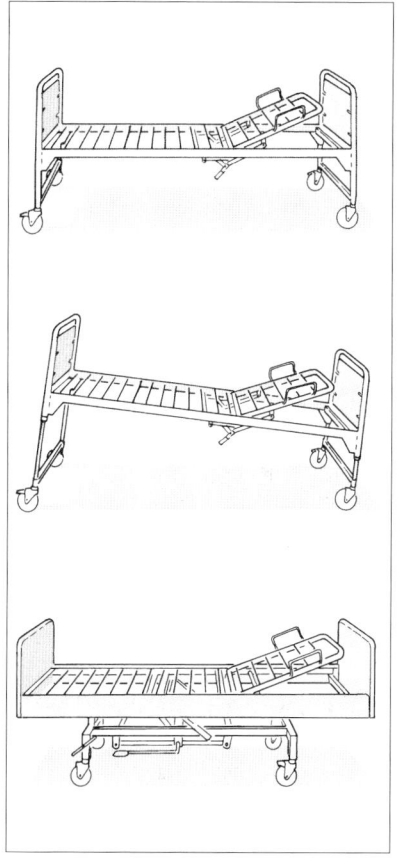

Das Angebot von Pflegebetten ist vielfältig. Dies ist für die häusliche Kranken- und Altenpflege auch notwendig, um zweckmäßige und für besondere therapeutische Maßnahmen geeignete Pflegebetten auswählen zu können. Das Pflegebett wurde in das Hilfsmittelverzeichnis der Pflegekassen aufgenommen und ist daher Pflegebedürftigen bereitzustellen. Sie haben dann Anspruch auf ein Pflegebett, wenn dadurch die Pflege erleichtert oder die Beschwerden des Pflegebedürftigen gelindert oder ihm dadurch eine selbstständige Lebensführung ermöglicht wird. Die Krankenkasse ist zur Bereitstellung eines Spezialbettes verpflichtet, wenn es im Rahmen der Krankenbehandlung notwendig ist. Sanitätsgeschäfte

Höhenverstellbare Pflegebetten

bieten Pflege- und Spezialbetten zum Kauf an. Für die kurzfristige Pflege stellen ambulante Pflegedienste diese auch leihweise zur Verfügung.

Es gibt verschiedene Arten von Pflegebetten:
- Bett mit verstellbarem Kopfteil
- Pflegebetten mit stufenloser Höhenverstellung
- Betten mit manuell oder elektrisch verstellbarem Kopf- und Fußteil
- Pflegebetten mit stufenloser Höhenverstellung (manuelle Handhabung oder elektrische Bedienung)

Durch die Verwendung eines elektrisch betriebenen Einlegerahmens bzw. eines Heberahmens lassen sich Normalbetten zu Pflegebetten umwandeln. Mithilfe von zwei Elektromotoren kann der Kranke oder die

Pflegeperson den Einlegerahmen so steuern, dass Sitz- und Kniegelenke unabhängig voneinander optimal gelagert werden.

Der Heberahmen lässt sich mit Hilfe eines Motors auch auf die gewünschte Höhe bringen. Der Kranke kann dadurch leichter und sicherer in das Bett bzw. aus dem Bett steigen, die Pflegeperson kann bei der Pflege durch An- und Absenken des Bettes eine rückenschonende Haltung einnehmen. Beide Rahmen lassen sich bei herkömmlichen Betten (Breite: 90/100 cm, Länge: 190/200 cm) problemlos verwenden.

Beachte

Elektrisch betriebene Betten sind regelmäßig auf sicherheitstechnische Mängel zu prüfen, zu warten und ggf. fachgerecht reparieren zu lassen. Der Elektroantrieb und Steckerverbindungen sind vor Nässe und Feuchtigkeitseinwirkungen zu schützen. Der Antrieb ist auf Überhitzung zu kontrollieren. Die Kabelführung über scharfe Kanten ist zu vermeiden. Beschädigte Kabel sind unverzüglich zu ersetzen. Werden Mängel oder Funktionsstörungen beobachtet, ist das Pflegebett vom Stromnetz zu trennen.

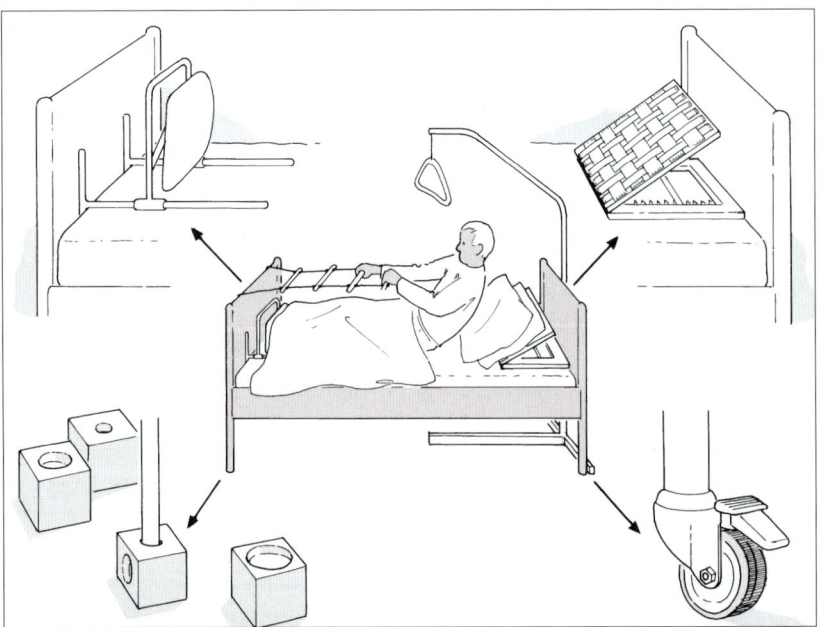

Das „improvisierte" Pflegebett

Das „improvisierte" Pflegebett

Als Übergangslösung oder für einen kurzfristigen Einsatz können auch Normalbetten durch Hilfsmittel pflegegerecht gemacht werden. So lässt sich ein normales Bett zu einem Pflegebett umgestalten:

- Einsatz von Erhöhungsblöcken (bis zu einer Höhe von 65 cm),
- anschraubbare Räder, verstellbare Rückenstütze,
- am Matratzenrahmen befestigte Aufrichtehilfe (Bettleiter),
- bewegliche Fußstütze,
- Krankenaufrichter,
- Einlegen einer zusätzlichen Matratze.

Es ist darauf zu achten, dass die Sicherheit des Kranken und die Stabilität des Pflegebettes durch den Einsatz dieser Hilfsmittel gewährleistet bleiben. Die Improvisation darf zu keiner „gefährlichen Pflege" führen.

Ausstattung des Pflegebettes

Die Ausstattung des Pflegebettes orientiert sich am Pflegebedürftigen. Sie vermittelt Sicherheit und fördert sein Wohlbefinden. Zur Ausstattung des Pflegebettes gehören:

- zwei Kopfkissen zum Abstützen von Schultern und Lendenbereich,
- ein Stützkissen zur Unterstützung des Kopfes,
- ein Stecklaken zum Fixieren des Bettuchs, zur Erleichterung der Wäscheversorgung und des Unterlagenwechsels.

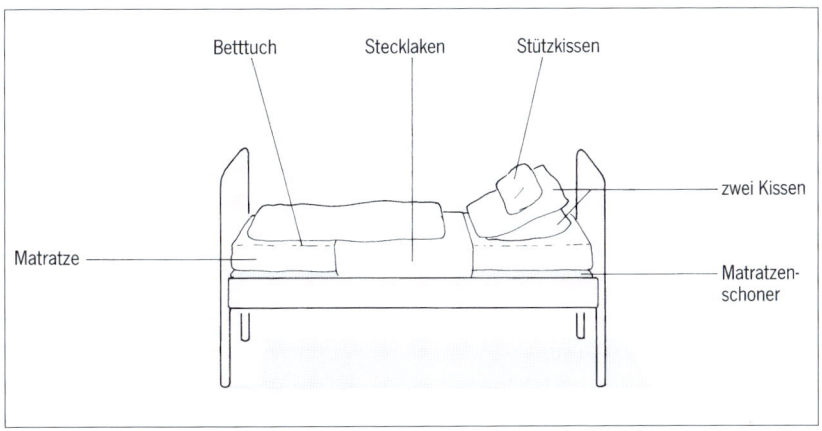

Betttuch Stecklaken Stützkissen

zwei Kissen

Matratze

Matratzen-
schoner

Ausstattung des Pflegebettes

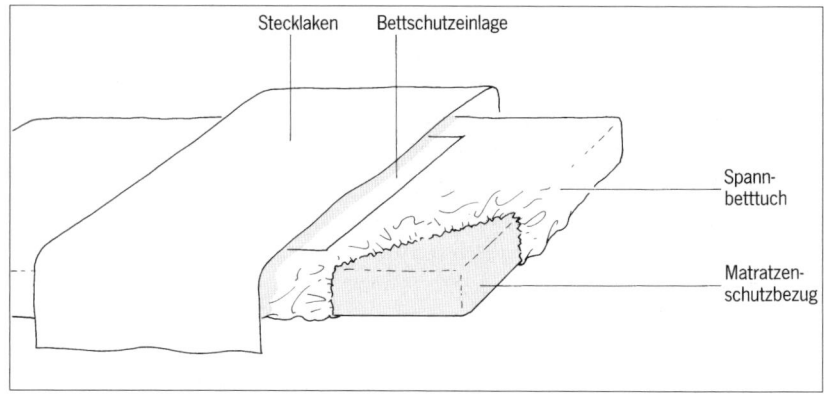

Besondere Ausstattung bei Inkontinenz

Diese Normalausstattung des Pflegebettes wird dann gewählt, wenn der Kranke seine Ausscheidungen kontrollieren kann, das heißt regelmäßig die Toilette aufsuchen oder den Toilettenstuhl benutzen kann.

Ist der Kranke auf das Steckbecken oder die Urinflasche angewiesen oder ist die Funktion seiner Harnblase und/oder seines Darms gestört (Urin-/Stuhlinkontinenz), muss man das Pflegebett zusätzlich mit einem Matratzenschutzbezug und mit Bettschutzeinlagen ausstatten.

Die zusätzliche Ausstattung eines Pflegebettes besteht aus:

Matratzenschutz

Er schützt einerseits die Matratze oder das Betttuch vor Verschmutzung, andererseits gibt er dem Bettlägerigen in seiner ihn persönlich belastenden Situation die notwendige Sicherheit. Beim Kauf eines Matratzenschutzbezugs sollte ein weiches, knitterfreies Material gewählt werden.

Bettschutzeinlage

Als Bettschutzeinlage stehen unterschiedliche Varianten zur Verfügung:

- das ein- oder beidseitig mit Frottee oder Flanell beschichtete Gummituch, möglichst atmungsaktiv, weich und feuchtigkeitsundurchlässig,
- das einfache Gummituch in Verbindung mit Stecklaken/ Unterlage,

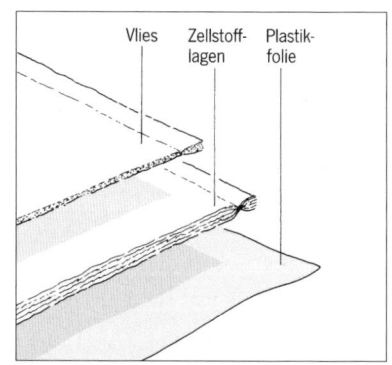

Aufbau der Bettschutzeinlage

- eine Krankenunterlage als wiederverwendbare, waschbare Saugunterlage mit oder ohne seitliche Einstecklaschen. Sie besteht aus drei Schichten: textile Oberseite (Schicht 1), aufnahmefähige Saugschicht als Zwischenschicht (Schicht 2) und eine feuchtigkeitsundurchlässige Unterseite (Schicht 3) oder
- eine Krankenunterlage als Einmal-Saugunterlage, ebenfalls aus drei Schichten bestehend: feuchtigkeitsdurchlässiges Vlies (Schicht 1), aufnahmefähige Saugschicht aus Flocken oder Lagenzellstoff als Kernschicht (Schicht 2) und eine feuchtigkeitsundurchlässige Folie (Schicht 3).

Vielleicht wird nicht jede Pflegeperson sogleich die Notwendigkeit einer solchen Ausstattung einsehen, da sie mehr Arbeit bereitet und zusätzliche Kosten verursacht.

● Aufgabe

Gehen Sie abschließend die einzelnen Gliederungspunkte des Strukturnetzes durch. Denken Sie dabei an Ihr Bett zu Hause.

Vergleichen Sie, welche Gegenstände bei einem Pflegebett zusätzlich zu nennen sind, und begründen Sie die Notwendigkeit der zusätzlichen Ausstattungsgegenstände.

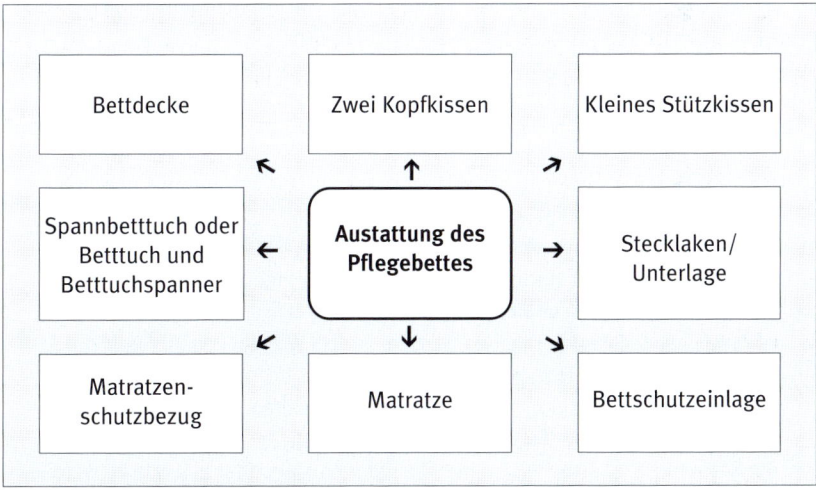

Strukturnetz: Ausstattung des Pflegebettes

Zusätzliche Ausstattungsgegenstände	Notwendigkeit der Ausstattung
1. Matratzenschutzbezug	
2. Bettschutzeinlage	
3. Stecklaken/Unterlage	
4. Zwei Kopfkissen	
5. Kleines Stützkissen	

● Ergebnis

Zusätzliche Ausstattungsgegenstände	Notwendigkeit der Ausstattung
1. Matratzenschutzbezug	– Sicherheit des Betroffenen bei starker Inkontinenz – Schutz der Matratze
2. Bettschutzeinlage	– Sicherheit des Betroffenen – Schutz von Bett und Matratze
3. Stecklaken/Unterlage	– Schutz und Fixierung des Betttuches – Erleichterung der Wäscheversorgung und des Unterlagenwechsels
4. Zwei Kopfkissen	– Stützung für Schultern und Lendenbereich
5. Kleines Stützkissen	– Stützung für Kopf und Nacken

Beachte

- Spannbetttücher eignen sich als Matratzenüberzug besser als ein Bettlaken, weil sie nicht so leicht verrutschen und dadurch weniger Falten bilden.
- Matratzenschutzbezug und Bettschutzeinlage müssen sauber, trocken und faltenfrei in das Pflegebett gelegt werden, um ein Wundliegen im Gesäßbereich des Kranken zu verhüten.
- Bei Verwendung eines Gummituchs ist darauf zu achten, dass es durch ein Stecklaken oder eine Unterlage völlig bedeckt wird.
- Die Bettwäsche muss bei einem bettlägerigen Kranken öfter gewechselt werden.

Herrichten des Pflegebettes

In fast jeder Pflegesituation wird es einmal notwendig, dass ein Pflegebett für den kranken Angehörigen herzurichten ist.

Beispiel

Frau Sigholz hat sich zusammen mit ihrem Mann zur Pflege ihrer Schwiegermutter entschieden. Bei der Übernahme der Pflege ergab sich die Notwendigkeit, das Bett für die Pflege der Kranken herzurichten. Zum Glück hatte Frau Sigholz einen Hauskranken-Pflegekurs besucht und dort das Herrichten eines Pflegebettes gelernt. Sie wurde über die Notwendigkeit einer besonderen Ausstattung des Pflegebettes informiert. Dabei erkannte sie, wie die einzelnen Ausstattungsgegenstände und deren Einsatz die Pflegequalität beeinflussen. Sie lernte beim Herrichten des Krankenbettes, dass ihr Tun in eine Abfolge von Handlungsschritten gegliedert und dabei eine bestimmte Reihenfolge zu beachten ist. Das Bett wurde so hergerichtet, dass Kranke sich darin wohl fühlen.

Das sorgfältige Herrichten eines Krankenbettes will gelernt sein. Nachstehend finden Sie einen Handlungsablauf, der in einzelne Schritte gegliedert ist. Der Vorteil dieser Übersicht liegt darin, dass
- die Handlung übersichtlich dargestellt wird,
- die Elemente der Handlung ausführlich beschrieben werden,
- diese gut erlernbar und merkbar sowie jederzeit in der Pflege anwendbar sind.

● Aufgabe

Lesen Sie die ausführliche Beschreibung des Handlungsablaufs durch. Gehen Sie den Handlungsablauf, danach die Handlungsschritte durch und versuchen Sie sich vorzustellen, was der jeweilige Handlungsschritt beinhaltet.

Erst dann führen Sie die Pflegehandlung „Herrichten des Krankenbettes" zusammenhängend durch.

Rückenschonendes Arbeiten der Pflegeperson wird unterstützt durch die jeweils richtige Ausgangsstellung. Bei einem höhenverstellbaren Bett wird die Pflegeperson das Bett auf eine für sie angemessene Arbeitshöhe bringen.

Handlungsschritte

Vorbereitung

- Die Pflegeperson bezieht Bettdecke, zwei Kopfkissen und das kleine Stützkissen,
- sie legt Matratzenschutzbezug, Spannbetttuch, Bettschutzeinlage und Stecklaken griffbereit zurecht.

Abfolge der Handlung

- Die Pflegeperson tritt an das Pflegebett,
- Sie überprüft, ob die Bremsen des Pflegebettes festgestellt sind, und senkt Kopf- und Fußteil ab.
- Sie entfaltet den Matratzenschonbezug, spannt ihn um die vier Ecken der Matratze, streicht ihn glatt, steckt ihn seitlich, wenn nötig auch an Kopf- und Fußende, unter der Matratze ein.
- Das Spannbetttuch wird in gleicher Weise um die Matratze gespannt.
- Die Pflegeperson entfaltet die Bettschutzeinlage und legt sie ein, streicht diese glatt und steckt sie seitlich unter der Matratze ein.
- Die Pflegeperson überzeugt sich, dass die verschiedenen Auflagen faltenfrei liegen.
- Zum Auflockern der Federn wird das Kissen an beiden gegenüberliegenden Ecken gefasst, und die Federn werden aus den Ecken herausgeschüttelt. Dabei kommt es darauf an, viel Luft zwischen die Federn zu bringen. Das Gleiche geschieht mit dem zweiten Kopfkissen und dem kleinen Stützkissen.
- Die Federn der einzelnen Kissen werden nach unten geschüttelt.
- Das erste Kissen wird so eingelegt, dass die Federn den Lendenbereich abstützen, das zweite Kissen so, dass es Schultern und Kopf stützen kann.
- Beim Einlegen ist darauf zu achten, dass die Knopfleisten der Kissen seitlich gelegt werden.
- Das kleine Kissen soll den Kopf des Kranken stützen.
- Die Bettdecke wird zuletzt aufgelegt.

Handlungsschritte

Pflegeperson
▼
bezieht Bettdecke und Kissen
▼
legt Ausstattungsgegenstände griffbereit zurecht
▼
überprüft die Bremsen, senkt Kopf- und Fußteil ab
▼
zieht den Matratzenschutzbezug über die Matratze, streicht diesen glatt und steckt den Bezug auch an Kopf- und Fußende ein
▼
zieht das Spannbetttuch über die Matratze, streicht es glatt und steckt es seitlich fest
▼
legt die Bettschutzeinlage ein, streicht sie glatt und steckt sie seitlich unter die Matratze
▼
schüttelt alle Kissen gründlich auf, legt sie ein
▼
legt die Bettdecke über das Bett

Beim Herrichten des Pflegebettes kann die Pflegeperson sich schädigen, wenn sie nicht rückenschonend arbeitet, d. h. beim Einstecken der Laken nicht in die Hocke geht (siehe Seite 142). Auch der Kranke kann gefährdet werden, wenn z. B. eine schwere Bettdecke längere Zeit seine Fußspitzen belastet. Dies kann zu einer Überstreckung des Fußes und zur Ausbildung eines so genannten „Spitzfußes" (siehe Seite 116) führen.

Beachte

Wenn Sie ein Krankenbett herrichten, achten Sie vor allem auf
• die richtige Reihenfolge der Ausstattung,
• faltenfreies Einstecken von Spannbetttuch, Bettschutzeinlage und Stecklaken,
• sorgfältiges Einlegen der Kopfkissen,
• die Verwendung einer leichten, ausreichend langen und warmen Bettdecke,
• rückenschonendes Arbeiten.

Liegen und Sitzen im Bett

Sich im Pflegebett wohl fühlen

Der gesunde Mensch verändert ständig Tag und Nacht seine Körperhaltung, um sich wohl zu fühlen. Er ändert durch Laufen, Gehen, Stehen, Sitzen und Liegen dauernd seine Haltung und Bewegung. Selbst auf einer bequemen Couch oder in einem Sessel wechselt er oft seine Sitzhaltung: Er lehnt sich zurück, stützt sich auf, schlägt die Beine übereinander, er beugt sich vor, er rutscht hin und her. Auch beim Einschlafen kann jeder an sich selbst individuelle Gewohnheiten beobachten, z. B. sich auf Rücken, Bauch oder Seite legen, Beine anwinkeln, Arme und Hände hinter dem Nacken verschränken. Selbst im Schlaf verändert der gesunde Mensch vielfach seine Lage. Diese Haltungen werden teils unbewusst, teils bewusst eingenommen, um sich entspannen, erholen und wohl fühlen zu können.

Natürlich hat auch der Kranke das Bedürfnis nach körperlicher Entspannung, nach Erholung und Wohlbefinden. Kranke, pflegebedürftige und behinderte Menschen, die an das Bett „gefesselt" sind, können diese Bedürfnisse und Wünsche nur eingeschränkt erfüllen. Gründe dafür können sein: reduzierte Beweglichkeit, Ängstlichkeit, Gleichgültigkeit, Apathie oder Empfindungsstörungen. Diese Menschen sind deshalb auf Hilfe, Unterstützung und Ermutigung anderer angewiesen. Dazu gehört,

- den im Bett Liegenden zu ermutigen, eine für ihn bequeme Lage zu finden oder einzunehmen und
- ihm gegebenenfalls durch Hilfsmittel zu einem angenehmen Sitzen und Liegen zu verhelfen.

Dadurch kann seine Selbstständigkeit und Unabhängigkeit erhalten und gefördert werden.

Dies verdeutlicht, dass die Bewältigung solch alltäglicher Situationen hohe Anforderungen an den Kranken stellt und er diese als besonders schwierig und belastend empfinden kann. Der Kranke ist dann oft versucht, diesen Belastungen auszuweichen und die täglichen Verrichtungen von anderen durchführen zu lassen. Dies fördert Abhängigkeit und Hilfsbedürftigkeit und schwächt Selbstvertrauen und Selbsthilfekräfte. Um dieser Entwicklung entgegenzuwirken, ermutigt die Pflegeperson den Kranken zum Selbsttun und macht das Sitzen und Liegen für ihn erträglich und angenehm. Dieses Wohlfühlen kann zusätzlich durch den Einsatz von ausgewählten Hilfsmitteln verbessert werden.

Hilfen für das Sitzen und Liegen im Bett

Die Rückenstütze oder das verstellbare Kopfteil des Pflegebettes (siehe Seite 34ff.) dient zur erhöhten Lagerung des Oberkörpers und erleichtert das aufrechte Sitzen des Kranken. Dies ist notwendig bei der Körperpflege, beim Essen und Trinken, beim Lesen und Fernsehen sowie bei Gesprächen mit Besuchern.

Das zweite Kissen verbessert neben dem kleinen Stützkissen oder einer Nackenrolle das Abstützen des Kopfes beim aufrechten Sitzen.

Die Fußstütze dient zur Verkürzung des Bettes und verhindert das Herunterrutschen des Kranken im Bett. Ohne eine Fußstütze käme es beim „Herunterrutschen" zu einer unangenehmen Beugung der Wirbelsäule. Eine Fußstütze erleichtert auch das Sitzen im Bett. Bewegliche Fußstützen haben den Vorteil, dass die Fuß-, Bein- und Rückenmuskulatur trainiert werden kann. Ein fester Schaumstoffblock kann eine Fußstütze ersetzen. Das Aufrichten im Bett wird durch

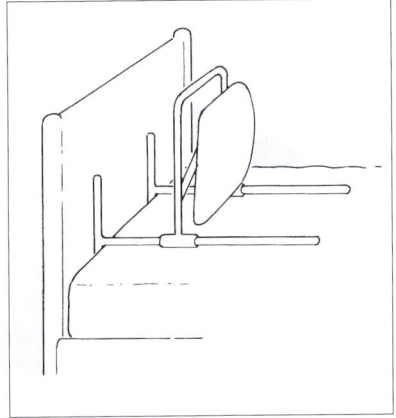

Fußstütze

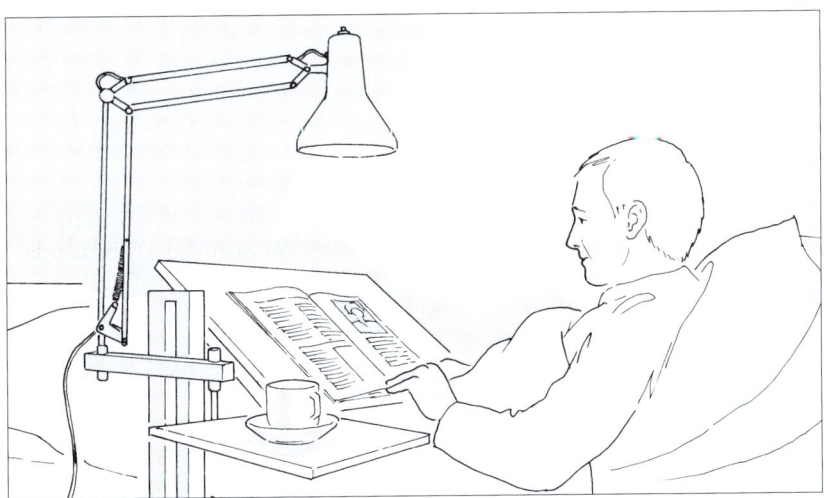

Verstellbarer Betttisch

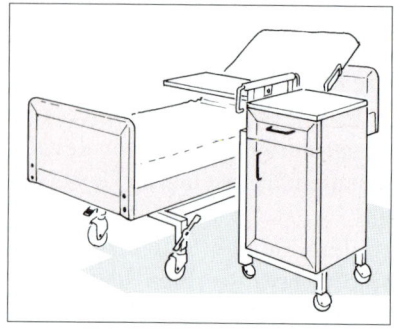

Nachttisch mit höhenverstellbarer Arbeitsplatte

eine Strickleiter oder durch einen Aufrichtebügel erleichtert. Sie erhalten und fördern die Selbstständigkeit und helfen, Zweiterkrankungen vorzubeugen (siehe Seite 36).

Ein Beistelltisch trägt zur Sicherung und Unterstützung täglicher Aktivitäten bei, z. B. um Mahlzeiten einzunehmen, zu lesen, zu schreiben, zu malen, zu zeichnen, zu stricken oder zu sticken. Als Modelle werden u.a. angeboten: flach zusammenklappbare, stufenlos schräg verstellbare Beistelltische, Nachttische mit klappbarer und höhenverstellbarer Tischplatte oder kombinierte Arbeitstische.

● Aufgabe

Beschreiben Sie die Schwierigkeiten, die ein kranker Mensch hat, wenn er nachstehende Tätigkeiten im Bett liegend oder sitzend ausführen muss.

Ausgewählte Tätigkeiten des täglichen Lebens	Schwierigkeiten
sich waschen	
sich frisieren	
sich rasieren	
essen, trinken	
lesen	
fernsehen	
mit Besuchern sprechen	

● Ergebnis

Ausgewählte Tätigkeiten des täglichen Lebens	Schwierigkeiten
sich waschen	Bereitstellen der Waschschüssel, Verschütten des Wassers, Erreichbarkeit der Waschutensilien
sich frisieren	den Spiegel halten, Kamm und Bürste selbst führen
sich rasieren	Gefahr, sich zu verletzen, sich gründlich zu rasieren
essen, trinken	verschlucken, verschütten, Mahlzeiten nicht überblicken
lesen	das Buch über längere Zeit halten, erschwertes Umblättern, Ermüden
fernsehen	Nackensteife
mit Besuchern sprechen	begrenzter Blickkontakt, erschwertes Sprechen, bewusstes Erleben der Asymmetrie zwischen liegendem Kranken und sitzendem Besucher

Zusammenfassung

- Das Pflegebett erfüllt auch in der Hauskrankenpflege mehrere wichtige Funktionen: Es ermöglicht eine optimale Pflege, trägt zur Selbstständigkeit bei und vermittelt Geborgenheit.
- Das Pflegebett unterscheidet sich von einem Normalbett durch die Höhe und Verstellbarkeit der Liegefläche, durch die Rollfähigkeit und die Möglichkeit, Hilfsmittel anzubringen.
- Als Übergangslösung kann ein Normalbett durch Improvisieren zu einem Pflegebett umgestaltet werden; doch muss die Sicherheit des Kranken stets gewährleistet sein.
- Zum Wohlbefinden des Kranken trägt auch das Ausstatten und Herrichten des Pflegebettes bei.
- Wenig aufwändige Hilfen unterstützen den Kranken, im Liegen und Sitzen sein Leben möglichst eigenständig zu gestalten.

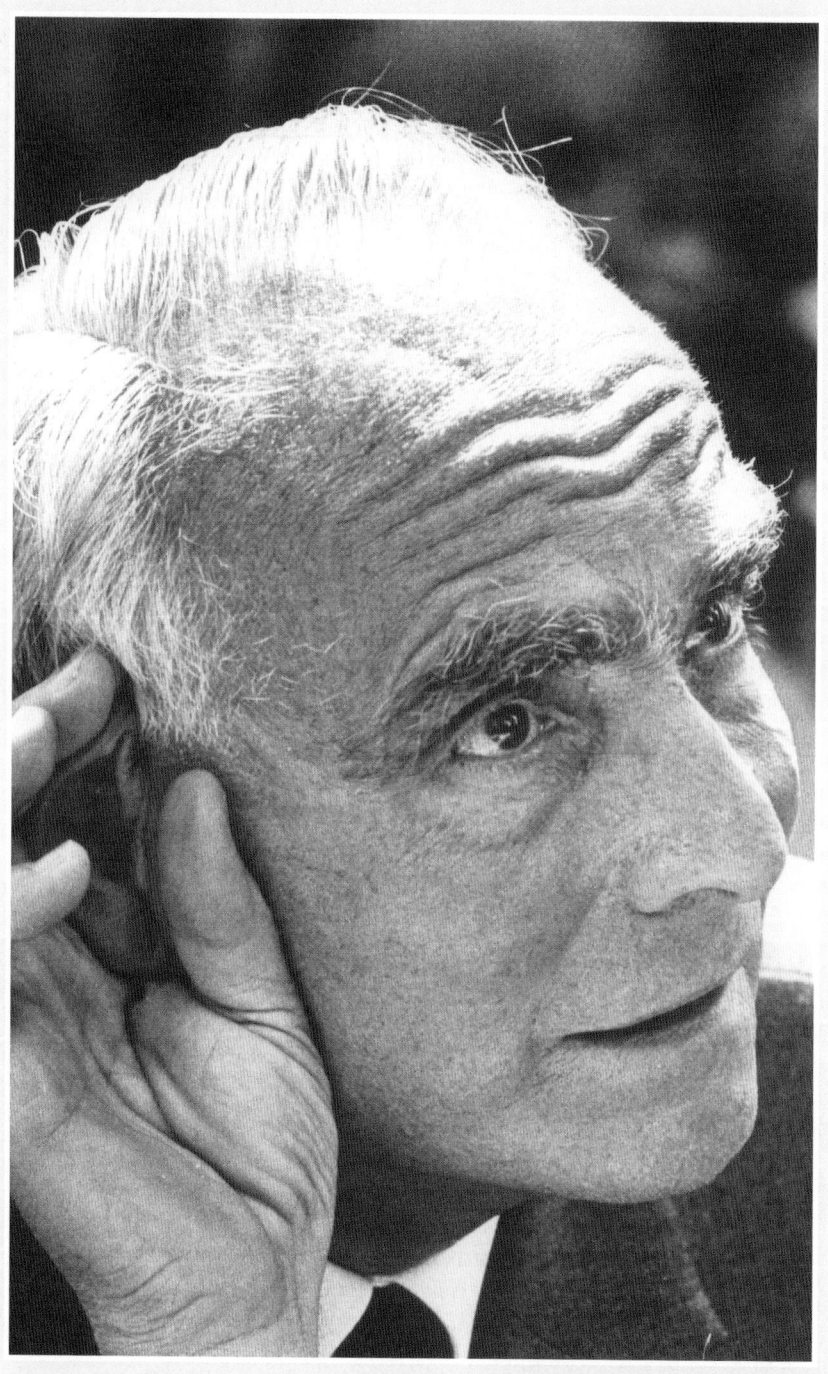

3 Den kranken Menschen beobachten

Wahrnehmung und Beobachtung des kranken Menschen
Wahrnehmung
Krankenbeobachtung

Beobachtung der Haut
Aufbau und Aufgaben der Haut
Farbe – Beschaffenheit – Spannungszustand der Haut

Beobachtung der Ausscheidungen
Überwinden von Widerständen
Beobachtung unterschiedlicher Ausscheidungen

Wahrnehmung und Beobachtung des kranken Menschen

Wahrnehmung

Wahrnehmen ist ein Bemerken und Aufnehmen von Reizen der Eigen- und Außenwelt. So sieht man Farben, hört Geräusche, riecht Düfte, spürt Nässe und Kälte, empfindet aber auch Durst, Schmerz, Freude, Trauer. Solche mehr oder weniger überprüfbaren Wahrnehmungen werden hier mit dem Begriff „Außensicht" bezeichnet. Jeder Mensch gibt dieser „Außensicht" aber auch eine individuelle Bedeutung, die „Innensicht".

Wahrnehmungs- und Deutungsvorgang werden beeinflusst von eigenen Erfahrungen (Vergangenheit), sowie Hoffnungen und Ängsten (Zukunft). Sind mehrere Personen an einem Wahrnehmungs- und Deutungsvorgang beteiligt, kommt es zu unterschiedlichen Einschätzungen.

Bei der Pflege ist deshalb eine Verständigung über das individuell Wahrgenommene und Gedeutete notwendig. Sowohl Pflegeperson als auch Pflegebedürftiger sollen sich der Bedeutung beider Sichtweisen bewusst sein. Eine Einschätzung der Pflegesituation ist erst dann angemessen, wenn beide ihre Wahrnehmungen und Deutungen ausgetauscht und abgestimmt haben. Erst nach einer solchen Verständigung sind Entscheidungen für weitere Pflegemaßnahmen zu treffen.

Kann der Pflegebedürftige seine Wahrnehmungen und Einschätzungen nicht mehr verbal mitteilen, lassen Körperhaltung, Gestik, Mimik, Bewegungen, Aussehen der Haut und Ausscheidungen sowie die Vitalzeichen Rückschlüsse auf das körperliche und seelische Befinden des kranken Menschen zu.

Beispiel

Ein Kind kehrt müde und abgeschlagen aus der Schule heim. Es klagt über Unwohlsein. Während des Gesprächs fallen der Mutter das gerötete Gesicht und die glänzenden Augen ihres Kindes auf sowie sein müdes Aussehen. Sie teilt dem Kind ihre Wahrnehmungen mit. Es bestätigt, dass es Kopfschmerzen hat. Aufgrund ihrer Erfahrung nimmt die Mutter an, ihr Kind könne vielleicht Fieber haben. Sie stellt fest, dass Stirn und Hände heiß sind. Das Kind spürt die Hand der Mutter, empfindet diese als kühl und teilt es ihr mit. Die Mutter beschließt, die Körpertemperatur zu messen, um ihre eigenen Wahrnehmungen und die des Kindes zu überprüfen. Dabei stellt sich heraus, dass das Kind hohes Fieber hat.

Das Beispiel verdeutlicht,
- wie sich Außensicht und Innensicht der beteiligten Personen im Wahrnehmungsvorgang ergänzen;
- wie das Wahrgenommene und Gedeutete unter den Personen ausgetauscht werden;
- wie man nach einer ersten Wahrnehmung zu einer gezielten Feststellung und ihrer Überprüfung kommen kann;
- wie man vom Sehen, Fühlen und Reflektieren des Wahrgenommenen zum Messen der Körpertemperatur und zum angemessenen Handeln kommt.

Krankenbeobachtung

Jede Krankenbeobachtung schließt gezieltes Wahrnehmen mit allen Sinnen und das Feststellen von Veränderungen ein. Sie ist der Beginn eines angemessenen Handelns. Dieses kann allerdings bestimmt sein durch die jeweilige Lebenssituation, persönliche Einstellungen und Erfahrungen, aber auch das Befinden der Beteiligten.

Krankenbeobachtung basiert auch auf grundlegenden Kenntnissen über Körperorgane und ihre Funktionszusammenhänge. Des Weiteren kann die Krankenbeobachtung gefördert oder beeinträchtigt werden durch:
- Interesse am Kranken oder Interesselosigkeit,
- ausreichende Zeit für die Pflege oder Zeitmangel,
- innere Ruhe, Ausgeglichenheit oder Überforderung, Überlastung.

Eine an der Person orientierte ganzheitliche Pflege setzt voraus, dass die Krankenbeobachtung sich nicht nur auf einen Teilbereich des Menschen beschränkt und die einzelnen Beobachtungen nicht nebeneinander, sondern immer auch in ihren Wechselwirkungen zueinander gese-

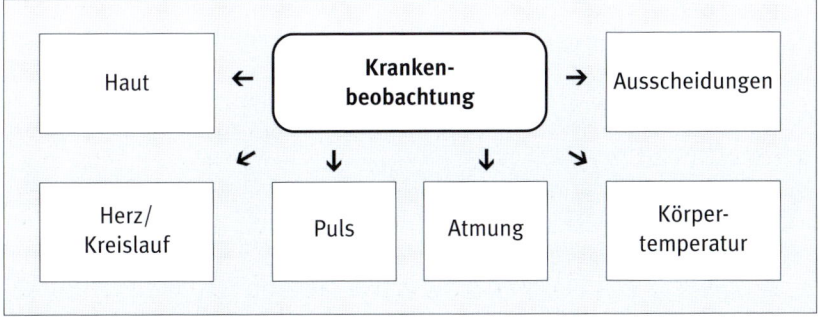

Strukturnetz: Krankenbeobachtung

hen werden. Es gilt deshalb: Der Mensch ist mehr als die Summe seiner Körperteile und Organe. Nach diesem Verständnis bezieht Krankenbeobachtung neben dem körperlichen Befinden auch wesentlich situative Gegebenheiten, soziale Bezüge, seelische Empfindungen sowie Fragen und Deutungen nach dem Sinn des Lebens mit ein.

Beobachtung der Haut

Aufbau und Aufgaben der Haut

Die Haut ist nicht nur das größte Organ des menschlichen Körpers, sie ist auch eines der wichtigsten Organe. Sie besteht aus mehreren übereinander liegenden Schichten, die sich in ihrem Aufbau und ihren Aufgaben voneinander unterscheiden. Die Oberhaut überzieht den Körper mit ihrer Hornschicht, zugleich begrenzt sie den Körper zur Außenwelt. Mit der Oberhaut ist die darunter liegende Lederhaut verbunden. Im elastischen Fasergeflecht der Lederhaut liegen Blut- und Lymphgefäße, zahlreiche Nervenfasern, die Haarwurzeln sowie Talg- und Schweißdrüsen. An die Lederhaut schließt sich die Unterhaut mit vielen (oder wenigen) eingelagerten Fettzellen an.

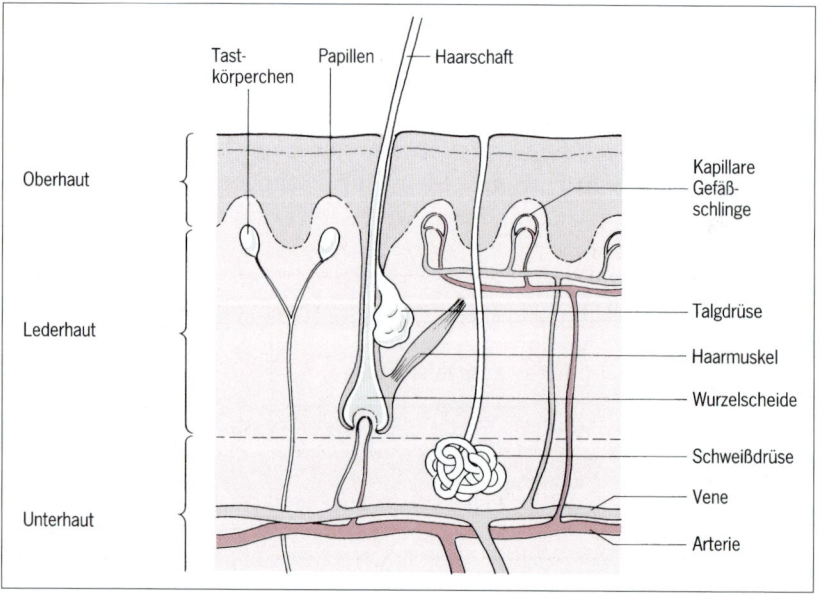

Aufbau der Haut

Die Haut erfüllt lebenswichtige Aufgaben:
- Sie verhindert, dass schädliche Stoffe, Bakterien, Viren und andere Krankheitserreger in den Körper eindringen.
- Über sie werden mit dem Schweiß Stoffwechselschlacken ausgeschieden.
- Durch sie werden Wirkstoffe aus Salben, Tinkturen und Bädern aufgenommen.
- Über sie wird der Wärmehaushalt reguliert.
- Druck, Schmerz, Nässe, Kälte und Wärme werden durch feine Nervenendigungen in der Haut wahrgenommen.

Farbe – Beschaffenheit – Spannungszustand der Haut

Die gesunde Haut ist gut durchblutet, geschmeidig und elastisch. Sie fühlt sich warm und trocken an und sieht beim Mitteleuropäer blass-rosa aus. Die Hautfarbe wird vor allem durch eingelagerte Pigmente in den Zellen der oberen Hautschicht bestimmt. Beeinflusst wird sie aber auch von der Durchblutung und Dicke der Hornhaut.

Der Farbton der Haut ist normalerweise ziemlich gleichmäßig über den Körper verteilt. Zu Abweichungen dieser gleichmäßigen Pigmentierung kommt es durch Sonneneinwirkung, mechanische oder chemische Reize sowie durch Krankheiten.

Auch Sommersprossen, Muttermale und die so genannten Altersflecken (kleine bis linsengroße braune Flecken, die bei älteren Menschen an Hals und Handrücken auftreten) sind Abweichungen der gleichmäßigen Hautpigmentierung.

● **Veränderungen der Haut**

Art der Veränderung	Ursachen der Veränderung
Rotfärbung	vermehrte Durchblutung
Blässe	mangelnde Durchblutung
Blaufärbung der Lippen, Ohrläppchen, Fingerspitzen und Fingernägel	Sauerstoffmangel im Blut
Gelbfärbung	Ansammlung von Gallenfarbstoff

Nicht immer sind Veränderungen der Hautfarbe durch eine Krankheit verursacht. Auch Anstrengung, Erregung, Schreck und Freude verändern das Aussehen der Haut. Bei einem Bettlägerigen können auch erhöhte oder zu niedrige Raumtemperatur, Überwärmung durch Bettdecke oder Heizkissen eine Veränderung der Hautfarbe herbeiführen.

Durch den natürlichen Alterungsprozess oder durch bestimmte Krankheiten verändert sich die geschmeidige und elastische Hautoberfläche, sie verliert ihre Spannung und Elastizität. So zeigen sich viele Infektionskrankheiten (Röteln, Masern) in Hautausschlägen. Erkrankungen mit hohem Flüssigkeitsverlust (wie Durchfall, Erbrechen), mangelnde Flüssigkeitszufuhr oder Fehlernährung führen zur Austrocknung der Haut. Dies kann durch Anheben der Hautoberfläche festgestellt werden: Angehobene Haut bleibt als Hautfalte „stehen" und bildet sich nur langsam zurück. Vermehrte Einlagerung von Flüssigkeit erhöht den Spannungszustand der Haut. Bei übermäßiger Flüssigkeitseinlagerung in der Haut spricht man von Hautödemen. Sie können durch punktuellen Druck auf die Hautoberfläche beobachtet werden. Die Eindellung der Haut bildet sich nur langsam zurück.

Beobachtung der Ausscheidungen

Überwinden von Widerständen

Als Körperausscheidungen gelten Urin und Stuhl, aber auch Erbrochenes und ausgehusteter Auswurf (Sputum) sowie Ausfluss und Schweiß. Sie zählen zwar großteils zu den täglichen, in unserem Kulturraum allerdings auch zu den intimsten Erscheinungen des Lebens. Dies erklärt auch Schamgefühle im Zusammenhang mit Ausscheidungen. Schamgefühle sollten nicht ignoriert oder als nicht mehr zeitgemäße Erscheinung abgetan werden Sie erfüllen vielmehr beim Kranken und bei der Pflegeperson eine wichtige Schutzfunktion, die es auch in der häuslichen Pflege zu beachten gilt. Ausscheidungen gegenüber empfindet man oft Ablehnung oder Ekel, dies kann eine gezielte Beobachtung erschweren. Obwohl es die meisten Menschen Überwindung kostet, mit Körperausscheidungen anderer umzugehen, ist eine Beobachtung von Urin, Stuhl, Sputum und Erbrochenem für den Kranken und besonders für den Arzt wichtig. Tritt z. B. plötzliches Erbrechen auf, kann dieses Geschehen die Pflegeperson so beeinträchtigen, dass sie zunächst unfähig ist, zu beobachten und zu helfen.

Eine Pflegeperson bettet und lagert einen Kranken. Plötzlich erbricht er. Ihre erste Reaktion darauf ist ein Gefühl des Ekels. Aber als sie sieht, wie der Kranke sich quält,
- reicht sie ihm die Nierenschale,
- dreht sie seinen Kopf zur Seite oder richtet ihn auf,
- spricht ihm beruhigend zu,
- hilft sie ihm dadurch, sein Erschrecken und seine Abneigung gegenüber dem eigenen Erbrochenen zu überwinden,
- bittet sie ihn, durchzuatmen und
- lässt ihn den Mund ausspülen.

Durch ihr Handeln wird die Pflegeperson in dieses für beide unangenehme Vorkommnis so einbezogen, dass sie ihr anfängliches Ekelgefühl zurückdrängen und den Kranken beobachten kann. Später macht sie Notizen für den Arzt.

Das Beispiel zeigt,
- wie selbst eine in der Pflege erfahrene Person durch Ekel zunächst blockiert wurde,
- wie sie ihren Ekel „überwinden" konnte, weil sie die Hilflosigkeit des Kranken erkannte,
- wie sie ihre Abneigung gegenüber Geruch und Aussehen des Erbrochenen überwinden konnte und
- wie sie trotz des vorhandenen Ekelgefühls dennoch zum Handeln fähig war.

Beobachtung unterschiedlicher Ausscheidungen

Erbrochenes

Erbrechen wird durch einen Reflex bewirkt, um unverträgliche oder giftige Nahrungsbestandteile wieder auszustoßen. Impulse an das Brechzentrum im Hirnstamm lösen Erbrechen aus. Im Gehirn werden Reaktionen in Gang gesetzt, die an dem Vorgang des Erbrechens beteiligt sind: Übelkeit, Speichelfluss, Blässe, Schweißausbruch, Würgen und Brechreiz. Das Erbrechen selbst erfolgt mit Hilfe der Atem- und der Bauchmuskulatur. Als Folge starker Kontraktionen des Zwerchfells, der Muskulatur zwischen den Rippen und der Bauchmuskeln wird der Mageninhalt ausgestoßen.

Aussehen des Erbrochenen

Das Erbrochene setzt sich zusammen aus der aufgenommenen, zum Teil verdauten Nahrung sowie aus Schleim und Verdauungssäften. Eventuell kann auch Galle oder Blut beigemengt sein. Eingeleitet wird das Erbrechen durch Übelkeitsgefühle, vermehrte Speichelabsonderung und unregelmäßige Atmung.

● Farbliche Veränderungen

Farbe des Erbrochenen	Ursache der Färbung
farblos	keine Nahrung und Verdauung
gelb, grünlich	Gallensaft
rot, bräunlich, schwarz	Blut

Weitere Farbveränderungen sind auch durch eingenommene Speisen, Getränke und Medikamente möglich.

Häufigkeit und Menge des Erbrochenen

Die Pflegeperson sollte beobachten,
- ob der Kranke einmal oder mehrmals erbrochen hat,
- wie viel er erbrochen hat,
- ob er immer nach dem Verzehr bestimmter Speisen und Getränke bzw. nach Einnahme bestimmter Medikamente erbricht.

Art und Weise des Erbrechens

Es ist zu beobachten,
- ob der Kranke nüchtern, nach der Mahlzeit oder nach bestimmten Speisen erbrochen hat,
- ob er nach der Einnahme von Medikamenten erbrochen hat,
- ob er vor dem Erbrechen an Leibschmerzen oder Bauchkrämpfen litt,
- ob er nach einer Aufregung erbrochen hat,
- ob ihm vor dem Erbrechen übel war oder ob er unerwartet erbrochen hat.

Außerdem ist wichtig, festzustellen, wie der Kranke erbrochen hat: ob im Schwall, unter Würgen oder in Stößen. Je weiter der Verdauungsvorgang fortgeschritten ist, desto unangenehmer wird der Geruch des Erbrochenen (säuerlich, faulig) von dem Kranken oder der Pflegeperson wahrgenommen.

Auswurf (Sputum)

Das Sputum ist ein Schleim aus den Bronchien oder eine Absonderung der Schleimhäute in Rachen und Nase. Der gesunde Mensch sondert nur wenig Schleim ab, der kaum wahrgenommen wird. Kranke und alte Menschen haben unter Umständen eine verstärkte Schleimbildung (z. B. bei bestimmten Erkrankungen der Bronchien), die dazu führt, dass mehr Sputum gebildet und ausgeworfen wird. Das Sputum kann bei einigen Erkrankungen schleimig, fadenziehend oder zäh sein und Beimengungen von Blut und Eiter enthalten. Es ist im Allgemeinen geruchlos. Beim Sputum ist vor allen Dingen auf das Aussehen zu achten.

● **Aussehen des Sputums**

Farbe des Auswurfs	Ursache der Färbung
farblos, glasig	normale Sekretion
gelblich, grünlich	Eiter
rostbraun	geringe Beimengung von Blut
rot	Einriss von Blutgefäßen

Die Pflegeperson sollte darauf achten, dass der Kranke
- das Sputum abhustet und nicht hinunterschluckt,
- das Sputum in ein Zellstofftuch (Papier-Taschentuch, Küchenkrepppapier) oder in einen Becher mit Desinfektionslösung oder einen Einweg-Becher spuckt.

Urin

Der Urin wird in den Nieren gebildet und über die Harnorgane ausgeschieden. Er enthält wasserlösliche Abbauprodukte des Stoffwechsels. Der gesunde Mensch scheidet täglich etwa 1-2 Liter Urin aus. Die Menge des Urins hängt von der aufgenommenen Flüssigkeit ab. Starkes Schwitzen, aber auch beschleunigtes Atmen vermindern die Urinausscheidung.

Aussehen des Urins

Die Farbe des Urins kann beim gesunden Menschen von hellgelb bis dunkelgelb wechseln. Je weniger Flüssigkeit aufgenommen wird, desto geringer ist die Urinmenge und desto intensiver die Farbe. Bei reichlicher Flüssigkeitsaufnahme wird viel Harn produziert, der hell ist. Diese Farbunterschiede sind normal. Bei einem gesunden Menschen ist der frisch ausgeschiedene Urin meist klar und je nach Konzentration hell- bis dunkelgelb. Bei einer Eintrübung ist auf krankhafte Veränderung zu schließen.

● **Farbliche Veränderungen**

Farbe des Urins	Ursache der Färbung
bierbraun (mit gelbem Schaum)	Gallenfarbstoff
fleischwasserfarbig bis rotbraun	Blut
weiße Ausflockung	Eiweiß, Schleim

Durch Einnehmen von Medikamenten oder Nahrungsmitteln mit besonderen Farbstoffen (Rote Bete, Farbfruchtsäfte) kann sich die Farbe des Urins ebenfalls verändern.

Beschaffenheit des Urins und Häufigkeit des Wasserlassens

Die Hauptmenge des Urins wird während des Tages ausgeschieden. Krankhafte Veränderungen sind z. B. ständiger Harndrang, häufiges nächtliches Wasserlassen, unkontrolliertes Wasserlassen. In der Regel beobachtet der Kranke selbst den Vorgang des Urinlassens. Er sollte von der Pflegeperson ermutigt werden, über eventuelle Veränderungen beim Wasserlassen zu berichten. Der Geruch beim normalen Urin ist eher unauffällig; ist er aber bereits bei der Ausscheidung übelriechend, weist dies auf eine Bakteriengärung hin. Dem Arzt ist diese Beobachtung mitzuteilen.

Stuhl

Zur Krankenbeobachtung gehört auch das Kontrollieren des Stuhls. Dieser ist das Ausscheidungsprodukt des Darms und besteht bis zu 70 % aus Wasser und etwa 30 % unverdaulicher Nahrung (Ballaststoffe). Außerdem sind Salze, Bakterien und Schleim im Stuhl enthalten.

Aussehen des Stuhls

Die Farbe des Stuhls wird überwiegend durch die aufgenommene Nahrung und durch den Gallenfarbstoff bestimmt. Der normale Stuhl ist mittel- bis dunkelbraun gefärbt. Verfärbungen können durch die aufgenommene Nahrung, Medikamente oder durch krankhafte Vorgänge im Verdauungsbereich auftreten.

● **Farbliche Veränderungen**

Farbe des Stuhls	Ursache der Färbung
gelblich	z. B. Genuss von Milch
grünlich	z. B. Genuss von Spinat
rotbraun	z. B. Genuss von Roter Bete
schwarz	Einnahme von Kohle, eisenhaltigen Medikamenten
grauweiß (lehmfarbig)	Fehlen von Gallenfarbstoffen
schwarz (teerfarbig)	Blutungen im oberen Verdauungstrakt
rot (blutig)	Beimengung von frischem Blut

Beschaffenheit des Stuhls und Häufigkeit des Stuhlgangs

Der normale Stuhl ist geformt. Der Stuhlgang erfolgt in der Regel täglich oder alle zwei Tage ein- bis zweimal. Die Zusammensetzung der Nahrung (wie zu wenig Ballaststoffe, zu wenig Flüssigkeit) und/oder Bewegungsarmut verändern die Beschaffenheit des Stuhls oder die Häufigkeit des Stuhlgangs: fester bis harter Stuhl oder nicht täglicher Stuhlgang. Liegen diese Gründe nicht vor, so können Störungen im Verdauungsvorgang vermutet werden.

Störungen sind Durchfall oder Verstopfung:

- Treten täglich mehrere dünnflüssige, u. U. schmerzhafte Darmentleerungen auf, spricht man von Durchfall. Beim Durchfall ist der Vorgang der Stuhleindickung im Dickdarm gestört. Normalerweise wird der Darminhalt dort auf eine Ausscheidungsmenge von etwa 200 ml pro Tag eingedickt. Durch Salmonellen verdorbene Lebensmittel führen oft zu akuten Durchfällen. Chronische Durchfälle haben meist keine infektiösen Ursachen, sondern sind durch chronisch-entzündliche Darmerkrankungen, psychische Zustände sowie durch Medikamente und Abführmittel bedingt. Insbesondere bei Kleinkindern und alten Menschen führen länger anhaltende Durchfälle zu einer lebensbedrohlichen Austrocknung des Körpers.
- Treten über mehrere Tage keine Darmentleerungen auf, so besteht eine Verstopfung (Obstipation). Von Verstopfung spricht man bei verzögerter oder erschwerter Darmentleerung. Sie ist eine Fehlfunktion des Darms, die durch Flüssigkeitsmangel, ballaststoffarme Ernährung und mangelnde Bewegung hervorgerufen wird. Bevor in solchen Fällen eine Selbstbehandlung mit Abführmitteln erfolgt, sollte durch ausreichende Flüssigkeitsaufnahme, ballaststoffreiche Kost und

Bewegung einer Verstopfung entgegengewirkt werden. Durch eine unkontrollierte Einnahme von Abführmitteln kann der Kalium- und Flüssigkeitshaushalt des Körpers ernsthaft gestört werden.

Nicht immer muss bei Durchfall und Verstopfung auf eine ernsthafte Erkrankung geschlossen werden. Sie können jedoch alarmierende Krankheitszeichen sein. Der Arzt sollte benachrichtigt werden, wenn

- Durchfall auftritt in Verbindung mit Fieber, Erbrechen, Beimengung von Schleim und Blut,
- Verstopfung auftritt in Verbindung mit stark geblähtem Bauch, krampfartigen Schmerzen oder Erbrechen.

Beachte

Alle Beobachtungen von Veränderungen der Ausscheidungen sollen gewissenhaft notiert und dem Arzt mitgeteilt werden. Bei Beobachtung von Blut im Stuhl ist sofort ein Arzt aufzusuchen bzw. zu benachrichtigen. Urin- und Stuhlproben für die ärztliche Diagnose sind kühl aufzubewahren.

Schweiß

Hauptbestandteile des Schweißes sind Wasser (99 %) und Mineralstoffe (vor allem Kochsalz). Ausgeschieden wird er von den Schweißdrüsen der Haut. Schwitzen trägt zur Regulierung der Körpertemperatur bei. Täglich gibt der Mensch über die Haut etwa 0,4 Liter Schweiß ab.

Dieser Vorgang vollzieht sich oft unbemerkt, da der Schweiß beim Austritt auf die Hautoberfläche schnell verdunstet. Stress, Angst und Anstrengung können die Schweißbildung vermehren. Bei Fieber, besonders bei einem akuten Fieberanfall, kommt es zu einer vermehrten Absonderung von warmem, großperligem Schweiß. Kalter und kleinperliger Schweiß ist ein Alarmzeichen; dies deutet auf eine beginnende Kreislaufschwäche, einen Schock oder eine Ohnmacht hin. Der individuelle Schweißgeruch wird beeinflusst von der Menge der Flüssigkeitsaufnahme, der Zusammensetzung der Harnbestandteile (Harnstoff, Fettsäuren) sowie durch Bakterien an schlecht belüfteten Körperstellen.

Zusammenfassung

- Die Beobachtung des kranken Menschen ist auch in der Hauskrankenpflege eine wichtige Aufgabe. Dabei ist vor allem die Beobachtung der Haut, der Ausscheidungen und der Vitalzeichen (wie Puls, Atmung, Körpertemperatur) erforderlich.
- Krankenbeobachtung erfordert die Aktivierung der Sinnesorgane, die Wahrnehmung von Veränderungen am Kranken bis hin zur Überprüfung der Beobachtungen durch die Pflegeperson.
- Bei der Beobachtung der Haut werden vor allem Farbe, Beschaffenheit, Spannungszustände und Hautveränderungen wahrgenommen und festgestellt.
- Die Beobachtung der Ausscheidungen bezieht sich vor allem auf Aussehen und Menge von Erbrochenem, Auswurf, Urin, Stuhl und Schweiß.
- Bei der Beobachtung der Ausscheidungen können Ekelgefühle aufkommen, die die Qualität der Beobachtung beeinflussen.

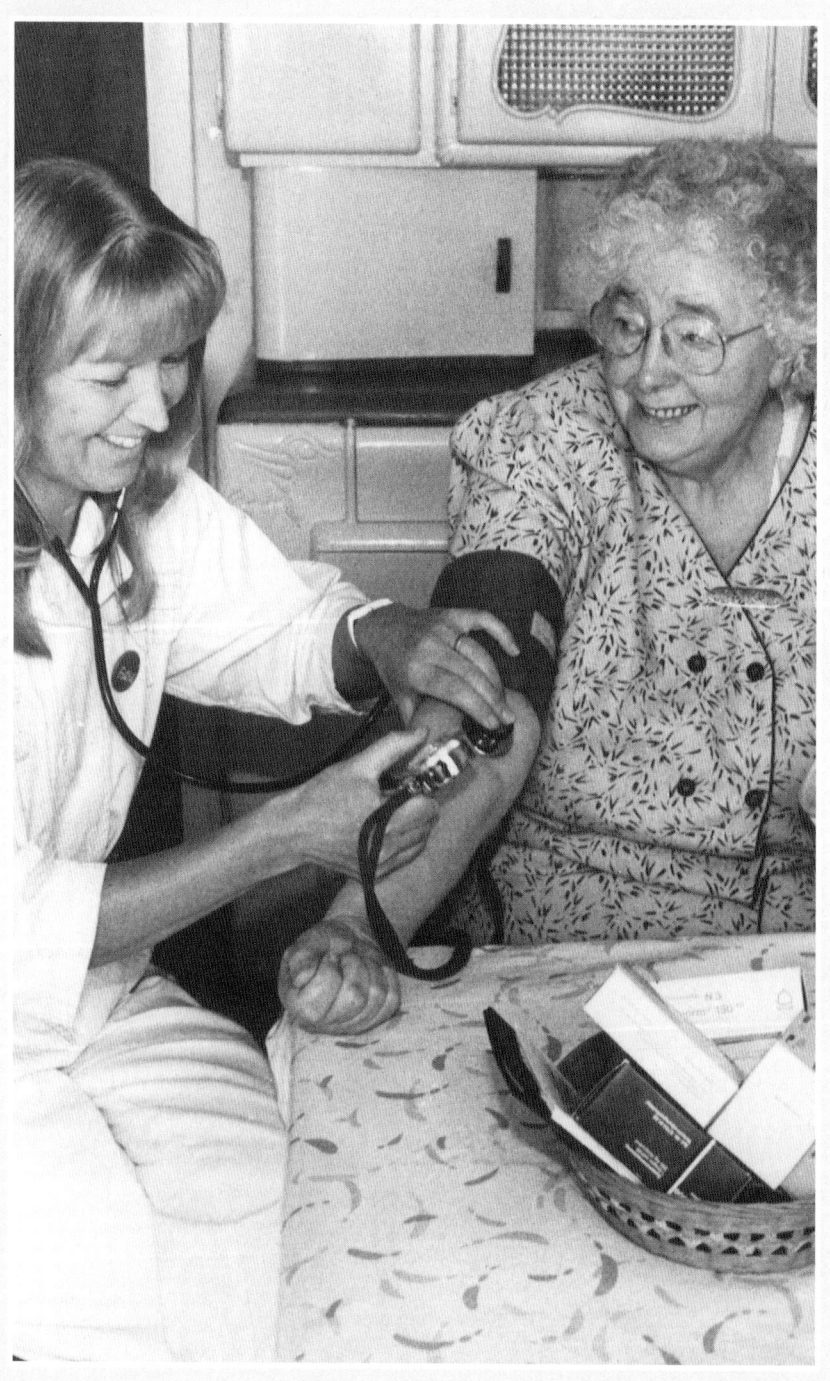

4 Vitalzeichen überprüfen

Herz und Kreislauf
Körperkreislauf
Lungenkreislauf

Puls fühlen und zählen
Pulsfrequenz
Pulsrhythmus
Pulsqualität
Puls zählen

Blutdruck messen

Atmung beobachten
Atmungsarten
Atemfrequenz
Atemqualität
Atemrhythmus

Körpertemperatur messen
Normale Temperatur, erhöhte Temperatur und Fieber
Fieberthermometer
Messdauer
Messarten
Umgang mit dem Fieberthermometer

Herz und Kreislauf

Puls und Atmung geben über wichtige Vitalfunktionen wie Herz- und Lungentätigkeit Aufschluss. Diese spielen auch bei der Krankenbeobachtung eine wichtige Rolle. Deshalb sollte die Pflegeperson in der Lage sein, die Veränderung der Herztätigkeit und der Atmung festzustellen, den Puls zu kontrollieren und die Körpertemperatur zu messen. Diese Tätigkeiten sind relativ einfach und objektiv von der Pflegeperson zu erfassen. Zugleich geben sie als äußerlich erkennbare Vorgänge Hinweise auf wichtige Funktionen von Herz, Blutkreislauf und Lunge.

Das Herz ist ein etwa faustgroßer Hohlmuskel, der aus dem linken Vorhof und der linken Kammer, aus dem rechten Vorhof und der rechten Kammer besteht. Linke und rechte Herzhälfte sind durch eine Scheidewand voneinander getrennt. Wie eine Druck- und Saugpumpe halten die nebeneinander gelegenen Vorhöfe und Kammern den Blutstrom im Körper in Gang.

Durch Kontraktion des Herzmuskels wird der Blutstrom in Bewegung gehalten. Herzklappen sorgen dafür, dass das Blut nur in eine Richtung

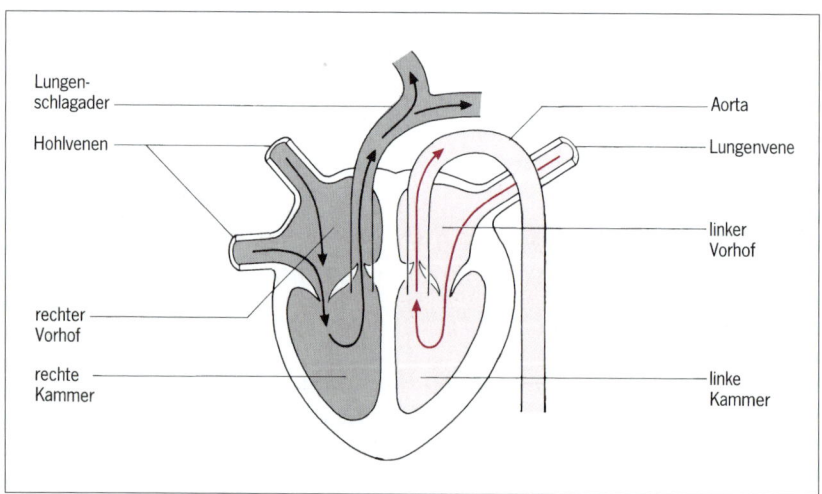

Blutstrom im Herzen

fließen kann. Die kräftig entwickelte linke Muskelwand des Herzens „pumpt" das Blut in den großen Kreislauf des Körpers (Körperkreislauf). Die etwas schwächere Muskulatur der rechten Herzseite „pumpt" das Blut in den kleinen Kreislauf der Lungen (Lungenkreislauf). In einer Minute pumpt das Herz eines in Ruhe befindlichen Menschen etwa drei bis vier Liter Blut. Bei körperlicher Anstrengung kreist in einer Minute bis zu sechsmal so viel Blut durch den Körper, also 24 Liter. Das Herz eines erwachsenen Menschen muss das Blut in den Venen von den Zehen bis zum Herzen ca. 1,50 Meter „bergauf" transportieren.

Körperkreislauf

Der Kreislauf ist das wichtigste Transportsystem des Körpers. Seine Aufgabe besteht darin,

- über das Blut Nährstoffe, Vitamine und Sauerstoff zu den Körperzellen zu transportieren,
- von dort durch das Blut Schlackenstoffe und Kohlendioxid (CO_2) zurückzuführen,
- Hormone und Abwehrstoffe und die in den Zellen erzeugte Wärme zu verteilen.

Das Blut durchströmt den Körper in einem geschlossenen Gefäßsystem, das aus Arterien (Schlagadern), Venen (Hohladern) und Kapillaren (Haargefäßen) besteht.

Arterien führen das Blut vom Herzen weg. Sie haben muskulöse Gefäßwände und sind daher elastisch.

Venen bringen das Blut vom Körper zum Herzen. Im Vergleich zu den Arterien sind sie dünnwandiger und weniger elastisch. Zur Verbesserung des Bluttransports sind sie mit Klappen ausgestattet.

Kapillaren sind die feinsten Verzweigungen der Blutgefäße; bei den Arterien nennt man sie Arteriolen, bei den Venen Venolen. Sie bilden den Übergang von Arterien und Venen; da sie so fein sind wie Haare, heißen sie auch Haargefäße.

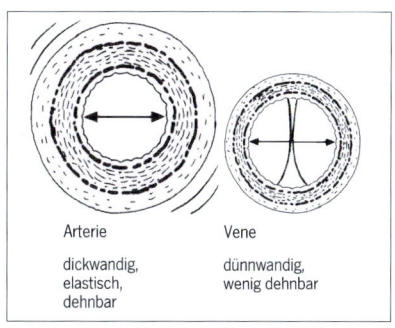

Arterie — dickwandig, elastisch, dehnbar

Vene — dünnwandig, wenig dehnbar

Gefäßwand von Arterie und Vene

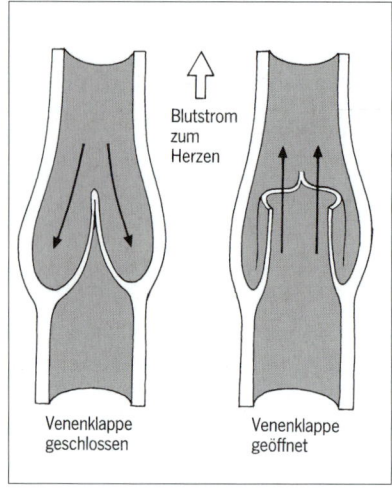

Blutstrom zum Herzen

Venenklappe geschlossen

Venenklappe geöffnet

Funktion der Venenklappen

Der in den Blutgefäßen bestehende Druck wird Blutdruck genannt: Er ist die Kraft, die das Blut auf die Gefäßwand ausübt. Er beeinflusst die Blutzirkulation. Der Blutdruck ist abhängig von der Herzleistung und der Beschaffenheit der Gefäße (Gefäßwiderstand). Während der Kontraktion der Herzkammern steigt der Druck in den Gefäßen (Systole). Beim Erschlaffen der Herzmuskulatur fällt der Druck in den Gefäßen ab (Diastole). Je höher der Blutdruck, desto schwerer wird es für das Herz, gegen diesen Widerstand anzupumpen. Der jeweilige Druck kann durch ein Blutdruckmessgerät festgestellt werden (siehe Seite 72). Die Auswertung der Messwerte erfordert ärztliche Kompetenz.

Von der Aorta (Körperschlagader), die aus der linken Herzkammer führt, zweigen starke Arterien (Schlagadern) ab. Aus deren Verzweigungen und Verästelungen werden alle Organe, Gewebe und Zellen des Körpers, z. B. Herzmuskel, Nieren, Leber, Magen, Darm oder Muskulatur, mit Sauerstoff und Nährstoffen versorgt. Ohne diese können die Zellen nicht leben und arbeiten.

Die Arterien verzweigen sich zu immer feiner werdenden Gefäßen bis hin zu den haardünnen Gefäßen, den Arteriolen. Diese haarfeinen Gefäße verbinden die Arterien und Venen miteinander. Die Gefäßwände der Arteriolen bestehen aus einer durchlässigen Zellschicht, die in Flüssigkeit gelöste Nährstoffe und Sauerstoff gegen Schlackenstoffe und Kohlendioxid im Gewebe austauscht. Das Blut gelangt durch die Venolen und die allmählich dicker werdenden Venen zurück zum rechten Vorhof des Herzens.

> ### Beachte
>
> Im Körperkreislauf fließt Blut durch Arterien weg vom Herzen, durch Venen zurück zum Herzen.

● Aufgabe

Verfolgen Sie auf der nachstehenden Abbildung den Kreislauf des Blutes vom Herzen über die Organe zu den Kapillaren und den Weg zurück zum Herzen.

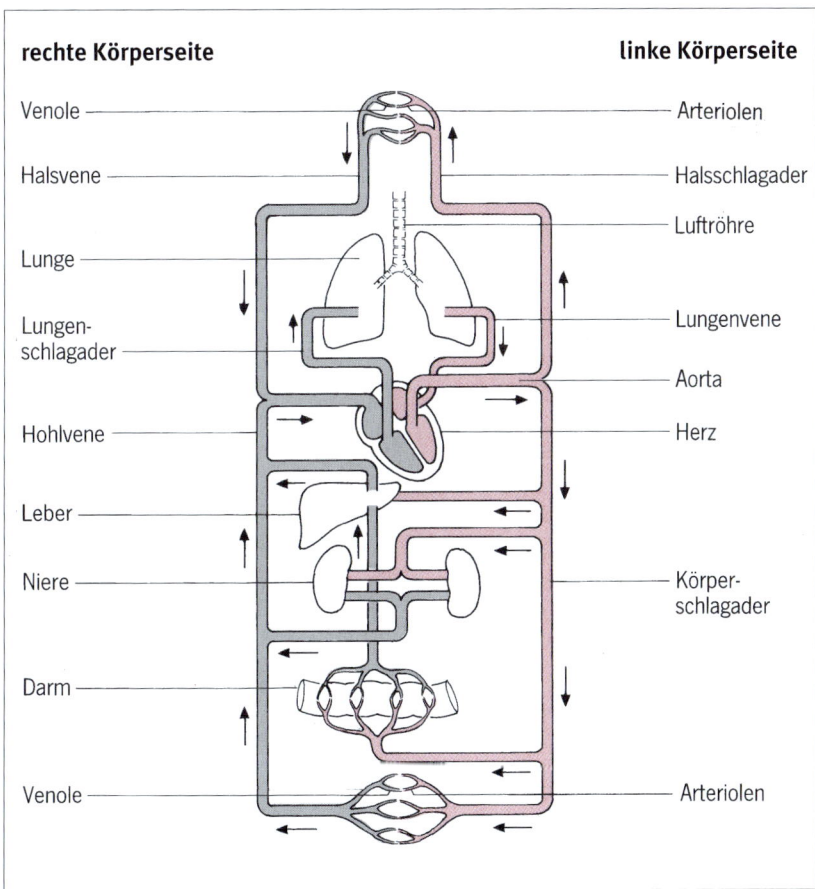

rechte Körperseite   **linke Körperseite**

Venole — — Arteriolen
Halsvene — — Halsschlagader
— Luftröhre
Lunge —
Lungen-schlagader — — Lungenvene
— Aorta
Hohlvene — — Herz
Leber —
Niere — — Körper-schlagader
Darm —
Venole — — Arteriolen

Körperkreislauf (Frontalansicht)

Lungenkreislauf

Die rechte Herzkammer pumpt das Blut durch die Lungenschlagader in die Lunge. Dort teilt sich die Lungenschlagader in immer feiner werdende Haargefäße auf. Sie „umspinnen" die Lungenbläschen, aus denen Sauerstoff aufgenommen und in die Kohlendioxid abgegeben wird. Durch die Venolen und immer größer werdenden Venen fließt das mit Sauerstoff angereicherte Blut zum linken Vorhof des Herzens zurück.

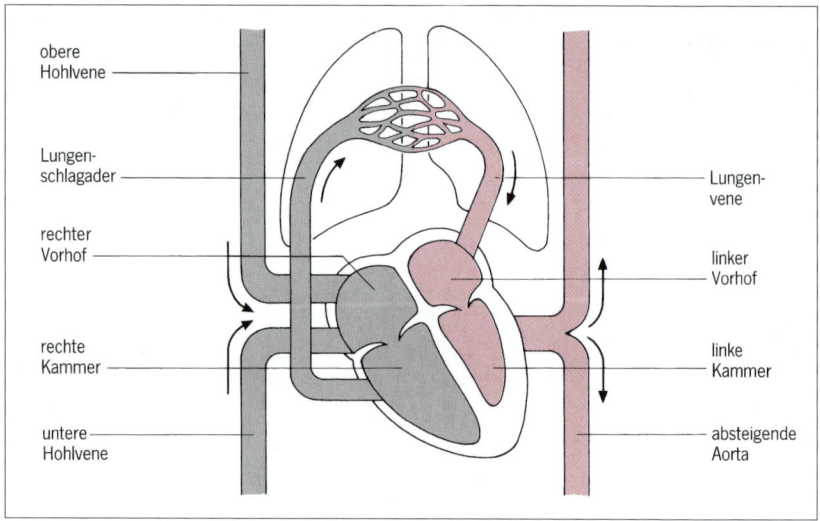

Lungenkreislauf

● Aufgabe

Verfolgen Sie auf den beiden Abbildungen den Kreislauf des Blutes vom Herzen zur Lunge, den so genannten Gasaustausch in den Lungenbläschen und den Weg des Blutes zurück zum Herzen.

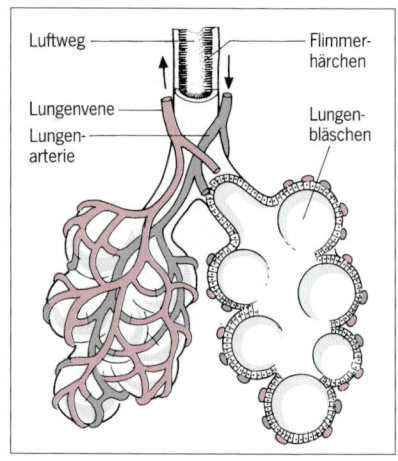

Funktion der Lungenbläschen

Puls fühlen und zählen

Beim Pulsfühlen sind drei Merkmale zu beachten: Pulsfrequenz, Pulsrhythmus und Pulsqualität.

Pulsfrequenz

Der Pulsschlag entsteht dadurch, dass bei jeder Kontraktion der Herzkammer das Blut in die Arterien gepumpt wird. Die Menge des zirkulierenden Blutes, die Antriebskraft des Herzens und die Elastizität der Blutgefäße bilden die Druckwelle des Blutes. Der Anstoß dieser Blutwelle in den Blutgefäßen ist als Puls fühlbar. Der Puls gibt uns Auskunft über die Anzahl der Kammerkontraktionen des Herzens. Die Anzahl der Pulsschläge innerhalb einer Minute nennt man Pulsfrequenz.

Der Puls beim Erwachsenen beträgt in der Regel 60 bis 80 Schläge pro Minute, beim Schulkind 90 bis 100 Schläge pro Minute, beim Kleinkind bzw. Säugling 120 bis 140 Schläge pro Minute.

Jeder kann an sich selbst feststellen, dass die Herztätigkeit durch körperliche Anstrengungen (Treppensteigen, schnelles Laufen, schwere Arbeit), Ruhezustand (Schlaf) oder seelische Ereignisse (Freude, Schreck, Angst, Aufregung) beeinflusst wird. Entsprechend unterschiedlich ist der Pulsschlag. Er wird aber auch durch Krankheiten beeinflusst.

Bei weniger als 60 Kontraktionen des Herzens in der Minute spricht man von einem verlangsamten Puls (z. B. bei Herzerkrankungen, nach der Einnahme von bestimmten Herzmedikamenten).

Bei mehr als 100 Kontraktionen des Herzens pro Minute spricht man von einem beschleunigten Puls (z. B. bei Fieber, Herzerkrankungen, plötzlichem Blutverlust).

Pulsrhythmus

Der Pulsrhythmus verläuft normalerweise in regelmäßigen Abständen. Eine verlangsamte, beschleunigte und unregelmäßige Schlagfolge wird als Arrhythmie bezeichnet; sie kann auf eine Erkrankung des Herzens hinweisen.

Beispiel	
● ● ● ●	normale Abfolge der Pulsschläge
● ● ● ●	verlangsamte Abfolge der Pulsschläge
●●●●●●●	beschleunigte Abfolge der Pulsschläge
●● ●● ●●	unregelmäßige Abfolge der Pulsschläge
● ● ● ● ● ● ● ●	unregelmäßige Qualität (Stärke) der Pulsschläge

Pulsqualität

Unter Pulsqualität versteht man die Beschaffenheit des Pulses. Sie drückt aus, ob der Puls gut fühlbar oder weniger gut fühlbar ist oder ob eine ungleiche Stärke der einzelnen Pulsschläge vorliegt. Beim gesunden Menschen folgen die Pulsschläge in regelmäßigen Zeitabständen und gleicher Stärke.

Der Puls ist überall dort ertastbar, wo Arterien an der Körperoberfläche verlaufen und mit leichtem Druck erfühlt werden können.

Solche Arterien sind an folgenden Körperstellen zu erfühlen:
- am Handgelenk
  die Speichenschlagader,
- am Hals
  die Halsschlagader,
- an der Schläfe
  die Schläfenschlagader.

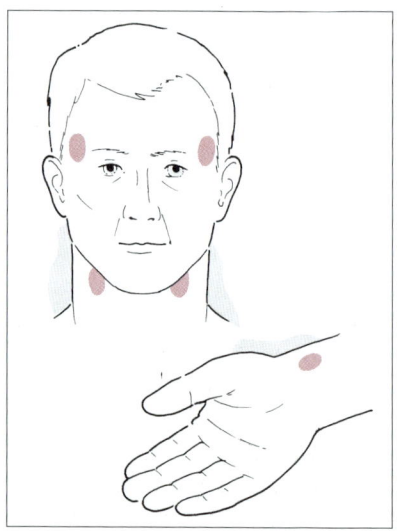

Körperstellen zum Pulsfühlen

Puls zählen

Fast jeder hat Erfahrungen mit dem „Pulsmessen" und geht davon aus, er könne diese Tätigkeit exakt durchführen. In der Praxis zeigt sich dann aber, dass häufig der Puls mit dem Daumen ertastet wird. Auch sind oft Fehler in der Zählweise zu beobachten. Bei der Durchführung des Pulszählens sind folgende Gesichtspunkte zu beachten:

Ausgangslage

Der Unterarm des Kranken ist entspannt gelagert, z. B. auf der Bettdecke oder auf dem Tisch.

Die Pflegeperson hält in der einen Hand eine Uhr mit Sekundenzeiger, mit der anderen Hand fühlt und zählt sie die Pulsschläge.

Vorgang

Die Pflegeperson legt die Fingerkuppen von Zeige-, Mittel- und Ringfinger („Tast- und Zählfinger") in die Grube zwischen Speiche und Sehnenstrang. Sie ertastet die pulsierende Schlagader, der Daumen soll dabei nicht die Tast- und Zählfinger berühren. Dann drückt sie die Fingerkuppen leicht in Richtung Speiche und fühlt die Pulswelle.

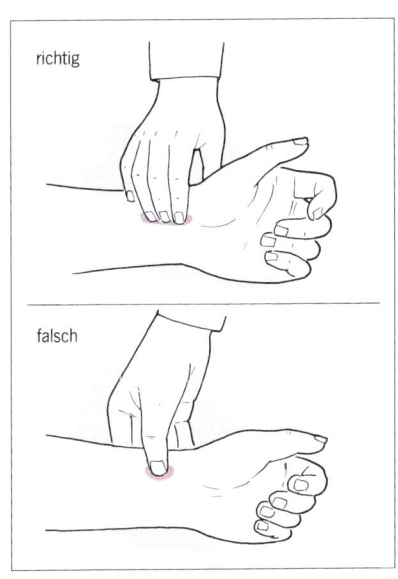

richtig

falsch

Ertasten des Pulses

Zählweise

Die Pflegeperson schaut auf ihre Uhr und wartet, bis der Sekundenzeiger auf 12 steht.

Sie beginnt mit dem Zählen der Pulsschläge: 0-1-2-3 usw., bis der Sekundenzeiger wieder die 12 erreicht hat (1 Minute).

Die Zahl, die sie bis zu der Zeigerstellung 12 zählt, ist die Zahl der Pulsschläge in einer Minute.

Beachte

Wenn Sie beim Pulszählen bereits Erfahrungen haben, genügt es, wenn Sie
- nur 1/2 Minute zählen und die Zahl der Pulsschläge verdoppeln oder
- nur 1/4 Minute zählen und diese Zahl mal 4 nehmen.

Bei Herzerkrankungen allerdings ist es erforderlich, die Pulsschläge eine volle Minute lang zu zählen.

Das Pulszählen muss praktisch erlernt und geübt werden. Wer bisher noch nicht an sich oder anderen den Puls gemessen hat, sollte dies unter Berücksichtigung der gemachten Vorschläge bei Familienangehörigen unbedingt üben. Es empfiehlt sich, Unsicherheiten beim Fühlen und Zählen mit dem Arzt oder einer Pflegekraft zu besprechen.

Blutdruck messen

Bei der Beschreibung des Herz-Kreislauf-Systems wurde erklärt, wie der Blutdruck entsteht (siehe Seite 66). Die Hauptaufgabe von Herz und Kreislauf ist es, für eine ausreichende Durchblutung aller Organe und Zellen zu sorgen. Dafür sind eine ausreichende Blutmenge – beim Erwachsenen etwa 5 Liter – und ein ausreichender Blutdruck erforderlich.

Der Blutdruck ist keine gleich bleibende Größe. Er verändert sich im Laufe des Tages und der Nacht. Ob er steigt oder sinkt, hängt von vielen verschiedenen Einflüssen ab.

In den unterschiedlichen Alltagssituationen versucht der Körper den Blutdruck an die jeweiligen Bedürfnisse des Organismus anzupassen. Die niedrigsten Blutdruckwerte können bei Schlafenden gemessen werden. Beim Aufwachen kommt es zu einem vorübergehenden Anstieg des Blutdrucks. Körperhaltung und Muskelarbeit sowie seelische Ereignisse beeinflussen den Blutdruck ebenfalls.

Diese natürlichen täglichen Schwankungen sollten all diejenigen berücksichtigen, die sich zu einer Selbstkontrolle des Blutdrucks entscheiden.

Die Entwicklung in der medizinischen Technik hat das Blutdruckmessen erleichtert. Inzwischen gibt es elektronische Geräte, die den Blutdruck beinahe alleine messen. Die Gebrauchsanweisung des jeweiligen Gerätes erklärt die richtige Handhabung.

Unabhängig von der Art des Blutdruckmessgeräts ist zu beachten:
- Bei einer kontinuierlichen Kontrolle sollte der Blutdruck zweimal

täglich zur gleichen Tageszeit, in der gleichen Körperhaltung und am gleichen Arm gemessen werden.

- Vor jedem Messen fünf Minuten Ruhe einhalten.
- Der Kranke sollte während des Messens sitzen oder liegen. Nur bei ausdrücklicher Anweisung des Arztes ist der Blutdruck im Stehen zu messen.
- Üblicherweise wird der Blutdruck am linken Oberarm gemessen. Vor dem Anlegen der Manschette um den Oberarm ist dieser von Kleidung frei zu machen. Oberhalb der Druckmanschette darf der Arm nicht abgeschnürt werden, z. B. durch hochgestreifte Kleidung. Der Arm ist so zu lagern, dass sich das Ellenbogengelenk in Herzhöhe befindet.
- Die Armmanschette muss beim Anlegen luftleer sein, die Schläuche müssen nach unten zeigen und das Stethoskop muss über der Oberarmschlagader liegen.

● **Blutdruckwerte**

Die folgenden Blutdruckwerte dürfen nur als Richtwerte zur Beurteilung des Blutdrucks verstanden werden.

Normalwerte des Blutdrucks:	100 – 130 mmHg (oberer Wert)
	60 – 85 mmHg (unterer Wert)
Hochdruck:	140 mmHg und mehr (oberer Wert)
	90 mmHg und mehr (unterer Wert)

Die Weltgesundheitsorganisation (WHO) veröffentlichte 1999 neue Empfehlungen zur Feststellung des Bluthochdrucks: Ständige Blutdruckwerte im Ruhezustand von 130 mmHg (Millimeter Quecksilber) als oberer Wert und 85 mmHg als unterer Wert bedeuten bereits Bluthochdruck. Siehe Seite 320, Krankheitsbild Bluthochdruck.

Beachte

Eine Bewertung der Blutdruckmessung und Folgerungen für die Behandlung sollten nur durch einen Arzt erfolgen. Änderungen der Medikamentendosis im Zusammenhang mit den Blutdruckwerten sind nie ohne Rücksprache mit dem Arzt vorzunehmen.

Atmung beobachten

Der Atmungsvorgang besteht aus Ein- und Ausatmen. Beim Einatmen gelangt die Luft über Nase, Rachen, Kehlkopf in die Luftröhre. Dabei wird die eingeatmete Luft durch das Flimmerepithel (Schleimhaut mit Flimmerhärchen) der Nase gereinigt und durch die Schleimhäute des Nasen-Rachen-Raumes angefeuchtet und erwärmt. In der Höhe des vierten und fünften Brustwirbels gabelt sich die Luftröhre in zwei Stammbronchien, die sich dann in der rechten und linken Lunge in immer kleiner werdende Verästelungen (Bronchien) aufteilen. Die Bronchien gehen in die Bronchiolen über, die immer enger werden und schließlich in den dünnwandigen Lungenbläschen (Alveolen) enden. Die Lungenbläschen sind von einem Kapillarnetz umgeben. Dort erfolgt die Abgabe von Sauerstoff an das Blut und die Aufnahme von Kohlendioxid (CO_2). Beim Ausatmen wird das Kohlendioxid ausgeschieden.

Die normale Atmung ist ruhig und geräuschlos und wechselt regelmäßig ab zwischen Einatmung (Inspiration), Ausatmung (Exspiration) und Atempause. Aufgabe der Atmung ist es, über die Luftwege und die Lungen dem Körper genügend Sauerstoff zuzuführen und überflüssiges Kohlendioxid abzugeben. Das „richtige" Atmen hat Auswirkungen auf das Wohlbefinden des gesunden und kranken Menschen.

Atmungsarten

Für die Atmung sind nicht allein die Lungen von Bedeutung, sondern auch der Brustkorb und seine Muskulatur. Der rhythmische Wechsel von Ein- und Ausatmen wird durch das Atemzentrum im Gehirn gesteuert. Die Lungen folgen passiv den Bewegungen der Brustwand und des Zwerchfells. Bei der Einatmung werden die Rippen gehoben, zugleich senkt sich die Kuppel des Zwerchfells nach unten, sodass der Brustraum nach allen Seiten erweitert und Luft in die Lungen eingesaugt wird. Beim Ausatmen senken sich die Rippen wieder und die Kuppel des Zwerchfells wölbt sich nach oben. Dadurch wird der Brustraum verkleinert und die in den Lungen enthaltene sauerstoffarme und kohlensäurereiche Luft ausgeschieden.

Die Atmung kann im Wesentlichen nach ihrer Häufigkeit und Qualität und ihrem Rhythmus beobachtet werden.

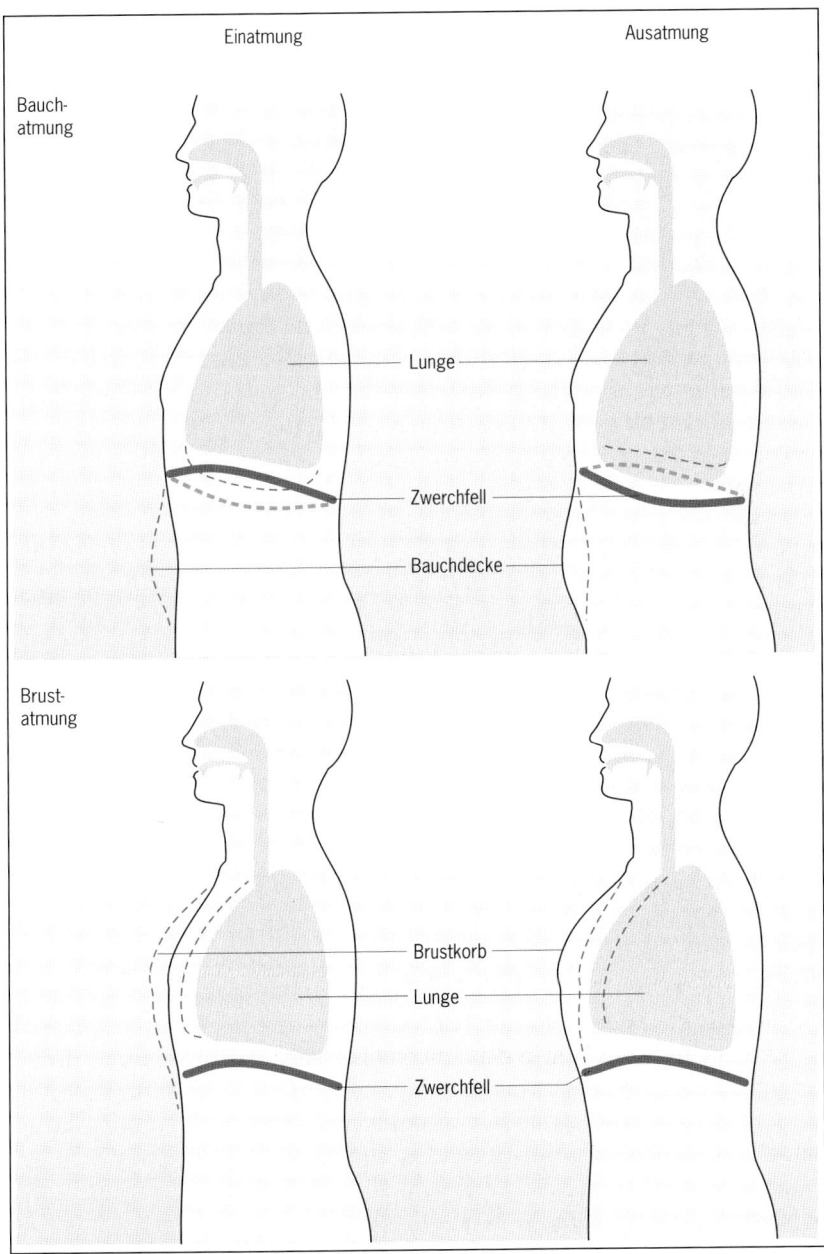

Arten der Atmung

Atemfrequenz

Unter Atemfrequenz versteht man die Häufigkeit der Atemzüge pro Minute. Heben und Senken des Bauches gelten als ein Atemzug. In Ruhe atmet der erwachsene Mensch 12- bis 14-mal pro Minute. Bei körperlichen Anstrengungen und emotionalen Erregungen steigt die Atemfrequenz, während sie im Schlaf absinkt. Jeder kann an sich selbst die Häufigkeit seiner Atemzüge innerhalb einer Minute überprüfen, indem man die Hand auf den Bauch legt. Sollen bei einem Kranken die Atemzüge gezählt werden, so ist darauf zu achten, dass er die Häufigkeit und den Rhythmus willkürlich beeinflusst. Die Dauer der Messung beträgt eine Minute. Die Häufigkeit der Atemzüge ist im Zusammenhang mit der Atemqualität und dem Atemrhythmus zu sehen.

Atemqualität

Die Zahl der Atemzüge ist in Verbindung mit der Atemtiefe zu sehen. Wer tief atmet, führt weniger Atemzüge aus. Andererseits gibt es Situationen, bei denen flacher und häufiger geatmet wird. Geräusche beim Ein- und Ausatmen (z. B. Hecheln, Rasseln, Keuchen, Pfeifen) können Hinweise auf krankhafte Vorgänge sein.

Atemrhythmus

Bei der Beobachtung der Atmung wird also die Häufigkeit der Atemzüge (Atemfrequenz) und die Atemtiefe (Atemqualität) unterschieden. Aber auch der Atemrhythmus ist zu beachten. Normalerweise folgen Einatmung, Ausatmung und Atempause in geräuschloser und rhythmischer Regelmäßigkeit ohne Anstrengung.

Der normale Atemrhythmus kann durch krankhafte Vorgänge (Kreislaufschwäche, Kollaps, Ohnmacht, Schock) gestört werden. Veränderungen im Atemrhythmus lassen in der Regel auf krankhafte Zustände schließen. Die Atemrhythmen werden unterschiedlich benannt:

Cheyne-Stokes-Atmung

Diese beginnt mit kleineren flachen Atemzügen, die in allmählich tiefere, oft keuchende Atemzüge übergehen. Langsam schwellen die Atemzüge wieder ab und verflachen, bis eine Atempause eintritt. Diese Form tritt gelegentlich im Schlaf, bei Erkrankungen des Gehirns und bei

Schlaganfall auf, aber auch beim nahenden Tod.

Biot-Atmung

Bei dieser Atmung beobachtet man tiefe, gleichmäßige Atemzüge mit Atempausen, z. B. bei Hirnverletzungen oder einer Steigerung des Hirndrucks.

Kußmaul-Atmung

Für diese Atmung sind gleichmäßige, tiefe Atemzüge ohne Atempause charakteristisch. Sie tritt bei Vergiftungszuständen auf, z. B. bei diabetischem Koma.

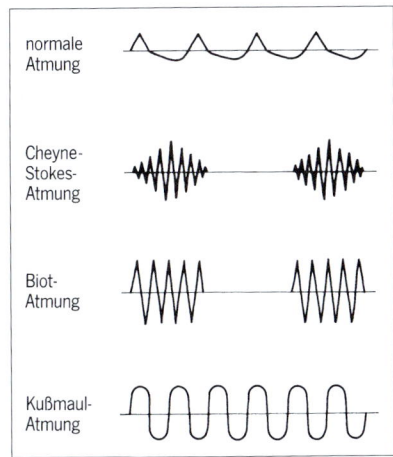

normale Atmung

Cheyne-Stokes-Atmung

Biot-Atmung

Kußmaul-Atmung

Atemrhythmen

Beachte

Die Atmung kann auch durch Speichel, Erbrochenes, Blut und Schleim behindert werden. Solche Absonderungen oder Fremdkörper (wie auch Speisen, Getränke oder Gegenstände) können die Atemwege beträchtlich einengen und sogar zum Ersticken führen. In solchen Fällen ist sofort der Arzt zu informieren.

Körpertemperatur messen

Im Körper wird durch Verbrennen von Nährstoffen Energie für Muskelarbeit und Wärme für die Körpertemperatur erzeugt. Durch die Atmung, den Urin und die Haut verliert der Körper einen Teil dieser Wärme. Dennoch wird die Temperatur im Körper konstant gehalten. Für den Ausgleich zwischen Wärmeproduktion und Wärmeverlust sorgt das Wärmezentrum im Gehirn. Es hält die Körperwärme zwischen 36 °C und 37 °C. Dieses Zentrum sorgt also dafür, dass der Körper eine verhältnismäßig gleich bleibende Körpertemperatur beibehält, indem er Wärme speichert (z. B. vor Kälte zittern) oder Wärme abgibt (z. B. schwitzen). Wenn Krankheitserreger in den Körper eindringen, versucht dieser sie zu bekämpfen. Dadurch kommt es zu einer vermehrten Wärmebildung, die häufig nicht mehr durch Schwitzen ausgeglichen werden kann. Die Folgen sind erhöhte Temperatur oder Fieber.

Normale Temperatur, erhöhte Temperatur und Fieber

Die für den Körper normale Temperatur liegt zwischen 36 °C und 37 °C. Geringfügige Temperaturschwankungen (bis zu einem Grad) gelten als normal, wobei die tiefste Temperatur in der Regel während des Schlafes in der Mitte der Nacht, die höchste am Spätnachmittag erreicht wird:

- Temperatur unter 36 °C gilt als Untertemperatur.
- Temperatur zwischen 37 °C und 38 °C wird als erhöhte Temperatur bewertet.
- Temperatur über 38 °C bedeutet Fieber.
- Temperatur über 39 °C wird als hohes Fieber bezeichnet.

Beachte

Erhöhte Temperatur zwischen 37 °C und 38 °C gilt noch nicht als Fieber.

● **Aufgabe**

Nachstehend finden Sie einige Messwerte der Körpertemperatur des Menschen angegeben. Ordnen Sie diese Werte den Temperaturarten zu und tragen Sie diese in die entsprechenden Spalten ein.

36,2°; 38,5°; 37,4°; 39,8°; 38,3°; 36,7°; 37,0°; 35,9°; 38,0 °C.

Untertemperatur	normale Temp.	erhöhte Temp.	Fieber	hohes Fieber

● **Ergebnis**

Vergleichen Sie Ihre Eintragungen mit den folgenden Angaben:

Untertemperatur	normale Temp.	erhöhte Temp.	Fieber	hohes Fieber
35,9°	36,2°	37,4°	38,5°	39,8°
	36,7°	38,0°	38,3°	
	37,0°			

Fieberthermometer

Für das Messen der Körpertemperatur stehen verschiedene Thermometer zur Verfügung:

- Quecksilberthermometer
- Digitalthermometer
- Prismenthermometer

Das Quecksilberthermometer wird so bezeichnet, weil die Temperaturanzeige über eine Quecksilbersäule erfolgt.

Das Digitalthermometer misst die Körpertemperatur elektronisch durch einen Fühler (Sensor). Seine Vorteile liegen in der Quecksilberfreiheit, Bruchsicherheit, seiner gut ablesbaren Digitalanzeige (Display) und in der extrem kurzen Messzeit. Beim Digitalthermometer gibt es neben dem normalen preiswerten Digitalthermometer auch wasserdichte Ausführungen, die nach erfolgter Messung einen Signalton geben.

Das neu entwickelte digitale Ohrthermometer macht das Fiebermessen wesentlich angenehmer. Mit diesem Thermometer wird die Wärmestrahlung gemessen, die vom Trommelfell und dem umliegenden Gewebe ausgeht. Die Messdauer beträgt nur eine Sekunde.

Das Prismenthermometer gilt wegen seiner Vollglasverarbeitung als relativ bruchsicher. Ein weiterer Vorteil ist der geringere Quecksilberanteil.

Unabhängig von der Art der Thermometer gibt es Schutzfolien und Schutzhüllen, die einen hygienischen Umgang sicherstellen und eine Beschädigung des Thermometers, insbesondere seiner Spitze, vermeiden sollen.

Alle Thermometer sind Maximalthermometer, weil die Temperaturenergie beim höchsten Wert (Maximalwert) stehen bleibt.

Messdauer

Mit modernen Fieberthermometern hat sich die Messdauer immer mehr verkürzt. Liegt sie beim herkömmlichen Quecksilberthermometer zwischen drei und zehn Minuten, so ist sie auf 1 Sekunde bei modernen Digitalthermometern zurückgegangen. Eine unterschiedliche Messdauer ergibt sich je nachdem, ob axillar, oral oder rektal gemessen wird.

Die Messdauer beim Quecksilber- und Prismenthermometer beträgt rektal: 3 bis 5 Min., oral: 8 bis 10 Min., axillar: 8 bis 10 Min.

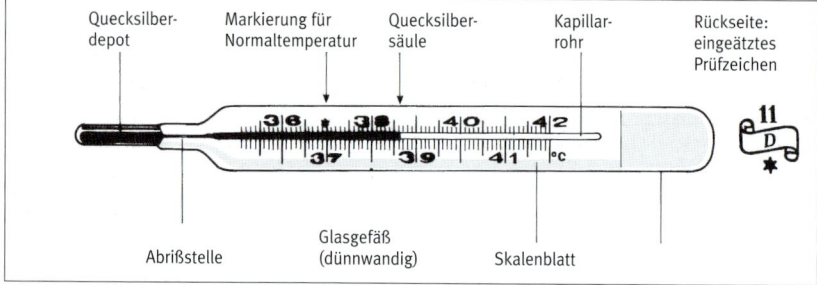

Quecksilber-depot | Markierung für Normaltemperatur | Quecksilber-säule | Kapillar-rohr | Rückseite: eingeätztes Prüfzeichen

Abrißstelle | Glasgefäß (dünnwandig) | Skalenblatt

Quecksilberthermometer

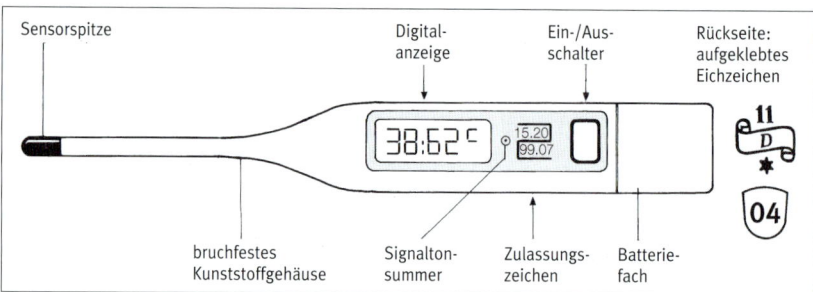

Sensorspitze | Digital-anzeige | Ein-/Aus-schalter | Rückseite: aufgeklebtes Eichzeichen

bruchfestes Kunststoffgehäuse | Signalton-summer | Zulassungs-zeichen | Batterie-fach

Digitalthermometer

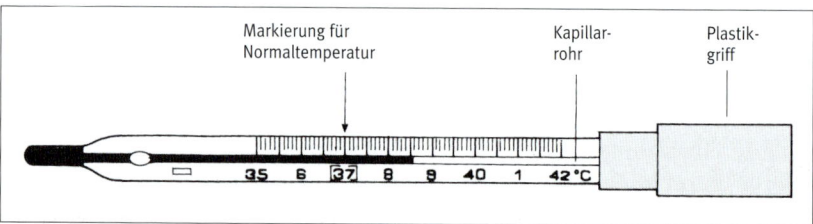

Markierung für Normaltemperatur | Kapillar-rohr | Plastik-griff

Prismenthermometer

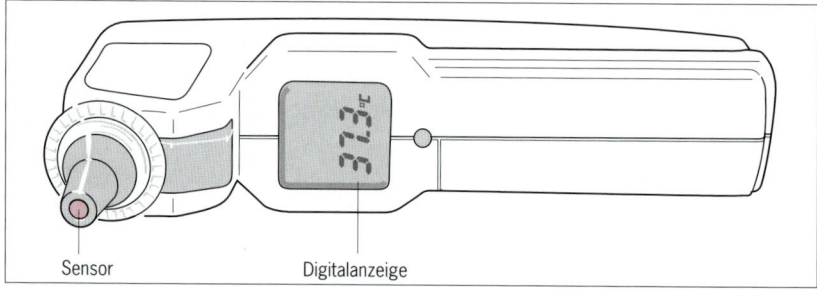

Sensor | Digitalanzeige

Digitales Ohrthermometer

Messarten

Die Körpertemperatur kann durch verschiedene Messarten festgestellt werden.

Messung in der Achselhöhle (axillare Messung)
- Exaktes Einlegen in die Achselhöhle
- Die Achselhöhle muss trocken und frei von Kleidungsstücken sein
- Gebräuchliche Messart, aber oft fehlerhaft im Ergebnis

Messung unter der Zunge (orale Messung)
- Thermometer (kein Quecksilberthermometer) unter die Zunge einlegen
- Prismenthermometer nicht bei Kindern und verwirrten Kranken anwenden: Verletzungsgefahr beim Zerbrechen

Messung im After (rektale Messung)
- Seiten- oder Rückenlage
- Bei Quecksilberthermometer: hohe Verletzungsgefahr bei Bruch
- Thermometer anfeuchten (nicht mit warmem Wasser) und mit Drehbewegungen in den Darm einführen

Messung im Ohr (nur mit Ohrthermometer)
- Sensor des Thermometers in den äußeren Gehörgang einführen
- Aktivierungsknopf betätigen
- Mindestens eine Sekunde messen

Beachte

Beim Quecksilberthermometer besteht Verletzungsgefahr bei Bruch durch Glassplitter und durch giftige Quecksilberdämpfe. Bei einem Digitalthermometer entlädt sich im Laufe der Zeit die Batterie.

● **Vor- und Nachteile der Thermometer**

	Quecksilber- thermometer	Digitalthermometer	Prismenthermometer
Vorteile	● günstiger Anschaffungspreis ● Gültigkeitsdauer der Eichung: 15 Jahre	● sehr kurze Messdauer ● exakte Anzeige ● Bruchsicherheit	● günstiger Anschaffungspreis ● Gültigkeitsdauer der Eichung: 15 Jahre ● relative Bruchsicherheit
Nachteile	● lange Messdauer ● hohe Bruchgefahr ● Gefahr einer Quecksilbervergiftung	● Gültigkeitsdauer der Eichung: 2 Jahre ● Batteriebetrieb (Entladung, Entsorgung)	● lange Messdauer ● Bruchgefahr ● erschwertes Ablesen der Messwerte

Umgang mit dem Fieberthermometer

Vor Gebrauch: Den Zustand des Thermometers überprüfen (Beschädigung, Batterie); falls das Thermometer in einer Desinfektionslösung aufbewahrt wird, dieses mit kaltem Wasser abspülen.

Nach Gebrauch: Thermometer mit kaltem Wasser reinigen; nach rektaler Messung Thermometer zunächst mit Watte oder Zellstoff reinigen und desinfizieren. Thermometer mit einer Schutzhülle sichern und aufbewahren. Bei häufigem Gebrauch empfiehlt es sich, das Thermometer in ein Standglas mit entsprechender Desinfektionslösung und Watte zu stellen. Bei Digitalthermometern gilt dies nur für die wasserdichte Ausführung.

Zusammenfassung

- Zur Krankenbeobachtung gehört auch die Prüfung der Vitalzeichen: Herztätigkeit, Blutdruck, Atmung, Körpertemperatur.
- Exaktes Pulsfühlen und Pulszählen sollen unter Anleitung gelernt und geübt werden, um zu fehlerfreien Werten zu kommen.
- Bei der Beobachtung der Atmung ist auf Atemfrequenz, Atemqualität und Atemrhythmus zu achten.
- Bei der Überprüfung der Körpertemperatur sind bedeutsam: Messdauer, Messarten, Messzeit und Hygiene.

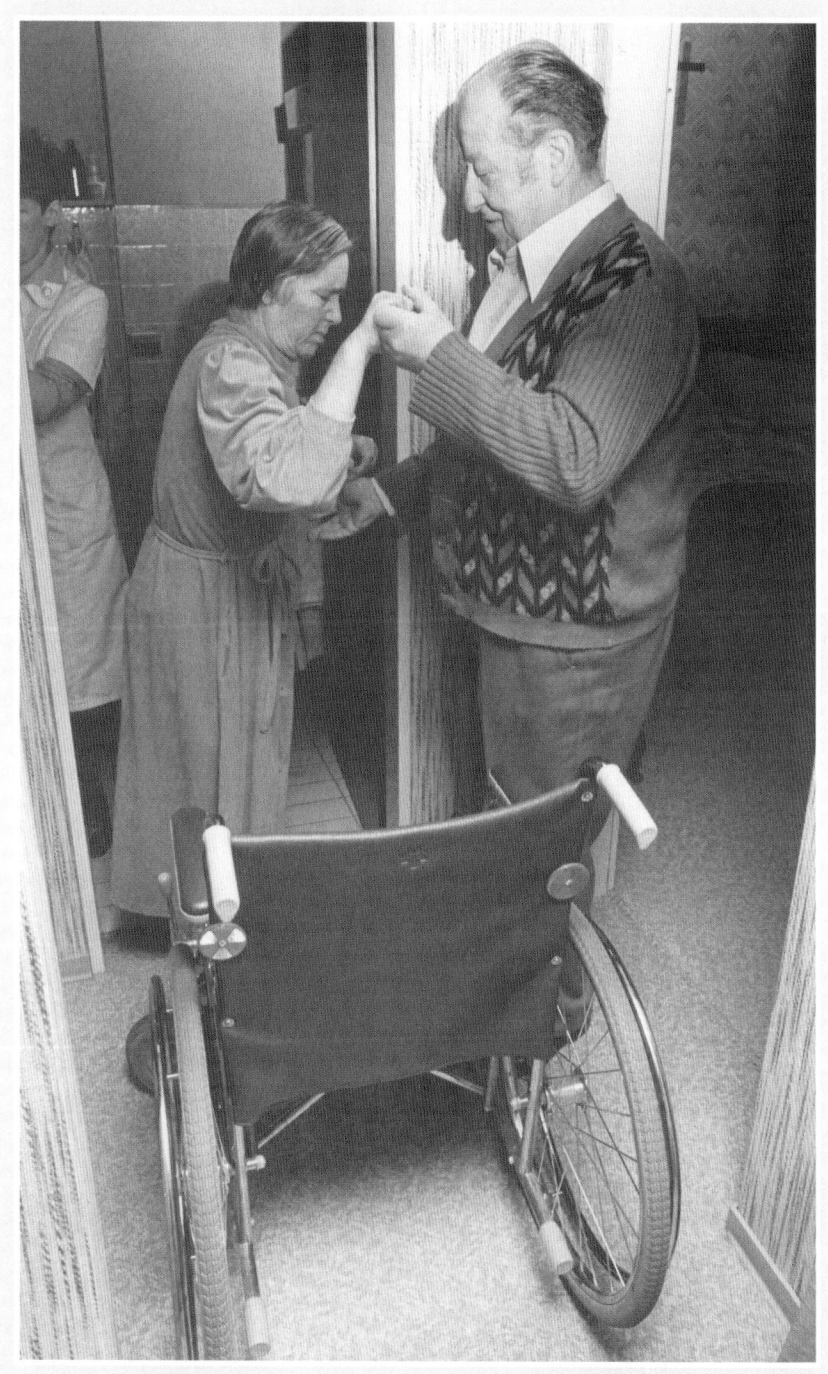

5 Zweiterkrankungen vorbeugen

Druckgeschwür
Entstehung
Erkennungsmerkmale
Prophylaxe

Lungenentzündung
Entstehung
Erkennungsmerkmale
Prophylaxe

Thrombose
Entstehung
Erkennungsmerkmale
Prophylaxe

Gelenkversteifungen
Entstehung
Erkennungsmerkmale
Prophylaxe

Muskeltraining für Langzeitkranke
Isometrik als Prophylaxe
Einzeltraining
Partnertraining

Druckgeschwür

Der menschliche Körper ist zur Bewegung geschaffen. Dies verdeutlichen Körperbau, die Funktionen der Knochen, Muskeln und Bänder sowie das Zusammenwirken der verschiedenen Organsysteme. Sie alle stehen in wechselseitiger Abhängigkeit zueinander. Wird ihr Zusammenwirken an einer Stelle unterbrochen, wirkt sich das auch auf andere Körperfunktionen aus.

Wenn Krankheiten oder Behinderungen die Bewegungsfähigkeit eines Menschen einschränken, kann dies zu ernsthaften gesundheitlichen Komplikationen sowie Folgekrankheiten führen.

Druckgeschwüre – auch Liegegeschwüre genannt – stellen sich bei bettlägerigen, immobilen Menschen dann ein, wenn Haut und Muskeln nicht ausreichend mit Nährstoffen versorgt werden bzw. der Abtransport von Stoffwechselprodukten nicht mehr gewährleistet ist.

Beispiel

Frau Kurz ist seit einem Schlaganfall pflegebedürftig und wird von ihrer Tochter gepflegt. Am liebsten liegt sie auch tagsüber im Bett. Sie wird von ihrer Tochter täglich im Bett gewaschen und abgetrocknet. Auch vorhandene Falten im Nachthemd werden sorgfältig glatt gestrichen. Eines Tages fallen der Tochter bei der morgendlichen Körperpflege Hautrötungen an den Schulterblättern auf. Sie nimmt diese Rötungen zwar wahr, hofft aber, dass diese wieder abklingen werden.

Am Abend klagt Frau Kurz über Schmerzen am Rücken und bittet ihre Tochter, nachzusehen. Diese zieht ihr vorsichtig das Nachthemd aus und entdeckt zu ihrem Schrecken an deren Schulter zwei helle Blasen. Beunruhigt geht die Tochter ans Telefon und schildert dem Hausarzt ihre Beobachtungen. Er vermutet, dass es sich hier um ein beginnendes Druckgeschwür handeln könnte, und verspricht sofort zu kommen.

Wie konnte mir das passieren, da ich doch meine Mutter gut gepflegt habe, fragt sich die Tochter. Sie weiß nicht, dass gerade ihr fürsorgliches Verhalten diese Entwicklung begünstigt hat. Denn sie tolerierte den Wunsch der Mutter, ständig im Bett zu liegen, und förderte dadurch deren Inaktivität, die zu diesen Druckstellen und zu weiteren Folgen geführt hat.

Entstehung

Beim liegenden und sitzenden Menschen lastet das Körpergewicht auf bestimmten Körperstellen. Der Druck des Körpergewichts und der Gegendruck der Matratze oder Sitzfläche bewirken ein Zusammendrücken von Haut und Gewebe und verursachen so eine verringerte Durchblutung. Dadurch werden Haut und Muskulatur zu wenig mit Sauerstoff und Nährstoffen versorgt.

Eine infolge längerer Bettlägerigkeit reduzierte Kreislaufzirkulation wird durch mangelnde Bewegung noch verstärkt. Durch Einwirken von Nässe (Schweiß, Urin, Stuhl) und sog. „Scherkräften" kann die Haut zusätzlich auch von außen geschädigt werden. Ein Druckgeschwür (lateinisch: Dekubitus) ist die Folge.

Ein Dekubitus kann sich an jeder Körperstelle entwickeln, die einem dauerhaften Druck ausgesetzt ist. Druckgeschwüre können sowohl an der Hautoberfläche wie auch in der Unterhaut oder Gewebstiefe entstehen. Im Sitzen ist die Druckbelastung höher als im Liegen, insbesondere im Bereich der Sitzbeinknochen kann es zu ausgeprägten Druckstellen kommen.

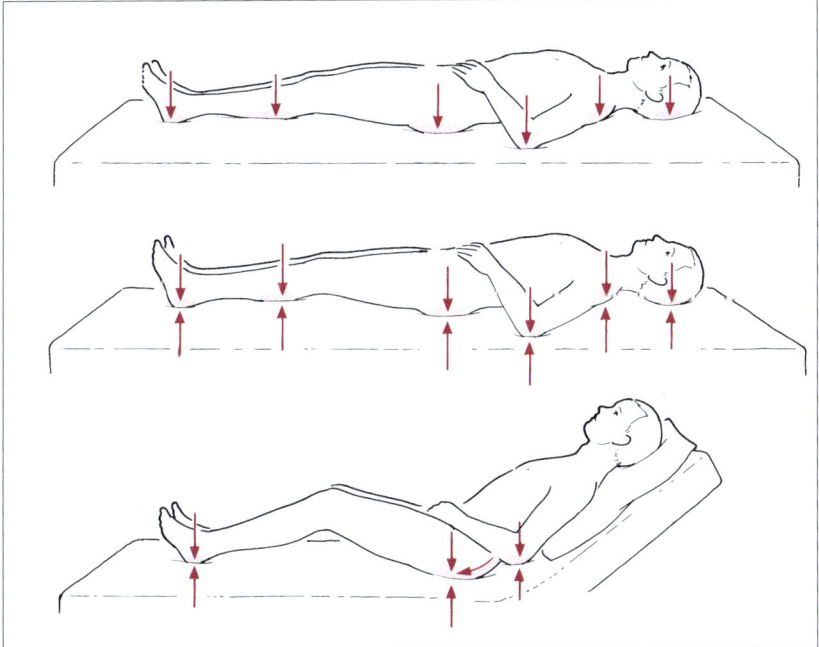

Aufliegende Körperstellen

Betrachten Sie die Körperstellen, mit denen der Kranke auf der Matratze aufliegt. Versuchen Sie, anhand der Abbildungen und der folgenden Aussagen die mögliche Entstehung eines Dekubitus nachzuvollziehen:

- Das Gesäß beispielsweise liegt mit großem Gewicht auf der Matratze.
- Dadurch entsteht ein Druck auf die Matratze nach unten.
- Die Matratze bietet Widerstand, es entsteht ein Gegendruck, der nach oben gegen den Körper wirkt.
- Der Druck (nach unten) und der Gegendruck (nach oben) bewirken, dass das Gewebe der aufliegenden Körperstelle zusammengedrückt und dadurch weniger durchblutet und ernährt wird.

● Aufgabe

Drücken Sie Ihre Fingerkuppen fest gegen die Seitenkante eines Tisches. Versuchen Sie, die Finger leicht abwärts zu schieben, und spüren Sie, wie bei der Abwärtsbewegung die Oberhaut der Fingerkuppen an der Tischkante haftet, während die Finger selbst sich abwärts bewegen.

● Ergebnis

Sie haben bei der Durchführung dieser Übung das Verschieben der Hautschichten als unangenehm wahrgenommen. Bei anderen, empfindlicheren Körperstellen kann dieses „Auseinanderziehen" der Hautschichten als schmerzhaft empfunden werden.

Beim „Höherziehen" des Kranken oder bei eigenen Bewegungen des Kranken, z. B. Herunterrutschen im Bett, können bei der aufliegenden

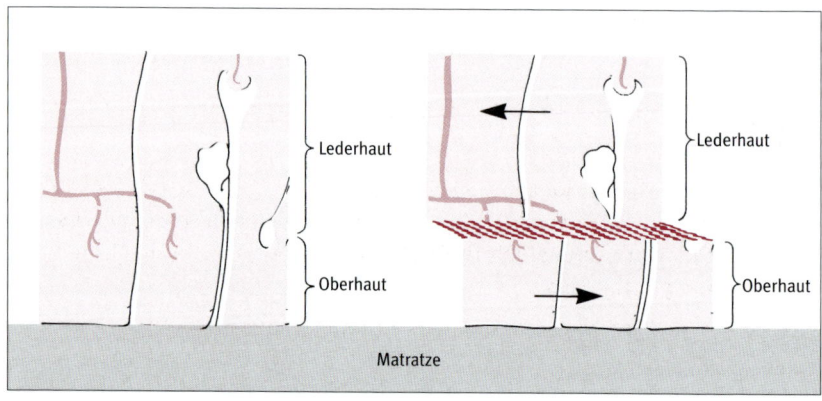

Verschieben der Hautschichten durch Scherkräfte

Haut zusätzlich solche Scherkräfte auftreten. Eine geringere Durchblutung der Körperstelle ist die Folge.

Die aufeinander liegenden oberen und unteren Hautschichten verschieben sich: Beim Herunterrutschen des Kranken im Bett liegt die Oberhaut auf dem „beharrenden" Laken auf, die Leder- und die Unterhaut verschieben

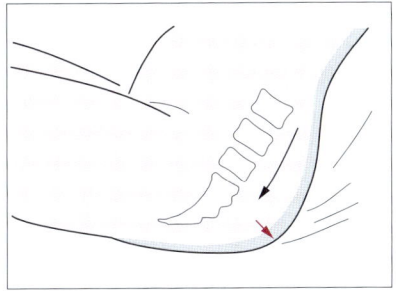

Herunterrutschen im Bett

sich in Richtung der Bewegung. Die Oberhaut macht die Bewegung nur verzögert mit. Eine zu enge Leibwäsche (Schlafanzug, Unterwäsche) kann zu ähnlichen Folgen führen. Bei einer nicht mehr elastischen Haut entstehen dann Verletzungen in der Haut, die an der Oberfläche zunächst nicht sichtbar sind: Die Blutzufuhr ist unterbrochen, der Stoffwechsel in den Zellen gestört und die Entstehung eines Dekubitus begünstigt.

Die Entstehung von Druckgeschwüren wird durch weitere Umstände begünstigt:
- eingeschränkte Bewegungsmöglichkeiten (z. B. bei Lähmungen, Schmerzen, Gipsverbänden, Bandagen),
- mangelnde Bewegung, Inaktivität,
- Ernährung, Stoffwechsel,
- Nässeeinwirkung auf die Haut (Schweiß, Urin),
- besondere Erkrankungen (Herz- und Kreislauferkrankungen, Diabetes),
- starke Abmagerung,
- Übergewicht.

Beachte

Besonders gefährdet sind pflegebedürftige Menschen, die nach einem Schlaganfall oder Unfall gelähmt oder in ihrer Beweglichkeit stark eingeschränkt sind, übergewichtige und unterernährte Menschen sowie Kranke, die durch Medikamente „ruhig gestellt" sind.

Erkennungsmerkmale

Bei Rückenlage sind folgende Körperstellen einem Druck besonders ausgesetzt:

- Hinterkopf,
- Schulterblätter,
- Rücken im Bereich der Brustwirbelsäule,
- Ellenbogen,
- Steißbein/Kreuzbein,
- Fersen.

Bei Seitenlage sind Körperstellen wie Ohr, Schulter, Ellenbogen, Hüfte, Knie und Knöchel gefährdet. Grundsätzlich kann an allen Körperstellen, die durch Auflagedruck belastet werden und nicht ausreichend durch Muskeln geschützt sind, ein Druckgeschwür entstehen.

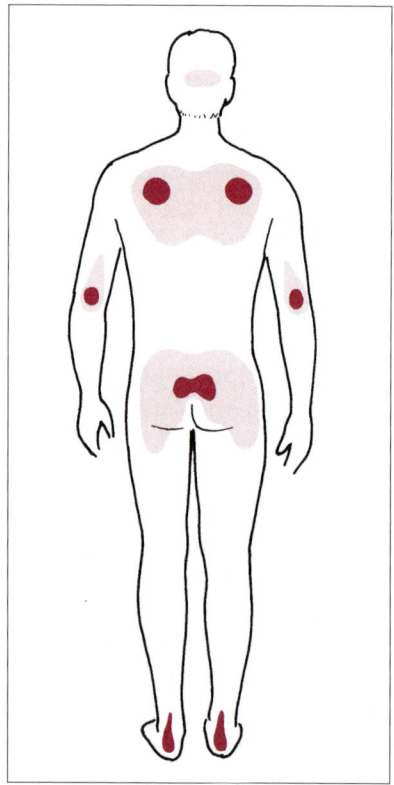

Gefährdete Körperstellen bei Rückenlage

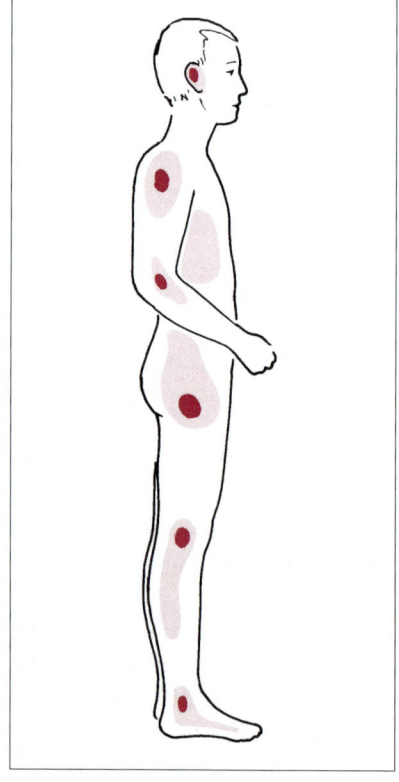

Gefährdete Körperstellen bei Seitenlage

Bei der Beschreibung eines Druckgeschwürs werden verschiedene Stadien unterschieden, die an bestimmten Merkmalen zu erkennen sind.

1. Stadium: weißer Aufliegefleck

Die aufliegende Körperstelle wird unzureichend mit Blut versorgt und ernährt. Die zu wenig durchblutete Haut zeigt sich an dieser Stelle als weißer Aufliegefleck. Er kann leicht übersehen werden, weil er nach der Druckentlastung durch das einströmende Blut wieder verschwindet. Eine solche Mangelversorgung spürt der Kranke zunächst nicht.

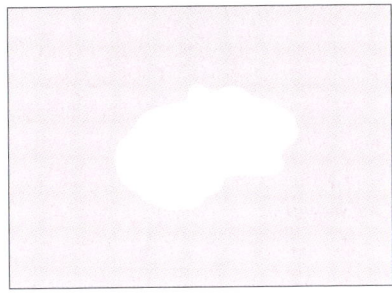

Weißer Aufliegefleck

2. Stadium: starke Rötung der Haut

Bleibt die mangelhaft durchblutete Körperstelle weiterhin belastet und/oder ist die Haut bereits geschädigt (z. B. durch Scherkräfte), können sich Haut und Gewebe durch das Eindringen von Bakterien entzünden. Die Entzündung erscheint als roter Fleck mit Schwellungen der Haut. Sie ist mit brennendem Schmerz verbunden.

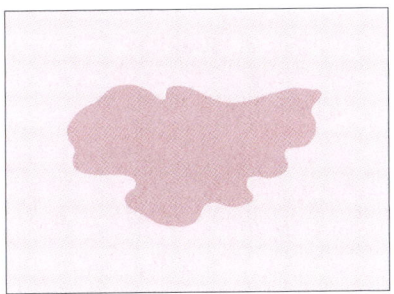

Rötung der Haut

3. Stadium: Blasenbildung

Erfolgt im Stadium der Rötung keine Druckentlastung, kann es zu einer Blasenbildung und damit zu einem Ablösen der Oberhaut kommen. Öffnet sich die Blase, besteht verstärkte Infektionsgefahr. Selbst bei konsequenter Druckentlastung, Behandlung und Pflege dauert die Abheilung mehrere Wochen.

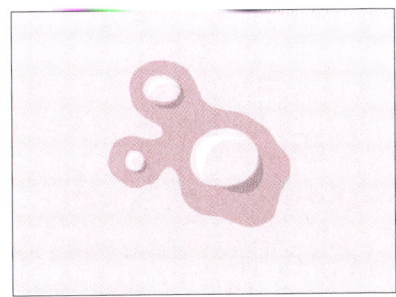

Blasenbildung

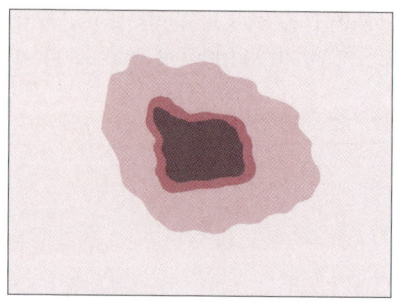

Gewebszerfall

4. Stadium: Gewebszerfall (Nekrose)

In dieser Phase ist zusätzlich zur Haut auch das darunter liegende Gewebe geschädigt. Der Gewebszerfall verursacht eine hellblaue bis schwarze Färbung. Die Verfärbung entsteht durch geronnenes Blut und abgestorbene Gewebezellen. Bevor eine Abheilung erfolgen kann, muss das abgestorbene Gewebe vom Arzt abgetragen werden.

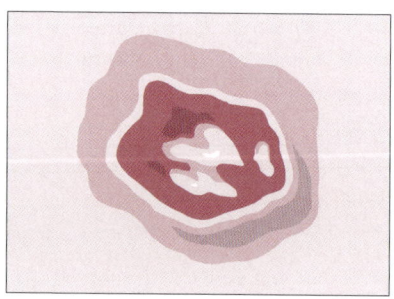

Geschwürbildung

5. Stadium: Geschwürbildung

Wird das abgestorbene Gewebe nicht abgetragen, versucht der Körper dieses Gewebe abzustoßen. Es entwickelt sich eine tiefe, eiternde Wunde (Geschwür), die bis zum Knochen reichen kann. Als Begleiterscheinung können Fieber, Blutvergiftung oder Knochenentzündungen auftreten.

● Aufgabe

Versuchen Sie, sich einen Dekubitus im 5. Stadium an einer der gefährdeten Körperstellen vorzustellen. Die Abbildung und Beschreibung zur Geschwürbildung können Ihnen dafür Hinweise geben. Versetzen Sie sich in die Situation des Kranken, in seine Gedanken und Gefühle. Stellen Sie sich vor, Sie selbst leiden an einem solchen Druckgeschwür. Welche Gefühle und Gedanken empfinden Sie dabei?

● Ergebnis

Ihr Nachdenken wird Ihnen bewusst gemacht haben, dass eine solche Zweiterkrankung für den Kranken schmerzhaft und unangenehm sowie für die Pflegeperson belastend ist. Außerdem können bei der Pflegeperson Schuldgefühle wegen vermeintlicher Versäumnisse entstehen. Solche Schuldgefühle können selbst dann auftreten, wenn die eigentliche

Ursache nicht in einer versäumten Pflege, sondern in der gesundheitlichen Verfassung des Kranken liegt. Ganz sicher sind Sie zu der Überzeugung gelangt, dass in der Pflege alles getan werden muss, damit ein Druckgeschwür erst gar nicht entstehen kann. Solche vorbeugenden Maßnahmen werden Prophylaxe genannt.

Prophylaxe

Einem Drückgeschwür ist durch eine Reihe von vorbeugenden Maßnahmen zu begegnen.

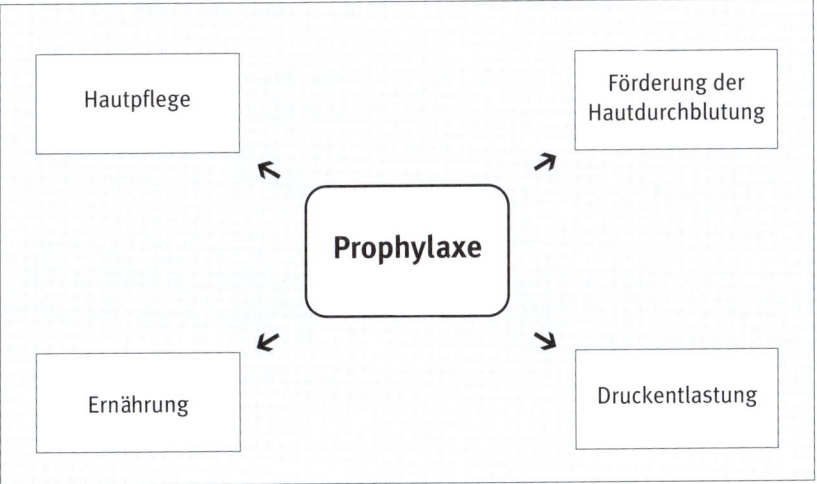

Strukturnetz: Prophylaxe

Hautpflege

Auf eine sorgfältige Pflege der Haut darf nicht verzichtet werden. Die Haut wird dadurch gereinigt, ihre Durchblutung gefördert, und sie wird widerstandsfähiger.

Zur täglichen Hautpflege gehören:

- Beobachten und Überprüfen der gefährdeten Körperstellen,
- behutsames Waschen dieser Stellen,
- sorgfältiges Abtrocknen der Haut,
- Auftragen von Pflegemitteln; je nach Beschaffenheit der Haut soll eine Lotion oder Creme verwendet werden.

93

Bei Inkontinenz und Schwitzen ist die Hautpflege zu intensivieren. Schädigende Auswirkungen der Ausscheidungen auf die Haut können durch den gezielten Einsatz und den regelmäßigen Wechsel aufsaugender Materialien wie Schutzeinlagen (siehe Seite 254) oft vermieden werden.

Förderung der Hautdurchblutung

Durch die Verminderung der Blutzirkulation wird das Gewebe weniger mit Sauerstoff versorgt. Deshalb soll beim Kranken die Blutzirkulation angeregt bzw. gefördert werden durch
* häufiges Aufrichten und tiefes Atmen,
* wiederholtes Aufstehen und Gehen,
* isometrische und isotonische Körperübungen (siehe Seite 122 und 108),
* ggf. ärztlich verordnete Medikamente zur besseren Durchblutung und zur Stabilisierung des Kreislaufs.

Ernährung

Eine gezielte Ernährung (siehe auch Seite 201ff.) führt dem Körper notwendige Aufbaustoffe zu. Dadurch wird beispielsweise einer Abmagerung entgegengewirkt und die Widerstandskraft des Körpers gestärkt. Empfohlen werden
* eine eiweiß- und vitaminreiche Kost (Quark, Käse, Fleisch, Gemüse), die unter anderem den Hautschutzstoff Vitamin A, das Zellatmungs-Vitamin B2 und das für den Stoffwechsel und die Zellatmung wichtige Vitamin C enthält,
* eine ausreichende Flüssigkeitszufuhr (Frucht- und Gemüsesäfte),
* eine Reduktionskost bei Übergewicht, die weitgehend auf Fette und Kohlenhydrate verzichtet.

Druckentlastung

Lagerungswechsel: Bei besonders gefährdeten Kranken muss ein Lagerungswechsel des Körpers gezielt und regelmäßig durchgeführt werden. Je nach Gefährdungsgrad des Kranken ist ein Umlagern nach einem festgelegten Plan erforderlich. Eine mögliche Vorgehensweise wird im „Lagerungsplan" beschrieben. Die Empfehlung bezieht sich auf einen Kranken, der nicht extrem dekubitusgefährdet ist.

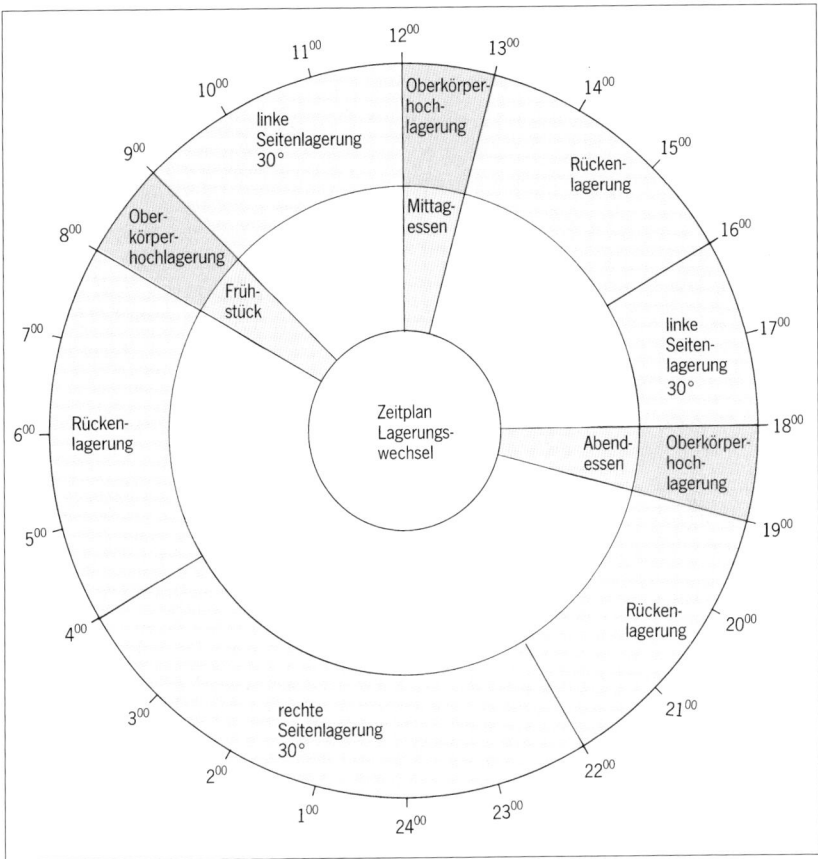

Lagerungsplan

Der Lagerungswechsel wird bei diesem Vorschlag in Einklang mit den Mahlzeiten gebracht und ist offen für die Einplanung weiterer Lebensaktivitäten. Auch die Liegegewohnheit eines Kranken sollte berücksichtigt werden, z. B. von Kranken, die vorzugsweise in Bauchlage schlafen. Solche und andere Gewohnheiten sind in den Lagerungswechsel zu integrieren.

Je nach Grad der Gefährdung muss ein Umlagern in kürzeren Intervallen, maximal zweistündlichen Abständen, erfolgen und zwar so, dass die Erholungsphase für die nicht belasteten Körperstellen relativ gleich lang ist. Zur Seitenlagerung eignet sich am besten die 30°-Schräglage (siehe Seite 183).

Beachte

Schon beim normalen Liegen des Kranken können Druckstellen entstehen. Knöpfe, Falten, Nähte oder Krümel erhöhen die Gefährdung. Deshalb vergewissert sich die Pflegeperson beim Umbetten, Wäschewechseln, Heben und Höherlegen des Kranken immer wieder, dass solche Gefährdungen vermieden werden.

Hilfsmittel zur Druckentlastung: Durch eine gezielte Lagerung und durch einen regelmäßigen Lagerungswechsel kann eine erfolgreiche Druckentlastung erfolgen. Ihre Wirksamkeit verstärkt sich durch den Einsatz von Hilfsmitteln.

Die prophylaktische Pflege beginnt schon bei der Ausstattung des Pflegebettes (siehe Seite 37). Entsprechend der Situation überlegt und entscheidet die Pflegeperson, welche Hilfsmittel sie zur Druckentlastung einsetzt.

Grundsätzlich ist darauf zu achten, dass

* die gefährdeten Körperstellen möglichst großflächig druckentlastet,
* die Hilfsmittel zur Lagerung sachkundig ausgewählt und eingesetzt werden,
* die Wirkung der eingesetzten Hilfsmittel gewissenhaft überprüft wird.

Lammfell/Schaffell: Felle, die der Sanitätsfachhandel anbietet, unterliegen der Qualitätskontrolle. In einem Spezialverfahren werden die Felle so gegerbt, dass sie bei einer Temperatur bis zu 30 °C gewaschen werden können. Die Wollfaser ist durch ihren mehrschichtigen spiralen Aufbau sehr elastisch und kann bis zu 30 Prozent ihres Eigengewichts Feuchtigkeit aufnehmen. Beim Trocknen wird diese langsam abgegeben. Als besondere Vorteile sind hervorzuheben:

* Der Auflagedruck wird durch Woll-Vlies verteilt.
* Reibung und Scherkräfte werden verringert.
* Durch den ständigen Temperaturausgleich werden Hitzestau und Schwitzen verhindert; die Haut bleibt „trocken".

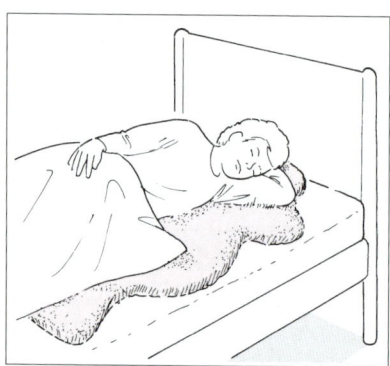

Lammfell-/Schaffellauflage

Der direkte Hautkontakt mit dem Lammfell bewirkt außerdem eine Massage der Hautoberfläche. Lammfelle sind als Bettauflage oder als Auflage für Rollstühle erhältlich. Sie werden auch als Fersen- und Ellenbogenschutz gefertigt.

Anti-Dekubitus-Fell (Kunstfell): Die Fellauflagen bestehen aus flauschigen Kunstfasern mit gewebter und unbeschichteter Rückseite. Faserdichte und -höhe bestimmen die Qualität. Der Auflagedruck wird durch das Faser-Vlies verteilt. Feuchtigkeit kann durch die Kunstfaser nicht aufgesaugt werden, sie zieht vielmehr in die darunter liegende Unterlage.

Kunstfelle sind maschinenwaschbar bis 95 °C; deshalb verwendet man sie bevorzugt bei inkontinenten Kranken. Vor dem ersten Gebrauch sind die Felle zu waschen. Nach dem Trocknen sollte das Kunstfell einige Male kräftig gebürstet werden, um die Wirkung des Faser-Vlieses zu erhalten.

Latex-Kissen: Das Latex-Kissen ist eine Bettauflage und besteht aus Schaumgummi zur Weichlagerung. Durch die eingestanzten Löcher ist es atmungsaktiv und hochelastisch. Da der Latex-Schaum lichtempfindlich ist, sollte er durch einen weichen Bezug geschützt werden. Das Latex-Kissen ist maximal bis 30 °C waschbar. Trocknen sollte man es möglichst im Freien.

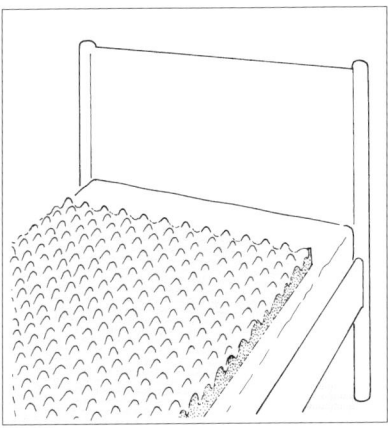

Schaumstoffauflage

Schaumstoffauflage: Für die Dekubitusprophylaxe sind besonders Schaumstoffe geeignet, die eine strukturierte Oberfläche haben.

Rhombo-Fill-Produkte®: Das Füllmaterial dieser Produkte besteht aus Schaumstoff-Luftzellen-Stäbchen mit rhombischem Kantenschnitt. In und zwischen den einzelnen Schaumstoff-Stäbchen kann die Luft frei zirkulieren. Dadurch ist ein ständiger Tempera-

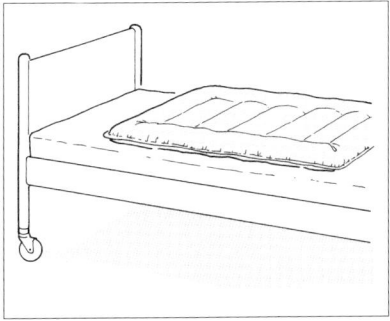

Rhombo-Fill®-Bettauflage

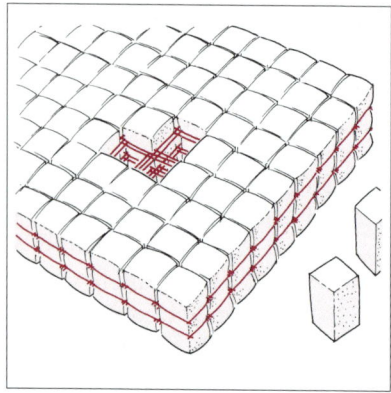

Kubivent-Polster®

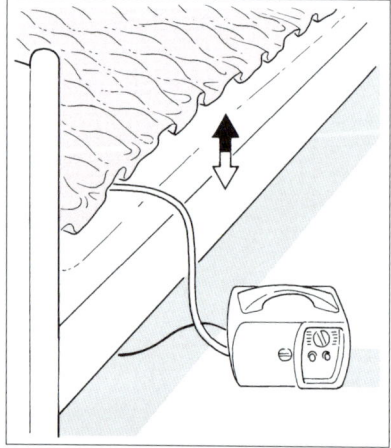

Wechseldruckmatratzen-Auflage

turausgleich gewährleistet. Diese Produkte gibt es als Lagerungskissen, Liegehilfen und Matratzenauflagen in verschiedenen Größen. Sie eignen sich besonders zur Weichlagerung.

Kubivent-Polster®: Diese Sitz- und Liegepolster sind zur Weich- und Hohllagerung geeignet. Einzelne Schaumstoffquader sind in ein flexibles Netz eingespannt. Die Luftkanäle bewirken eine gleichmäßige Belüftung. Die Quader können an der gefährdeten Körperstelle des Kranken entnommen werden. Dadurch wird eine Hohllagerung erreicht.

Wechseldruckmatratzen-Auflage: Sie hat Ähnlichkeit mit einer Luftmatratze und ist durch Schläuche mit einem Kompressor verbunden. Dieser bläst die Luftkammern abwechselnd auf und entleert sie. Dadurch wird eine punktuelle Entlastung gefährdeter Körperstellen erzielt. Diese Auflage ersetzt jedoch keine Matratze.

Den Versicherten einer gesetzlichen Krankenkasse kann der Arzt solche Hilfsmittel zur Lagerung und Druckentlastung verordnen. Allerdings übernimmt die Krankenkasse die Kosten für Hilfsmittel nur, wenn sie erforderlich sind, um die Folgen einer Erkrankung zu mindern oder auszugleichen oder aber zur Behandlung eines Druckgeschwürs notwendig sind.

Auch die Pflegekassen haben gegenüber ihren Versicherten den Anspruch auf Pflegehilfsmittel einzulösen. Pflegebedürftige im Sinne des Pflege-Versicherungsgesetzes können Pflegehilfsmittel beanspruchen, wenn sie zur Erleichterung der Pflege oder zur Linderung der Beschwerden des Pflegebedürftigen beitragen. Die Pflegekasse stellt Pflegehilfsmittel aber nur dann zur Verfügung, wenn Pflegebedürftigkeit vorliegt und eine Leistungspflicht der Krankenkasse nicht besteht. Der Antrag für die Kostenübernahme von Pflegehilfsmitteln ist dann bei der zuständigen Pflegekasse zu stellen. Eine ärztliche Verordnung ist dazu nicht erforderlich.

Ansprüche und Voraussetzungen innerhalb der Kranken- und Pflegeversicherung siehe Seite 256 und 283.

Beachte

Zur Vermeidung von Druckgeschwüren sind folgende Pflegemaßnahmen zu empfehlen:
- tägliche Hautkontrolle der gefährdeten Körperstellen,
- behutsames Waschen und sorgfältiges Abtrocknen, gefährdete Haut pflegen,
- Hautdurchblutung fördern,
- Lagerungshilfsmittel einsetzen.
- gesundheitsfördernde Ernährung anbieten,
- Bettlaken glatt und faltenfrei halten, auf trockene Unterlagen achten,
- regelmäßig umlagern,

Lungenentzündung

Entstehung

Bei längerem Liegen im Bett kann es zu einer oberflächlichen Atmung und damit zu einer ungenügenden Durchlüftung der tieferen Lungenbezirke kommen. Auch Schmerzen im Bauch- oder Brustbereich führen zu einer so genannten Schonatmung und bewirken, dass der Hustenreflex unterdrückt wird. Als Folge einer unzureichenden Atmung sammelt sich Schleim (Sekret) in den Atemwegen an. Dieser beeinträchtigt die Atmung und kann eine Entzündung des Lungengewebes verursachen. Kranke mit Schluckbeschwerden (bei Schlaganfall oder Bewusstseinsstörungen) sind ebenfalls gefährdet, da beim Essen und Trinken Nahrung in die Bronchien gelangen kann. Die Entstehung einer Lungenentzündung wird dadurch begünstigt.

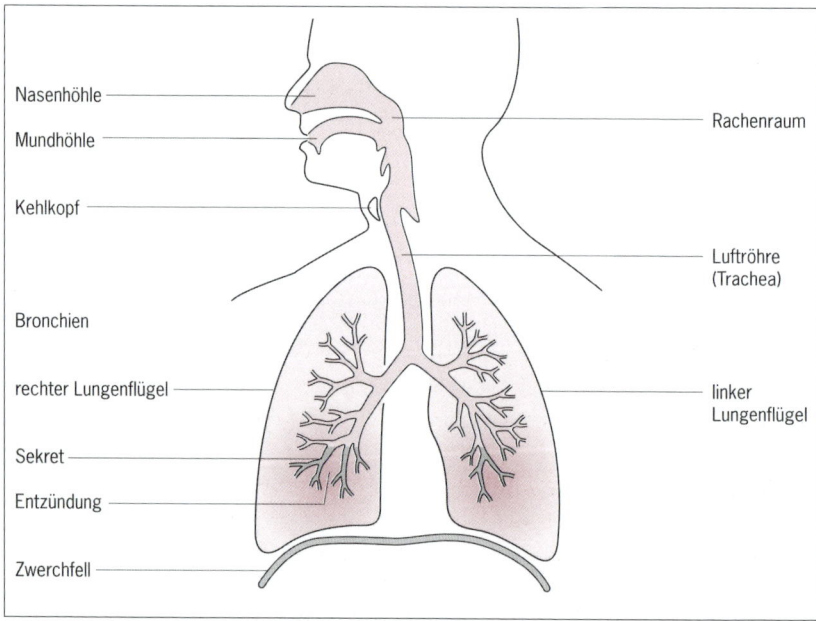

Sekretansammlung in den Bronchien

Erkennungsmerkmale

In der Hauskrankenpflege ist es wichtig, über mögliche Erkennungs-
zeichen einer beginnenden Lungenentzündung Bescheid zu wissen. Sie
kann sich ankündigen und zeigen durch:

- Appetitlosigkeit
- Mattigkeit, Benommenheit
- flache, beschleunigte Atmung
- Atemnot, stechende Schmerzen in der Brust
- trockenen Husten
- Verschleimung und Auswurf
- langsam ansteigendes Fieber und Pulsanstieg
- Schüttelfrost und Schwitzen

Prophylaxe

Durch gezielte Maßnahmen kann einer Lungenentzündung wirksam
vorgebeugt werden. Als Prophylaxe wird deshalb empfohlen:

- Den Kranken während des Tages zu mehrmaligem Aufstehen und –
  wenn möglich – zum Hin- und Hergehen ermuntern.
- Kranke, die nicht aufstehen können, sind immer wieder zu moti-
  vieren, bewusst und tief durchzuatmen.
- Aufrechtes Sitzen im Bett verbessert die Atmung. Sie kann durch
  Heben und Senken der Arme intensiviert werden.
- Für eine frische und ausreichend feuchte Luft im Raum ist zu sorgen,
  da sie die Austrocknung der Schleimhäute und damit die Infektions-
  anfälligkeit vermindert. Das Zimmer des Kranken sollte daher mehrmals täglich gelüftet werden. Zugluft ist jedoch zu vermeiden.
  Mit Wasser gefüllte Schalen im Zimmer tragen zur Verbesserung der
  Luftfeuchtigkeit bei.
- Bei vermehrter Schleimbildung ist auf ein „Abhusten" des Sekrets zu
  achten. Eine Oberkörper-Hochlagerung erleichtert dem Kranken das
  Abhusten. Dies kann auch durch eine leichte Vibrationsmassage
  verbessert werden. Dazu wird der Rücken unterhalb der Schulterblätter aufwärts bis zu den Schultern mit der hohlen Hand vorsichtig
  abgeklopft. Die Wirbelsäule darf dabei nicht einbezogen werden. Vor
  Anwendung dieser Prophylaxe ist der Arzt zu befragen.

Die Atemübungen sind im Sitzen und Liegen durchführbar. Sie sollten mehrmals täglich wiederholt werden.

Atemübung 1: Der Kranke sitzt entspannt mit angelehntem Rücken. Er hebt den rechten Arm – so weit wie möglich – und atmet dabei tief ein. Beim Absenken des Armes atmet er tief aus. Diese Abfolge wird mit dem anderen Arm in gleicher Weise durchgeführt. Abschließend wird durch Heben und Senken beider Arme das Ein- und Ausatmen begleitet.

Atemübung 2: Der Kranke sitzt entspannt mit angelehntem Rücken. Er legt beide Hände an den Brustkorb (Fingerspitzen am Rippenbogen) und atmet aus. Er drückt die Hände gegen den Brustkorb, atmet tief ein und verspürt den Widerstand. Anschließend atmet der Kranke aus und entspannt sich.

● Aufgabe

Als spielerische Varianten der Prophylaxe werden das „Watte wegblasen", das „Kerzen ausblasen" oder das Anblasen eines in der Nähe des Bettes aufgehängten Mobiles oder eines Windrädchens empfohlen. Überlegen Sie, warum diese Atemübungen durchgeführt werden sollen.

● Ergebnis

Durch solche Atemübungen soll die Ausatmung verstärkt, die Einatmung intensiviert und dadurch die Belüftung der tiefer liegenden Lungenbereiche verbessert werden.

Beachte

Stellt der Arzt eine Lungenentzündung fest, dann ergeben sich u. a. folgende Pflegemaßnahmen:
- Vermeiden von körperlichen Belastungen,
- vermehrtes Trinken von vitaminreichen Frucht- und Gemüsesäften,
- Anbieten von appetitanregenden Speisen,
- Oberkörper-Hochlagerung (siehe Seite 181),
- Abhusten von Sekreten,
- gewissenhafte Verabreichung der verordneten Medikamente und sorgfältiges Einreiben und Inhalieren.

Es ist darauf zu achten, dass bei starkem Schwitzen ein wiederholter Wäschewechsel vorgenommen wird. Die Wäsche soll dabei leicht angewärmt sein.

Thrombose

Beim gesunden Menschen wechseln im Laufe eines Tages mehrmals Zeiten der Ruhe und der Bewegung. Sie bewirken auch eine Verlangsamung oder Beschleunigung des Blutstroms. Arbeit und Bewegung beschleunigen die Strömung des Blutes, Ruhe verlangsamt sie.

Die Abbildung zeigt den Blutstrom in einer gesunden Vene. Durch sie strömt mit Schlacken beladenes Blut von den Körperzellen über die Ausscheidungsorgane zum Herzen. Die Vene selbst hat kaum Muskulatur. Sie ist in Muskeln eingebettet. Diese Muskulatur stützt

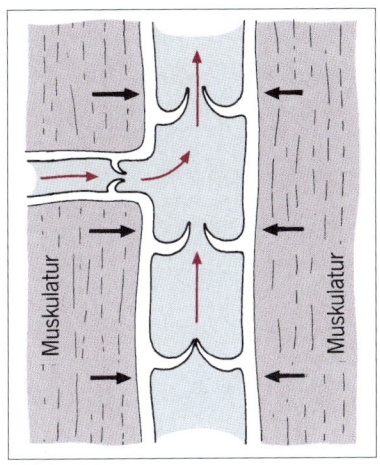

Durch Muskulatur gestützte Vene

die Vene. Dadurch schließen die Venenklappen vollständig und verhindern so ein Zurückfließen des Blutes. Die Muskelarbeit unterstützt außerdem den Rückstrom des Blutes zum Herzen („Muskel-Venen-Pumpe").

Entstehung

Die drei wesentlichen Ursachen für die Entstehung einer Thrombose sind: Schädigung der Gefäßinnenwand, erhöhte Gerinnungsfähigkeit des Blutes und Verlangsamung der Blutströmung. Bei kranken Menschen, die längere Zeit im Bett liegen müssen, ist der natürliche Wechsel von Ruhe und Bewegung nicht mehr gewährleistet. Ruhe und Bettlägerigkeit werden oft zum Dauerzustand. Eine der Folgen ist, dass der Blutstrom sich verlangsamt und sich Blut in den Venenklappen ansammelt. Die Blutplättchen setzen durch Reizungen Gerinnungsstoffe frei, es kommt zu Verklebungen der festen Blutbestandteile, und es bildet sich ein Blutgerinnsel, auch Thrombus genannt.

Ausgeweitete Vene

Bei Kranken, die sich wenig bewegen, erschlafft die Muskulatur, in welche die Vene eingebettet ist. Dadurch verliert die Vene ihre bisher

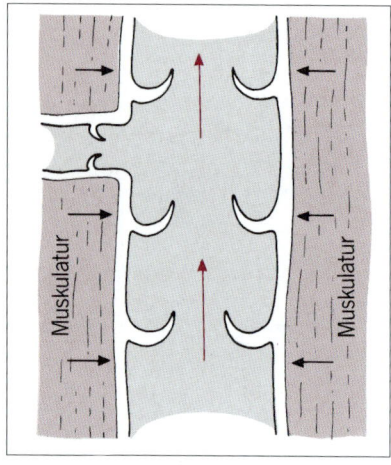

Ausgeweitete Vene

von außen gegebene Stütze und verändert ihre Form, d. h. sie weitet sich aus. Diese Erweiterung bewirkt zusätzlich eine Verlangsamung des Blutstroms, und die Venenklappen verhindern nicht mehr das Zurückströmen des Blutes. Bei einem verminderten Rückstrom können Blutplättchen verkleben und sich Schlacken ablagern, welche die Venenwand reizen und entzünden (Venenentzündung). An einer entzündeten Venenwand kann ein Blutgerinnsel entstehen.

Ausgebuchtete Vene

Hat die ausgeweitete Vene zusätzlich Ausbuchtungen (Krampfadern), wird der Blutstrom nicht nur verlangsamt, sondern in einzelnen Gefäßabschnitten infolge der Ausbuchtungen sogar in die entgegengesetzte Richtung geleitet (Wirbelbildung). Dadurch wird eine verstärkte Ablagerung von Blutbestandteilen möglich, und die Entzündungsgefahr der Venenwand steigt. Die Bildung von Blutgerinnseln wird somit noch mehr begünstigt. Durch die Strömungsverlangsamung kann sich an der Venen-

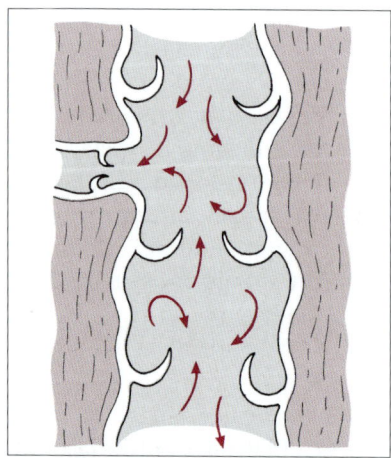

Wirbelbildung in ausgebuchteter Vene

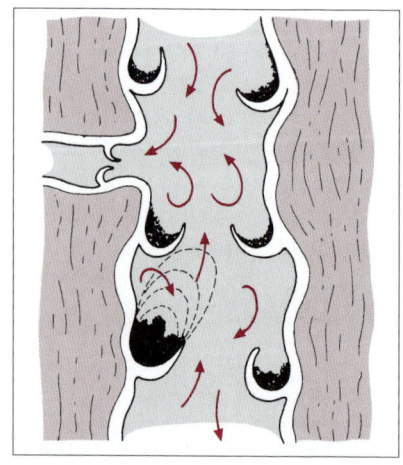

Ablagerungen in ausgebuchteter Vene

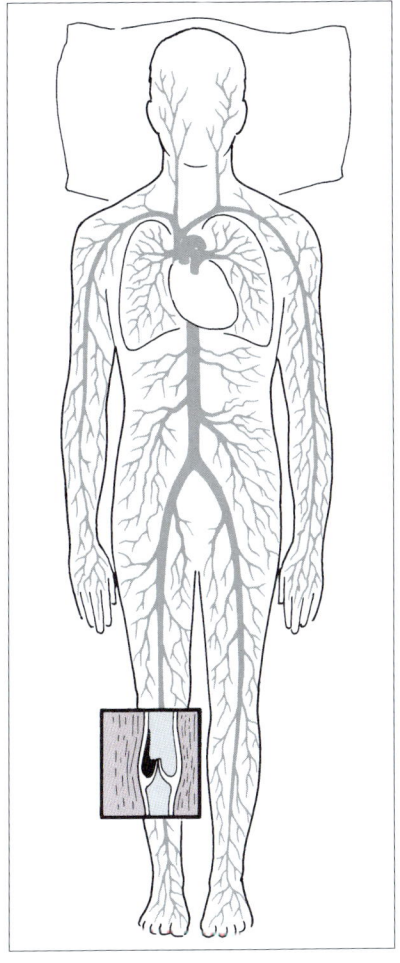

Thrombose im Unterschenkel

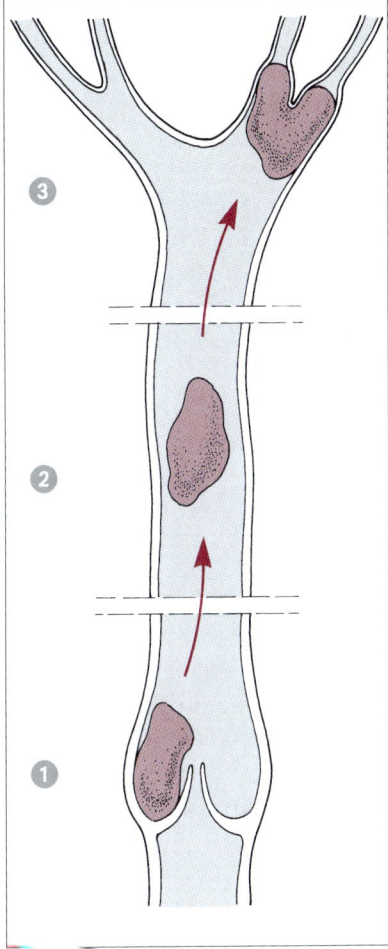

Entstehung der Embolie

wand ein Blutgerinnsel (Thrombus = Blutpfropf) bilden, das sich an der Venenwand festsetzt.

Wird ein Thrombus mit dem strömenden Blut abgeschwemmt, nennt man ihn Embolus. Gelangt der Embolus in die enger werdenden Gefäßsysteme, z. B. der Lunge, kann er ein Blutgefäß verschließen. Man spricht dann von einer Embolie. Eine Lungenembolie kann tödlich sein. Jährlich erleiden 25 000 Bundesbürger eine Lungenembolie.

❶ Ein Thrombus entsteht meist in Zonen verlangsamter Strömungsgeschwindigkeit, z. B. in den Taschen der Venenklappen oder durch Veränderungen der Veneninnenwand. Unter entsprechenden Bedingungen kann der Thrombus zu beachtlicher Größe anwachsen.

❷ Durch einen plötzlichen Anstieg des Druckes in den Gefäßen kann der Thrombus vollständig oder teilweise abreißen und zum gefährlichen Embolus werden.

❸ Über die Hohlvene gelangt der Embolus mit dem venösen Rückstrom zum rechten Herzen und von dort in die Lungenarterien. Hier bleibt er in den feinen Gefäßverästelungen zwangsläufig stecken.

6 Millionen Menschen leiden in Deutschland an Venenerkrankungen. In der Hauskrankenpflege sollte deshalb alles getan werden, um derartige lebensbedrohliche Erkrankungen gar nicht erst entstehen zu lassen.

Erkennungsmerkmale

Die Entstehung einer Thrombose ist bei aufmerksamem Beobachten bereits im Anfangsstadium erkennbar:
- Leistenschmerz,
- Kniekehlenschmerz,
- Wadenschmerz,
- Rötung der Haut bei Entzündung einer oberflächlichen Vene, verbunden mit einer Überwärmung an der geröteten Körperstelle und hohem Schmerzempfinden,
- ziehender Schmerz bei Druck auf die Fußsohle,
- Bildung eines einseitigen Ödems (Flüssigkeitsansammlung im unteren Hautzellgewebe an Fuß, Knöchel und Unterschenkel) am betroffenen Bein,
- gespannte und glänzende Haut,
- leicht bläuliche Hautfärbung des betroffenen Beines oder Armes bei einem Venenverschluss.

Beachte

Treten solche Zeichen auf, dürfen keine prophylaktischen Maßnahmen durchgeführt werden. Die Behandlung einer Thrombose ist nur durch gezielte ärztliche Therapie möglich. Etwa 90 % aller Thrombosen entstehen im Unterschenkel.

Prophylaxe

Die Entstehung einer Thrombose kann vermieden werden, wenn der Kranke rechtzeitig vorbeugende Maßnahmen durchführt. Häufig wird es erforderlich sein, dass die Pflegeperson den Kranken dazu motiviert und gezielt anleitet.

Bewegungsübungen

Bewegung verbessert durch das Zusammenspiel von Muskeln und Venenklappen die Blutströmung. Bei der prophylaktischen Fuß- und Beingymnastik soll der Kranke gleichmäßig atmen und sich nicht überanstrengen. Die empfohlenen Übungen können allein oder mit Unterstützung der Pflegeperson durchgeführt werden. Krankengymnastik als therapeutische Maßnahme wird vom Arzt angeordnet.

Muskeltraining

Die empfohlenen isometrischen Übungen können allein oder mit Unterstützung der Pflegeperson ausgeführt werden (siehe Seite 122ff).

Hochlagerung

Durch das Hochlagern der Beine wird der Rückstrom des Blutes erheblich verbessert (siehe Seite 181). Dabei sind die Beine, im Kniegelenk leicht gebeugt, um ca. 25 cm erhöht zu lagern. Die Abflussmöglichkeit des Blutes in den Gefäßen der Kniekehlen und Leisten darf nicht behindert werden.

Ernährung

Eine gesunde und ausgewogene Ernährung vermeidet Übergewicht und ist damit ebenfalls eine wichtige Thromboseprophylaxe. Ausreichende Flüssigkeitsaufnahme verhindert eine „Eindickung" des Blutes und begünstigt die Strömungsgeschwindigkeit in den Gefäßen.

Wechselgüsse und Wechselbäder

Bei Stauungsempfinden, besonders in Sommermonaten, werden die Beine mit kaltem Wasser angefeuchtet, aber nicht abgetrocknet (siehe Seite 211). Die dabei entstehende Verdunstungskälte wird als angenehm empfunden. Wärmeanwendungen sind grundsätzlich zu vermeiden.

● **Bewegungsübungen**

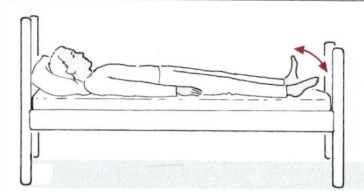 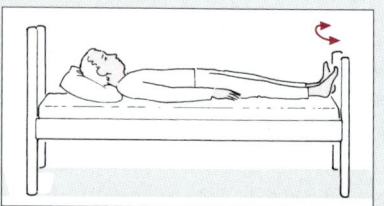

Anziehen und Strecken der Füße.
Der Kranke liegt auf dem Rücken und atmet gleichmäßig tief. Die Füße werden im Wechsel gestreckt und angezogen.

Drücken der Füße gegen das Bettende.
In Rückenlage werden die Füße abwechselnd mit der Ferse und der Fußspitze kräftig gegen das Fußende des Bettes gedrückt.

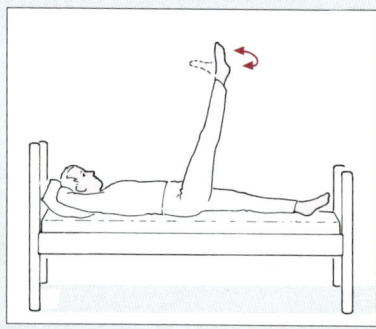 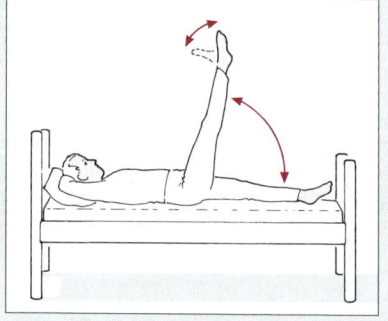

Drehen der Füße. Der Kranke liegt auf dem Rücken, zieht das rechte Bein hoch, dreht den Fuß nach innen und außen kreisförmig im Wechsel, danach übt er mit dem linken Bein.

Anheben der Beine und Wippen der Füße.
Der Kranke nimmt die Rückenlage ein, verschränkt die Hände hinter dem Kopf, zieht ein Bein hoch und streckt es. Der Fuß wird dann auf und ab bewegt.

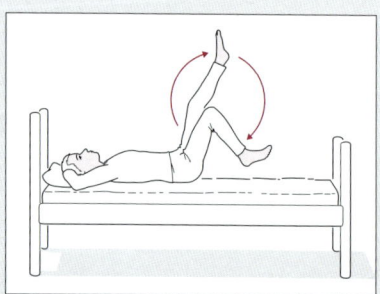 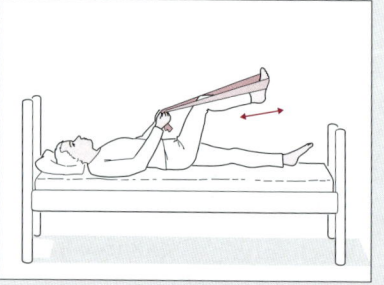

„Radfahren" im Bett. Der Kranke liegt auf dem Rücken, die Hände hinter dem Kopf verschränkt und „fährt Rad".

Beugen und Strecken im Kniegelenk.
Der Kranke winkelt das Bein an, legt ein elastisches Band um den Fuß, beugt und streckt das Bein gegen den „Zug".

Kompression

Die Ursache für eine Thrombose ist in den meisten Fällen die Erschlaffung der Muskulatur, welche die Venen umgibt. Dadurch erweitern sich die Venen, wodurch die Venenklappen ihre Funktion nicht mehr erfüllen können. Der Blutstrom wird verlangsamt und es kommt zu venösen Rückstauungen. Durch die Druckwirkung, die eine Kompression auf die Muskulatur und die Venen ausübt, wird das Venenvolumen verringert und die Strömungsverhältnisse im Gefäßsystem werden verbessert.

Anti-Thrombosestrümpfe: Sie werden zunehmend auch als medizinische Thromboseprophylaxe-Strümpfe bezeichnet. Sie dienen zur Thromboseprophylaxe nach Operationen, bei Bettlägerigen mit Krampfadern und bei Kranken, die zu Thrombosen neigen, und eignen sich auch für immobile Kranke. Anti-Thrombosestrümpfe gibt es in unterschiedlichen Größen, auf Passgenauigkeit der Strümpfe in der Beinlänge und im jeweiligen Beinumfang ist zu achten. Der Außendruck von Anti-Thrombosestrümpfen ist relativ gering, da er lediglich eine venenunterstützende Wirkung haben soll. Die Anti-Thrombosestrümpfe sind in immobilen Phasen von dem Kranken Tag und Nacht zu tragen.

Die Strümpfe werden im Liegen angezogen. Auf einen faltenfreien Sitz ist zu achten. Eine gezielte tägliche Beobachtung der Haut, insbesondere im Blick auf farbliche Veränderungen, Temperaturveränderungen und Schmerzpunkte, ist erforderlich.

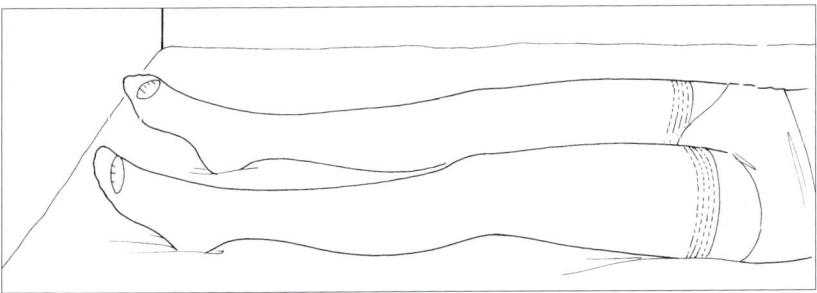

Anti-Thrombosestrümpfe

Medizinische Kompressionsstrümpfe/Kompressionsstrumpfhose: Durch Kompression der Beinvenen kann bei immobilen Kranken eine verringerte Strömungsgeschwindigkeit des Blutes erhöht werden. Bei mobilen Kranken ist eine Kompression der Beinvenen nur dann angezeigt, wenn Gefäßerkrankungen vorliegen oder Ödeme verhindert werden sollen. Anti-Thrombosestrümpfe, Kompressionsstrümpfe oder Kompressionsstrumpfhose und Stützverbände unterscheiden sich in ihrer Wirkweise. Bei arteriellen Verschlusskrankheiten sind Kompressionen zu unterlassen. Sie dienen der Therapie von Venenleiden und von Lymphabflusserkrankungen und werden von mobilen Kranken getragen.

Durch Kompressionsstrümpfe wird ein wesentlich höherer Außendruck auf die Venen und die Muskulatur erreicht als bei der Anwendung von Anti-Thrombosestrümpfen. Sie werden von mobilen Kranken tagsüber getragen. In der Nacht müssen Kompressionsstrümpfe ausgezogen werden, da es durch den hohen Druck zu Druckstellen, insbesondere an den Fersen, kommen kann. Kompressionsstrümpfe oder Kompressionsstrumpfhosen gibt es in vier Kompressionsklassen und meist werden sie auf die individuellen Beinmaße hin angefertigt. Als Hilfsmittel zur Krankenbehandlung sind sie verordnungsfähig.

Die „Dosierung" dieser therapeutischen Maßnahme erfolgt je nach Indikation durch die Kompressionsstärke der Strümpfe bzw. Strumpfhose (Kompressionsklasse I-IV). Durch die Kompression wird die ausgeweitete Vene verengt und der Blutrücktransport zum Herzen unterstützt. Bewegung aktiviert die „Muskel-Venen-Pumpe" und trägt dadurch zum Behandlungserfolg bei.

Ärztlich verordneten Kompressionsstrümpfen liegen genaue Empfehlungen zu ihrer Anwendung sowie eine Wasch- und Pflegeanleitung bei.

Die Strümpfe sollen am besten noch im Bett oder sofort nach dem Aufstehen angezogen werden, damit die Schwellungen bereits in den Anfängen unterbunden werden. Scharfe Kanten, rauhe Fingernägel oder Schmuck können den Strumpf beschädigen. Mit Gummihandschuhen wird das Anziehen der Strümpfe erleichtert.

- Der Strumpf wird von innen nach außen bis zum Fußteil gewendet.
- Den so gewendeten Strumpf streift man über die Zehen, anschließend über den Spann, dann über die Ferse.
- Erst danach wird das Beinteil des Strumpfes gleichmäßig (ohne Falten) über die Wade gezogen.
- Ohne ihn zu dehnen, wird der restliche Strumpf faltenfrei nach oben gezogen.

Stützverband: Der Stützverband gleicht ebenso wie die Anti-Thrombosestrümpfe und die Kompressionsstrümpfe die verringerte Stützfunktion der Muskulatur auf die Venen aus.

Er ist bei chronischen Unterschenkelgeschwüren den medizinischen Kompressionsstrümpfen vorzuziehen.

Für den Stützverband werden mindestens zwei elastische Kurzzugbinden von je 10 cm Breite benötigt. Unelastische Binden eignen sich nicht für Stützverbände.

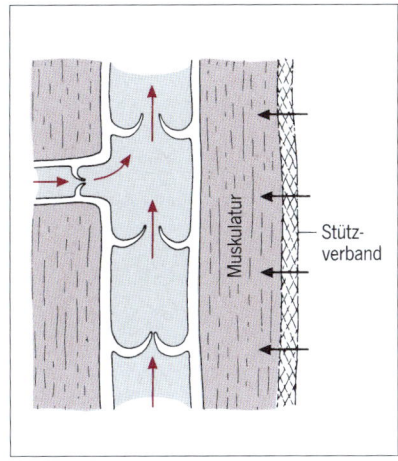

Wirkung des Stützverbandes

Beachte

Eine sachkundig angelegte Kompression der Beine gewährleistet einerseits den Rückfluss des Blutes, kann aber andererseits zur Erschlaffung der Unterschenkelmuskulatur führen. Deshalb sollte die Kompression der Venen nicht ohne Rücksprache mit dem Arzt erfolgen.

● Anlegen eines Stützverbandes

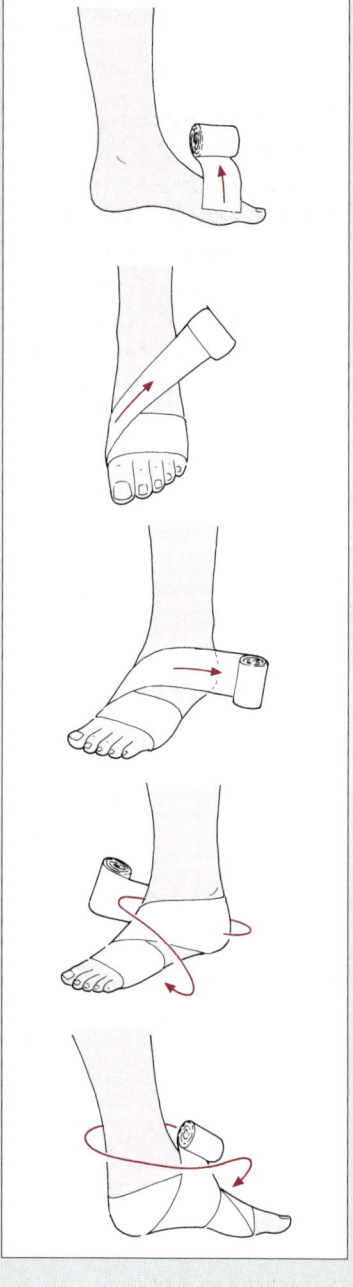

Für das Anlegen eines Stützverbandes wird folgende Technik empfohlen:
- Der Stützverband ist vor dem Aufstehen anzulegen bzw. zu erneuern.
- Zum Anlegen des Verbandes ist der Fuß angewinkelt zu lagern oder auf die Ferse zu stellen.
- Die elastische Binde wird so in die Hand genommen, dass der aufgerollte Teil nach oben liegt und nach außen zeigt. Nur so lässt sich die Binde am Bein abrollen.

- Der Bindenanfang wird an den Zehen-grundgelenken (an der Großzehe beginnend) über den Fußrücken auf-gelegt und die Binde nach außen abgerollt.

- Nach einer Runde um den Mittelfuß umschließt die Binde die Ferse und führt über den Innenknöchel zum Fußrücken zurück.

- In ein bis zwei Achtertouren (Fußrücken, Außenkante des Fußes, Fußsohle, Fußwölbung, Fußrücken, Außen- und Innenknöchel) werden Fuß und Ferse vollends bedeckt und der Bindenrand der ersten Fersenumwicklung zusätzlich fixiert.

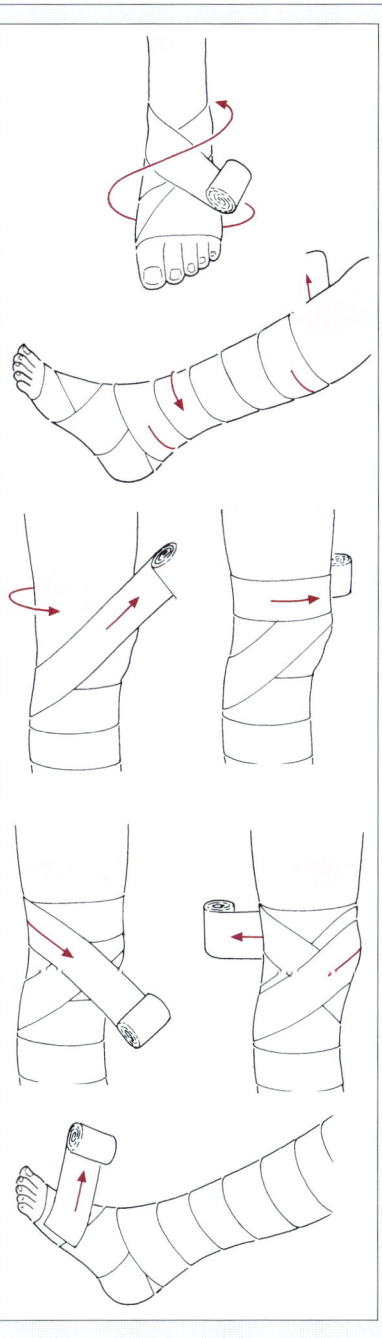

- In einer weiteren Runde um den Mittelfuß wird die Binde um den Außenknöchel und Innenknöchel geführt und dann in spiralförmiger Wickelung um den Unterschenkel bis zum Knie abgerollt.

- Auch das Kniegelenk wird mit Achtertouren abgedeckt. Dazu wird die Binde zunächst hinter der Kniekehle hoch, vorne um den Oberschenkel herumgeführt und wieder hinter der Kniekehle zurück um den Unterschenkel abgerollt.

- Mit ein bis zwei weiteren Achtertouren wird das Kniegelenk abgedeckt und die Binde spiralförmig um den Oberschenkel gewickelt.

- Das Ende der Binde wird mit einer Klammer fixiert.

- Die zweite Binde wird gleichartig, jedoch in entgegengesetzter Richtung von außen nach innen am Knöchel angesetzt und führt mit der ersten Tour über die Ferse zum Fußrücken zurück.
- Abschließend wird das Ende der Binde mit Klammern an der Außenseite des Beins fixiert.

● Aufgabe

Notieren Sie Ihre Vorschläge zur Verhütung der Thrombose in Spalte III.

I	II	III
Sie haben erfahren, dass	Deshalb ist es notwendig, dass	Man sollte
bei Bettlägerigen, die sich wenig bewegen, der Rückstrom des Blutes zum Herzen stark verlangsamt ist.	der Rückstrom des Blutes beschleunigt wird.	
durch eine geschwächte und ausgeweitete Vene der Blutstrom verlangsamt wird.	eine solche Vene gestützt wird.	
eine Wirbelbildung die Entwicklung eines Blutpfropfens begünstigen kann.	eine Wirbelbildung verhindert wird, um eine Thrombose zu vermeiden.	

Überprüfen Sie die Richtigkeit Ihrer Vorschläge.

● Ergebnis

I	II	III
Sie haben erfahren, dass	Deshalb ist es notwendig, dass	Man sollte
bei Bettlägerigen, die sich wenig bewegen, der Rückstrom des Blutes zum Herzen stark verlangsamt ist.	der Rückstrom des Blutes beschleunigt wird.	für Bewegung sorgen.
durch eine geschwächte und ausgeweitete Vene der Blutstrom verlangsamt wird.	eine solche Vene gestützt wird.	einen Stützverband anlegen.
eine Wirbelbildung die Entwicklung eines Blutpfropfens begünstigen kann.	eine Wirbelbildung verhindert wird, um eine Thrombose zu vermeiden.	auf Hochlagerung und Bewegung achten.

Gelenkversteifungen

Entstehung

Wer verstehen will, wie Versteifungen entstehen, der muss wissen, wie Gliedmaßen bewegt werden: Bewegungen werden durch Nerven gesteuert, die das Zusammenspiel von Muskeln, Bändern und Gelenken ermöglichen. Aufgabe der Muskeln ist es hierbei, die Gelenke zu bewegen. Diese arbeiten nach dem Zug- und Gegenzugsystem: Zieht sich z. B. eine Muskelgruppe zusammen, dann wird im Gegenzug die andere Muskelgruppe gedehnt.

Nach dem Zug- und Gegenzugsystem werden alle Gelenke des Körpers bewegt, z. B. Hüftgelenke, Kniegelenke, Fußgelenke. Diesen Vorgang kann man gut an der Funktion des Ellenbogengelenks verdeutlichen.

● Aufgabe

Erfühlen Sie, während Sie den Unterarm beugen und strecken, die Muskulatur des Oberarms und vergleichen Sie Ihre Wahrnehmung mit der Abbildung.

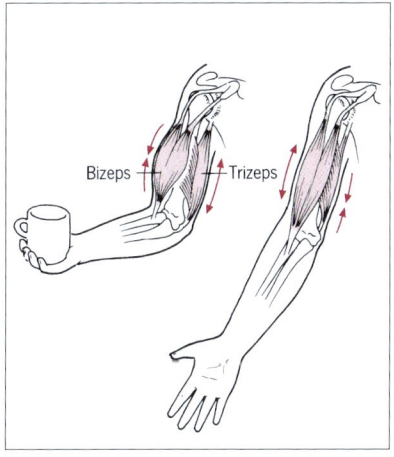

Bizeps — Trizeps

● Ergebnis

Bei Streckung des Unterarms werden am Oberarm der Beugemuskel (Bizeps) gedehnt, der so genannte Strecker (Trizeps) zieht sich zusammen. Bei der Beugung des Unterarms zieht sich der Bizeps zusammen, der Trizeps dehnt sich.

Zug und Gegenzug

Wird dieses Zusammenspiel von Muskeln nicht ständig geübt, werden die Gelenke funktionsuntüchtig. Bei Bewegungsarmut oder Bewegungslosigkeit, wie z. B. bei bewegungseingeschränkten oder gelähmten Personen, bilden sich die Muskeln zurück. Dadurch verkürzen sich die Bänder und schränken die Beweglichkeit der Gelenke ein.

Die Gefahr einer Dauerverkürzung der Muskeln (Kontraktur) besteht, wenn

- die Gliedmaßen des Kranken sich unverändert in einer Streck- oder Beugehaltung befinden,
- normale Bewegungsabläufe über eine längere Zeit hinweg eingeschränkt sind und
- Bewegungen als schmerzhaft empfunden und deshalb vermieden werden (Schonhaltung).

● Aufgabe

Ein Kranker wurde nach Ansicht der Pflegeperson längere Zeit gut versorgt. Sie achtete vor allem auf das sachgerechte Herrichten des Bettes. Die Decke wurde am Fußende eingesteckt und lag mit ihrem Gewicht auf den Füßen. Nach einiger Zeit sollte der Kranke sich auf die Bettkante setzen und auf seine Füße stellen. Dies gelang ihm allerdings nur zum Teil, denn er konnte nur auf den Fußspitzen und Fußballen stehen. Ein Abrollen der Füße und richtiges Gehen waren nicht mehr möglich.

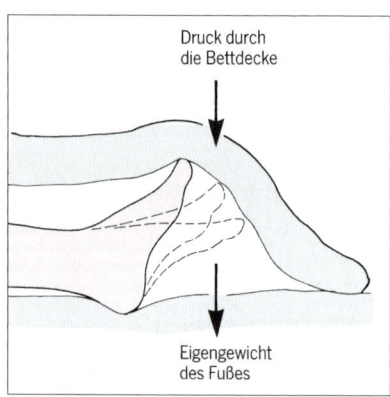

Druck durch die Bettdecke

Eigengewicht des Fußes

„Spitzfuß"

Überlegen Sie, wodurch diese Beeinträchtigung der Füße herbeigeführt wurde. Die nebenstehende Abbildung kann Ihnen dabei helfen.

● Ergebnis

Es können mehrere Gründe für die Entstehung dieses so genannten Spitzfußes maßgebend sein: Aufliegen der Bettdecke, Eigengewicht des Fußes und/oder Inaktivität des Fußgelenks bewirken eine Überstreckung der Füße. Solche Ursachen führen oft zu Muskelschwund und Versteifung des Fußes (Sprunggelenk, Zehengelenk). Die Gefahr einer Versteifung von Gelenken besteht auch bei anderen Arten von Bewegungsbehinderungen (z.B. Gipsverbände, Gelenkentzündungen, Osteoporose, Multiple Sklerose).

Erkennungsmerkmale

Gelenkversteifungen sind zu erkennen an:
- eingeschränkter Beweglichkeit,
- veränderten Gelenkstellungen, wie z. B. ständige Beugestellung oder Streckstellung,
- Schmerzen bei Bewegungen.

Bei der täglichen Pflege bewegungseingeschränkter Personen sind besonders gefährdete Gelenke wie Schultergelenke, Hüftgelenke und Fußgelenke auf ihre Bewegungsfähigkeit zu prüfen.

Prophylaxe

Im Alltag eines Kranken gibt es eine Vielzahl von Verrichtungen, die Gelenkversteifungen entgegenwirken, z.B. Bewegungen bei der Körperpflege, beim An- und Auskleiden, beim Essen und Trinken, beim Aufstehen und Gehen.

Bewegen der Gelenke

Zur Mobilisation der Gelenke sind Beugen, Strecken und Drehen der Gliedmaßen unverzichtbar. Zu den gezielten Bewegungsübungen zählen: den Fuß abrollen, mit der Hand greifen, den Arm kreisen. Dabei sind die „Grenzen" der individuellen Bewegungsfähigkeit nicht zu überschreiten.
Die Pflegeperson sollte die Bewegungsübungen, wie sie auf Seite 108 empfohlen werden, nach Möglichkeit mit dem Kranken durchführen und ihn ermutigen, diese auch selbständig zu üben.

Isometrische Übungen

Zur Stärkung der Muskulatur eignen sich bei bewegungseingeschränkten Bettlägerigen isometrische Übungen, wie sie in Trainingsprogrammen ab Seite 123 ausführlich dargestellt werden.

Lagern bewegungsunfähiger Gelenke

Schulter: Der Oberarm wird wechselweise gestreckt bzw. in einem Winkel von 30 Grad zum Körper gelagert.

Ellenbogen: Ober- und Unterarm werden wechselweise gestreckt bzw. in einem Winkel von 100 Grad gelagert. Die Arme sind in eine leichte Hochlagerung zu bringen.

Hand: Die Hand wird im Wechsel mit dem Handrücken bzw. mit der Handfläche nach oben gelagert.

Hüfte: Das Bein wird im Wechsel gestreckt und leicht angewinkelt.

Knie: Das Knie wird im Wechsel durchgestreckt bzw. gering angewinkelt gelagert.

Fuß: Der Fuß steht im rechten Winkel an einem Schaumstoffblock oder ist an der Fußstütze angelehnt. Die Ferse wird dabei weich gelagert.

Gezielter Einsatz von Hilfsmitteln

Auch durch den gezielten Einsatz von Hilfsmitteln kann der Gefahr einer Versteifung von Gelenken entgegengewirkt werden:

- Bettbügel und Strickleiter gegen eine Versteifung von Schulter-, Ellenbogen- und Handgelenken,
- spezielle Hilfsmittel zum Grifftraining, z. B. Bälle, Handexpander, mit Sand gefüllte Luftballons,
- Fußstütze gegen den „Spitzfuß",
- elastisches Gummiband als Fußschlinge gegen Versteifung von Hüft-, Knie- und Fußgelenken.

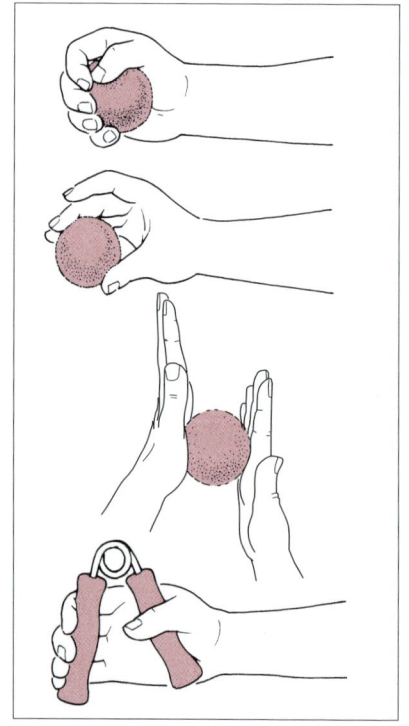

Greifübungen

Beachte

Bewegungsunfähige Gelenke sind nicht in einer gleich bleibenden Stellung zu belassen. Vielmehr ist ein wiederholter Wechsel der Lagerung anzustreben. Besonders beim Einsatz von Hilfsmitteln ist eine einseitige und lang andauernde Lagerung zu vermeiden.

So kann beispielsweise eine Knierolle einer Streckkontraktur entgegenwirken. Der andauernde Einsatz kann aber eine Beugekontraktur begünstigen. Deshalb ist bei der Verwendung von Hilfsmitteln eine besondere Aufmerksamkeit und Überlegung erforderlich.

Muskeltraining für Langzeitkranke

Die Muskeln arbeiten nach dem Zug- und Gegenzugsystem (siehe Seite 115): zieht sich eine Muskelgruppe zusammen, so wird die Gegenmuskelgruppe gedehnt. Wird dieses Zusammenspiel nicht ständig geübt, erschlafft die Muskulatur. Bettlägerigkeit, Lähmungen oder Ruhigstellung von Gliedmaßen begünstigen diesen Vorgang noch. Mangelnde Betätigung führt zur Rückbildung der Muskeln bis zum Verlust der Funktionsfähigkeit. Werden Muskeln bewegt oder trainiert, erhält oder verbessert sich ihre Spannung (Tonus). Insbesondere bei Erkrankungen, die mit Bewegungseinschränkungen verbunden sind, wird dadurch einer fort-

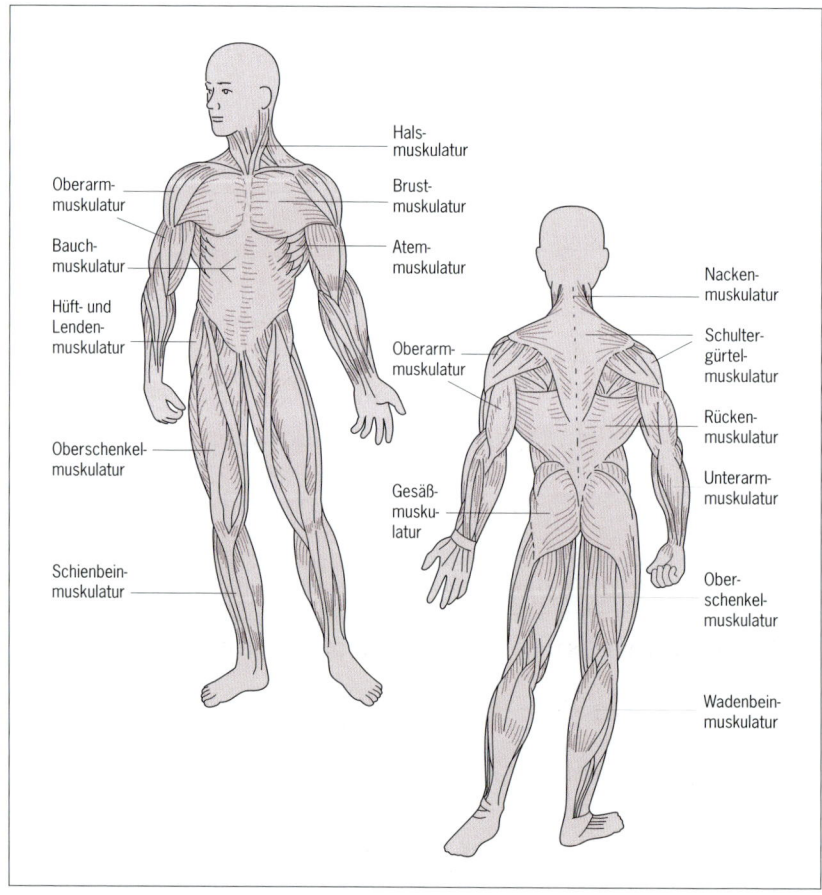

Halsmuskulatur
Oberarmmuskulatur
Brustmuskulatur
Bauchmuskulatur
Atemmuskulatur
Nackenmuskulatur
Hüft- und Lendenmuskulatur
Oberarmmuskulatur
Schultergürtelmuskulatur
Rückenmuskulatur
Oberschenkelmuskulatur
Gesäßmuskulatur
Unterarmmuskulatur
Schienbeinmuskulatur
Oberschenkelmuskulatur
Wadenbeinmuskulatur

Muskulatur des Menschen

schreitenden Schwächung und Hilflosigkeit des kranken Menschen vorgebeugt und einer Abhängigkeit von anderen entgegengewirkt.

Man kann an sich selbst feststellen, dass bei bestimmten Übungen Lunge, Herz und Kreislauf nur geringfügig belastet werden.

● Aufgabe

Versuch 1: Training der Muskulatur ohne Bewegung

Zählen Sie eine Minute lang Ihren Puls. Zahl der Pulsschläge: ☐

Legen Sie beide Handflächen leicht an die Seitenkanten Ihres Stuhls. Versuchen Sie, den Stuhl mit beiden Handflächen zunehmend stärker zusammenzudrücken.
Messen Sie nun den Puls und notieren Sie Ihre Feststellungen.

Zahl der Pulsschläge: ☐

Beschleunigung der Atmung: ☐ ja ☐ nein

Anspannung der Muskulatur: ☐ stark ☐ gering

In einem Gegenversuch können Sie an sich beobachten, dass Puls und Atmung durch Bewegung beschleunigt werden.

Versuch 2: Training der Muskulatur mit Bewegung

Zählen Sie eine Minute lang Ihren Puls. Zahl der Pulsschläge: ☐

Treten Sie hinter den Stuhl, halten Sie sich an der Lehne fest und machen Sie fünf Kniebeugen.
Messen Sie den Puls und notieren Sie Ihre Feststellungen:

Zahl der Pulsschläge: ☐

Beschleunigung der Atmung: ☐ ja ☐ nein

Anspannung der Muskulatur: ☐ stark ☐ gering

● Ergebnis

Betrachten Sie die gemachten Erfahrungen an beiden Versuchen unter besonderer Berücksichtigung von Atmung und Puls. Sie können feststellen, dass ein Training mit Bewegung den Kreislauf mehr belastet und die Muskulatur mehr anstrengt.

Übungen, bei denen Anspannung und Entspannung der Muskulatur ohne Bewegung erfolgen, sind isometrische Übungen und haben folgende Merkmale:

- Druck gegen Widerstand,
- normale Atemaktivität und kaum veränderte Zahl der Pulsschläge,
- keine Belastung der Gelenke.

Übungen, bei denen diese Merkmale nicht zutreffen, werden isotonische Übungen genannt. Isometrische Übungen belasten Lunge, Herz und Kreislauf nur gering.

Isometrik als Prophylaxe

Der Sportmediziner Dr. H. Cooper stellte bereits in den 60er Jahren die Bedeutung des isometrischen Muskeltrainings für die Krankenpflege heraus. Die besondere Eignung der Isometrik sah er in der Vorbeugung von Muskelschwund bei bettlägerigen Kranken. Er verwies darauf, dass isometrische Übungen Umfang und Stärke der einzelnen Muskelgruppen erhalten, ohne das Kreislauf-System zu belasten. Während des Trainings wird der Muskel angespannt, ohne sich jedoch in seiner Länge zu verändern. Setzt man einem Muskel größtmöglichen Widerstand entgegen, wird er intensiv durchblutet und so verstärkt mit Sauerstoff und Nährstoffen versorgt. Durch diesen Vorgang bleibt der Muskel leistungsfähig.

Nach Th. Hettinger gilt für jede Übung:

- Die einzelnen Muskelgruppen müssen gegen den jeweiligen Widerstand maximal angespannt und diese Anspannung etwa zwei bis drei Sekunden aufrechterhalten werden.
- Die Muskulatur darf nie ruckartig angespannt werden. Bei der Anspannung ist die Kraft jedoch zügig zu steigern.
- Bei Anspannung darf keine sichtbare Bewegung ausgeführt werden.
- Den notwendigen Trainingserfolg für die einzelnen Muskeln erzielt man durch normales Atmen (keine Pressatmung).
- Nach jeder Übung ist eine kurze Pause von einigen Sekunden einzulegen. Durch mehrere Übungen, die hintereinander ohne Pause

durchgeführt werden, kann es vor allem bei herz- und kreislaufge-
schwächten Personen zu einer Beeinflussung des Kreislaufs kommen.
Pausen zwischen den einzelnen Übungen sind daher zu empfehlen.
- Man sollte nicht mehr als 15 Übungen während einer Übungsperiode
durchführen. Das ist einschließlich der Pausen ein Zeitaufwand von
etwa fünf Minuten.

Im Folgenden werden Sie durch Bild und Text die einzelnen Übungen
kennen lernen, um die Isometrik für sich selbst und Ihren Kranken nutzen zu können.

Einzeltraining

Mit einem erfolgreichen Bewegungstraining verbindet man im Allgemeinen Zeitaufwand, Ausdauer und Anstrengung. Dennoch betreiben
Menschen Sport und Gymnastik, weil das Training zu ihrem persönlichen Wohlgefühl beiträgt. Ebenso kann ein Kranker der einseitigen oder
verminderten Muskeltätigkeit durch isometrische Übungen entgegenwirken. Ein Training hat aber nur dann Erfolg, wenn es regelmäßig
durchgeführt wird. Daher ist es wichtig, dass Kranke isometrische Übungen auch allein ausführen können.

Bei diesem Teil der Pflege tritt die Pflegeperson durch Berühren und
Erfühlen in eine sehr persönliche Beziehung mit dem Kranken. Auch bei
dieser nonverbalen Kommunikation fühlt sich der Kranke als ganzer
Mensch angesprochen.

Darüber hinaus ergibt sich die Möglichkeit, täglich über einen längeren Zeitraum mit dem Kranken in einer individuellen und zugleich
abwechslungsreichen Weise in Kontakt zu bleiben. Durch die isometrischen Übungen bekommt der Kranke mehr Selbstvertrauen und
Hoffnung auf Förderung seiner körperlichen Reserven. Damit verbunden
ist bei ihm das Gefühl, nicht mehr nur auf fremde Hilfe angewiesen zu
sein. Er erkennt, dass auch er etwas für sich selbst tun kann. Zugleich
aber können die pflegenden Angehörigen dem Kranken das Gefühl vermitteln, ihm nicht nur helfen zu wollen, sondern ihm auch konkret helfen zu können.

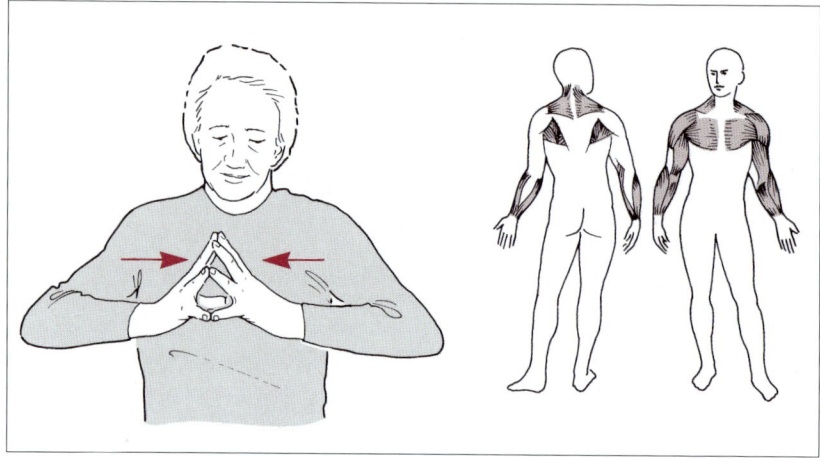

Training der Arm-, Brust- und Nackenmuskulatur

● Übung 1

Betrachten Sie die Abbildung und nehmen Sie die entsprechende Ausgangsstellung ein.

1. Legen Sie die Fingerkuppen dachförmig gegeneinander und spreizen Sie dabei die gestreckten Finger.
2. Ihre Oberarme dürfen den Körper nicht berühren.
3. Ihre Finger sollen etwa 30 cm von der Brust entfernt sein.

Training

● Drücken Sie die gespreizten Fingerkuppen gegeneinander.
● Erspüren Sie, welche der in der Skizze angegebenen Muskelpartien auch bei Ihnen beansprucht werden.
● Führen Sie die Übung noch einige Male durch und achten Sie dabei auf regelmäßige Atmung.

Während der Übung ist darauf zu achten, dass beim Gegeneinanderdrücken der Finger der Widerstand gleichmäßig gesteigert und regelmäßig weitergeatmet wird. Dieses Zusammenspiel von Widerstand und Atmung wird erst nach mehrmaligem Üben möglich sein.

Die Übung kann auch variiert werden, um andere Muskelpartien zu aktivieren. Sie lässt sich auch in Augenhöhe und über dem Kopf durchführen.

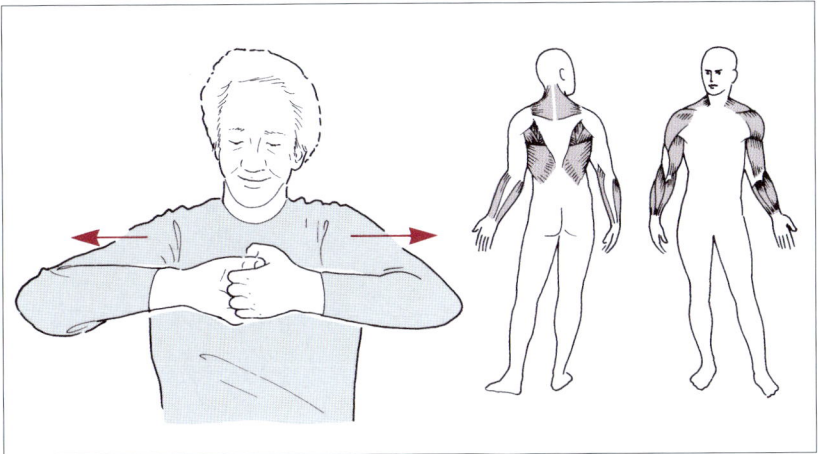

Training der Arm-, Rücken- und Nackenmuskulatur

● Übung 2

Betrachten Sie die Abbildung und nehmen Sie die entsprechende Ausgangsstellung ein.

1. Verhaken Sie Ihre Finger (Hakengriff).

2. Die Oberarme dürfen den Körper nicht berühren.

3. Die Hände befinden sich in Brusthöhe.

Training

- Lassen Sie Ihre Finger fest verhakt und versuchen Sie mit aller Kraft, die Finger auseinander zu ziehen, ohne die Verklammerung zu lösen.
- Erspüren Sie, welche der in der Skizze angegebenen Muskelpartien auch bei Ihnen beansprucht werden.
- Führen Sie die Übung mehrere Male durch und achten Sie dabei auf regelmäßige Atmung.

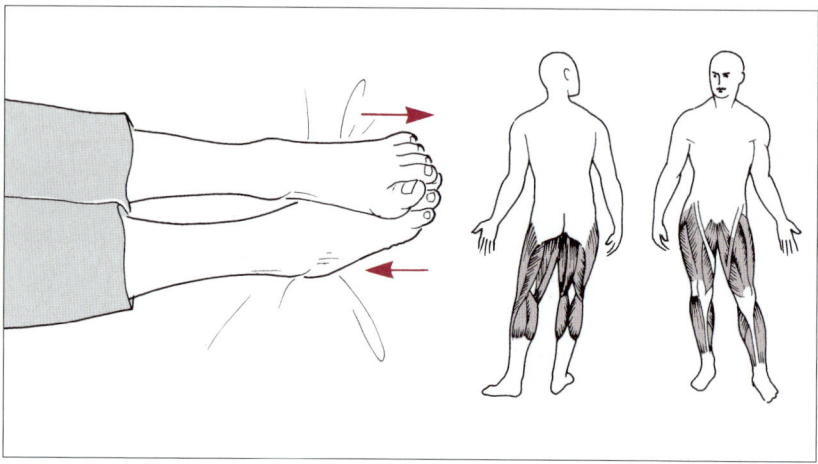

Training der Unter- und Oberschenkelmuskulatur

● Übung 3

Betrachten Sie die Abbildung und nehmen Sie die entsprechende Ausgangsstellung ein.
1. Strecken Sie Ihre Knie.
2. Legen Sie die linke Fußsohle auf den rechten Fußrücken.

Training
- Drücken Sie gleichzeitig Fußrücken und Fußsohle gegeneinander.
- Erspüren Sie, welche der in der Skizze angegebenen Muskelpartien auch bei Ihnen beansprucht werden.
- Führen Sie die Übung noch einige Male durch.

Sie können die Ausgangsstellung wechseln, indem Sie die rechte Fußsohle auf den linken Fußrücken legen.

Beachte

Bei den Muskelübungen ist darauf zu achten, dass Widerstand und Atmung koordiniert werden. Eine Kräftigung der Muskeln wird erst durch das Zusammenwirken von Zug oder Druck gegen Widerstand (ohne Bewegung) und regelmäßiges Ein- und Ausatmen ermöglicht.
Die Wirkung wird bereits bei einer einmaligen Übung mit einer Dauer von 2–3 Sekunden (einmal tief ein- und ausatmen) erreicht.

Die vorausgegangenen Übungen zeigen deutlich, dass beim isometrischen Training auf Druck und Gegendruck sowie eine regelmäßige Atmung zu achten ist:

- exakte Ausgangsstellung beachten,
- Ziehen oder Drücken mit größtmöglicher Kraft,
- Muskelanspannung langsam und nicht ruckartig vollziehen,
- regelmäßig und normal durchatmen,
- Atempressen vermeiden.

Partnertraining

Bisher wurden Übungen empfohlen, die der Kranke selbst ohne fremde Hilfe durchführen kann. Es gibt aber zahlreiche Kranke, insbesondere Langzeitkranke, die infolge ihres geschwächten Zustandes isometrische Übungen nur noch mithilfe einer Pflegeperson ausführen können.

Durch das folgende Training soll die Pflegeperson durch Bild und Text die isometrischen Übungen zunächst einmal selbst erlernen (Lernsituation), um sie später am Krankenbett (Pflegesituation) anwenden zu können.

In der **Lernsituation** üben Sie mit einem Partner, der die Rolle des Kranken übernimmt („Kranker"):

- Sie übernehmen die Rolle der Pflegeperson, der Übungspartner die des Kranken.
- Beachten Sie die jeweilige „Lage" des Kranken, wie sie aus dem Bild bzw. aus der Textbeschreibung hervorgeht.
- Geben Sie dem Kranken genaue Anweisungen zur Muskelentspannung
- Erfühlen Sie den Druck des Kranken und erwidern Sie mit entsprechendem Gegendruck.

In der **Pflegesituation** leiten Sie den Kranken zum Muskeltraining an und üben mit ihm.

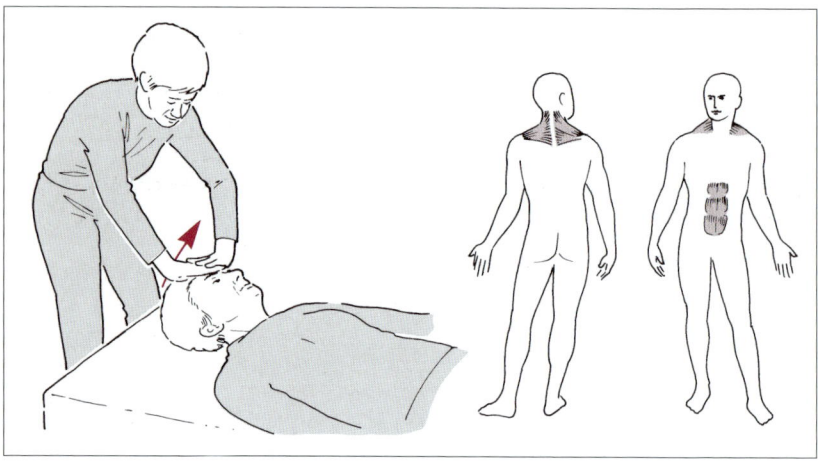

Training der Nacken-, Hals- und Bauchmuskulatur

● Übung 4

Betrachten Sie gemeinsam mit Ihrem Partner die Abbildung und lesen Sie dazu die Beschreibung der Übung.

Situation

Kranker ▶◀	Pflegeperson
Ausgangsstellung ● Er nimmt Rückenlage ein.	**Ausgangsstellung** ● Sie stellt sich an das Kopfende des Bettes oder in Kopfhöhe neben das Bett, ● legt beide Handflächen auf die Stirn des Kranken. **Aufforderung an den Kranken** „Versuchen Sie, mit Ihrer Stirn meine Hände nach oben wegzudrücken!"
Vorgang ● Kranker drückt bei Aufforderung kräftig gegen die Hände der Pflegeperson.	**Vorgang** ● Pflegeperson erfühlt den Druck des Kranken gegen ihre Hände, ● dosiert ihren Gegendruck.

- Simulieren Sie die beschriebene Partnerübung.
- Besprechen Sie mit dem Partner („Kranker"), welche der in der Skizze angegebenen Muskelpartien bei ihm beansprucht wurden.
- Führen Sie die Übung noch einmal durch und achten Sie auf eine regelmäßige Atmung des „Kranken".
- Wechseln Sie Ihre „Rollen" und wiederholen Sie die Übung.

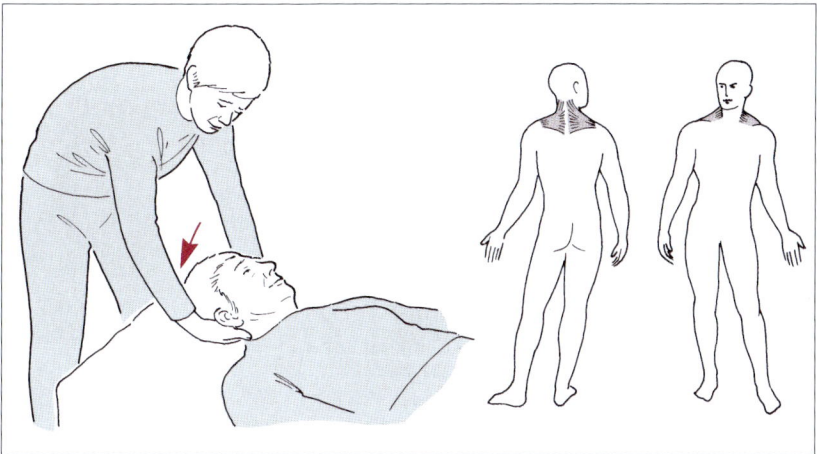

Training der Nacken-, Rücken- und Schultermuskulatur

● Übung 5

Betrachten Sie gemeinsam mit Ihrem Partner die Abbildung und lesen Sie dazu die Beschreibung der Übung.

Situation

Kranker ►◄	Pflegeperson
Ausgangsstellung	Ausgangsstellung
• Er nimmt Rückenlage ein.	• Sie stellt sich an das Kopfende des Bettes oder in Kopfhöhe neben das Bett,
	• legt beide Handflächen unter den Hinterkopf des Kranken.
	Aufforderung an den Kranken
	„Versuchen Sie, mit Ihrem Kopf meine Hände nach unten zu drücken!"
Vorgang	Vorgang
• Kranker drückt kräftig gegen die Hände der Pflegeperson.	• Pflegeperson erfühlt den Druck des Kranken gegen ihre Hände,
	• dosiert ihren Gegendruck.

- Simulieren Sie die beschriebene Partnerübung.
- Besprechen Sie mit dem Partner („Kranker"), welche der in der Skizze angegebenen Muskelpartien bei ihm beansprucht wurden.
- Führen Sie die Übung noch einmal durch und achten Sie auf eine regelmäßige Atmung des „Kranken".
- Wechseln Sie Ihre „Rollen" und wiederholen Sie die Übung.

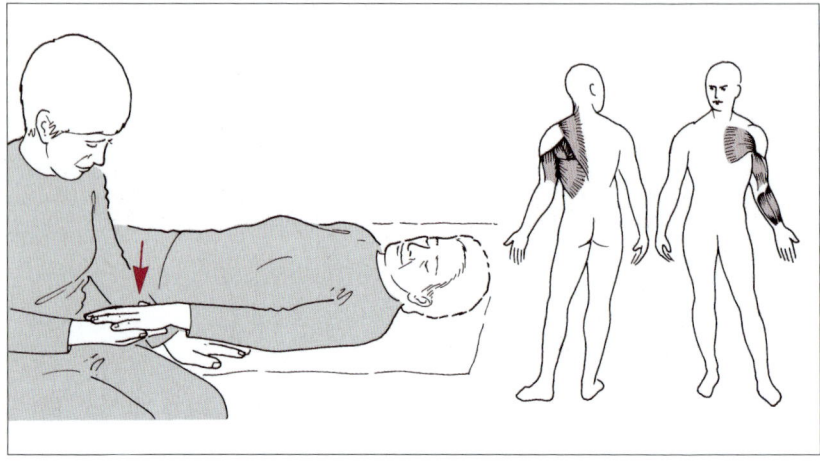

Training der Nacken-, Rücken-, Brust- und Armmuskulatur

● Übung 6

Betrachten Sie gemeinsam mit Ihrem Partner die Abbildung und lesen Sie dazu die Beschreibung der Übung.

Situation

Kranker ▶◀	Pflegeperson
Ausgangsstellung	**Ausgangsstellung**
• Er nimmt Rückenlage ein.	• Sie steht auf der einen Seite des
• Der Arm liegt gestreckt und vom Körper etwas abgespreizt auf der Hand der Pflegeperson.	Bettes oder sitzt auf dem Bettrand, • legt ihre Handfläche unter die Hand des Kranken.
	Aufforderung an den Kranken „Drücken Sie meine Hand nach unten!"
Vorgang	**Vorgang**
• Kranker drückt kräftig seine Hand auf die Handfläche der Pflegeperson.	• Pflegeperson erfühlt den Druck des Kranken gegen ihre Hand, • dosiert ihren Gegendruck.

- Simulieren Sie die beschriebene Partnerübung.
- Besprechen Sie mit dem Partner („Kranker"), welche der in der Skizze angegebenen Muskelpartien bei ihm beansprucht wurden.
- Führen Sie die Übung noch einmal durch und achten Sie auf eine regelmäßige Atmung des „Kranken".
- Wechseln Sie Ihre „Rollen" und wiederholen Sie die Übung.

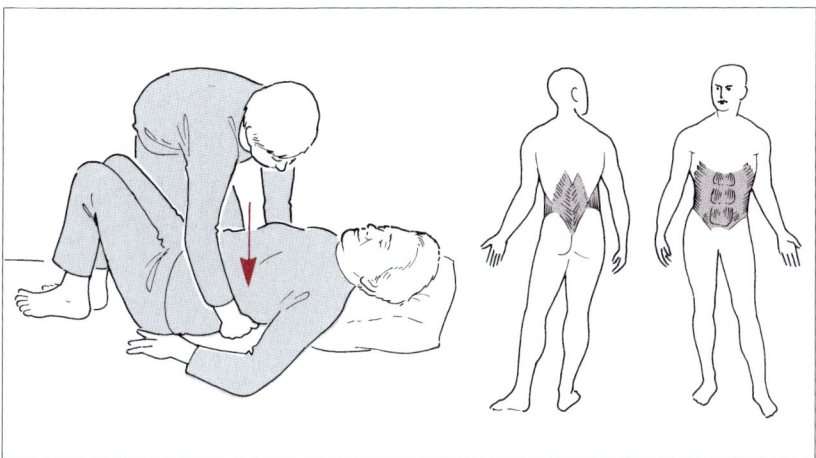

Training der Rücken- und Bauchmuskulatur

● Übung 7

Betrachten Sie gemeinsam mit Ihrem Partner die Abbildung und lesen Sie dazu die Beschreibung der Übung.

Situation

Kranker ▶◀	Pflegeperson
Ausgangsstellung • Er nimmt Rückenlage ein, • beugt sein Knie und stellt die Füße auf das Bett.	**Ausgangsstellung** • Sie stellt sich auf eine Seite des Bettes, • umfasst von oben her den Rumpf des Kranken so, dass ihre Hände unter den Rücken des Kranken kommen. **Aufforderung an den Kranken** „Drücken Sie mit aller Kraft meine Hände nach unten gegen das Bett!"
Vorgang • Kranker drückt bei Aufforderung kräftig gegen die Hände der Pflegeperson.	**Vorgang** • Pflegeperson erfühlt den Druck des Kranken gegen ihre Hände, • dosiert ihren Gegendruck.

- Simulieren Sie die beschriebene Partnerübung.
- Besprechen Sie mit dem Partner („Kranker"), welche der in der Skizze angegebenen Muskelpartien bei ihm beansprucht wurden.
- Führen Sie die Übung noch einmal durch und achten Sie auf eine regelmäßige Atmung des „Kranken".
- Wechseln Sie Ihre „Rollen" und wiederholen Sie die Übung.

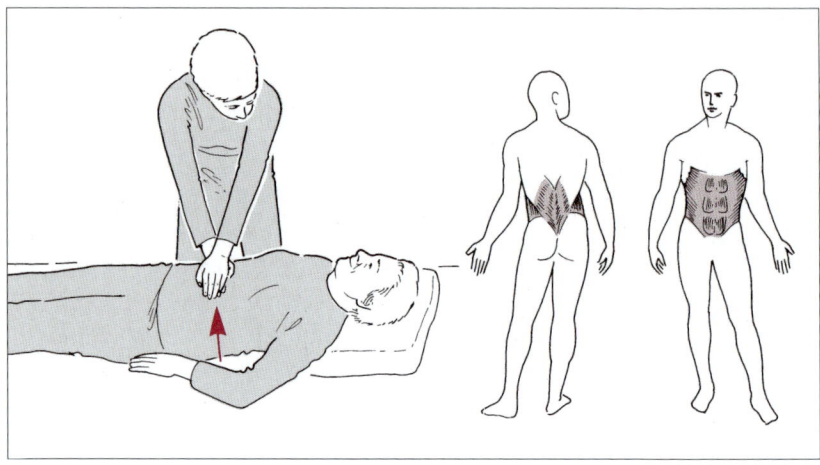

Training der Rücken- und Bauchmuskulatur

● Übung 8

Betrachten Sie gemeinsam mit Ihrem Partner die Abbildung und lesen Sie dazu die Beschreibung der Übung.

Situation

Kranker ►◄	Pflegeperson
Ausgangsstellung • Er nimmt Rückenlage ein, • streckt die Beine aus.	**Ausgangsstellung** • Sie stellt sich auf eine Seite des Bettes, • legt beide Hände auf den Bauch des Kranken. **Aufforderung an den Kranken** „Versuchen Sie, meine Hände nach oben wegzudrücken!"
Vorgang • Kranker drückt kräftig gegen die Hände der Pflegeperson und atmet normal weiter.	**Vorgang** • Pflegeperson erfühlt den Druck des Kranken gegen ihre Hände, • dosiert ihren Gegendruck.

- Simulieren Sie die beschriebene Partnerübung.
- Besprechen Sie mit dem Partner („Kranker"), welche der in der Skizze angegebenen Muskelpartien bei ihm beansprucht wurden.
- Führen Sie die Übung noch einmal durch und achten Sie auf eine regelmäßige Atmung des „Kranken".
- Wechseln Sie Ihre „Rollen" und wiederholen Sie die Übung.

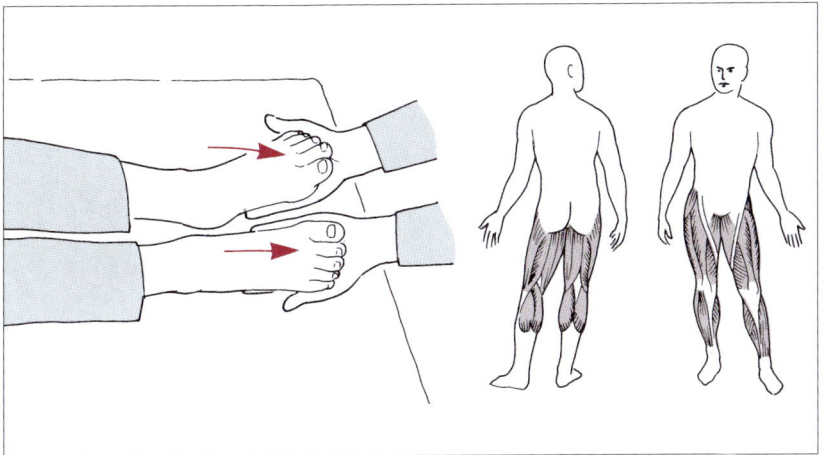

Training der Oberschenkel-, Waden- und Schienbeinmuskulatur

● Übung 9

Betrachten Sie gemeinsam mit Ihrem Partner die Abbildung und lesen Sie dazu die Beschreibung der Übung.

Situation

Kranker ▶◀	Pflegeperson
Ausgangsstellung • Er nimmt Rückenlage ein, • die Beine sind gestreckt.	**Ausgangsstellung** • Sie stellt sich an das Fußende des Bettes, • legt ihre Handflächen gegen die Fußsohlen des Kranken. **Aufforderung an den Kranken** „Versuchen Sie, mit Ihren Fußsohlen meine Hande wegzudrücken!"
Vorgang • Kranker drückt kräftig gegen die Hände der Pflegeperson.	**Vorgang** • Pflegeperson erfühlt den Druck des Kranken gegen ihre Hände, • dosiert ihren Gegendruck.

- Simulieren Sie die beschriebene Partnerübung.
- Besprechen Sie mit dem Partner („Kranker"), welche der in der Skizze angegebenen Muskelpartien bei ihm beansprucht wurden.
- Führen Sie die Übung noch einmal durch und achten Sie auf eine regelmäßige Atmung des „Kranken".
- Wechseln Sie Ihre „Rollen" und wiederholen Sie die Übung.

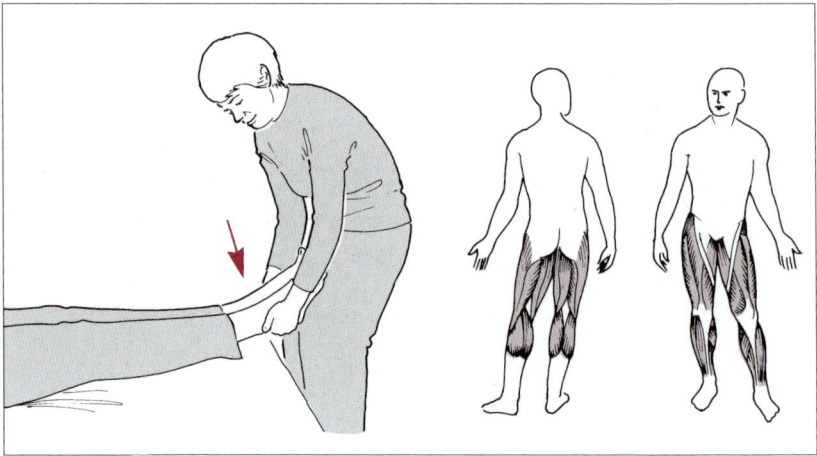

Training der Oberschenkel-, Waden- und Schienbeinmuskulatur

● **Übung 10**

Betrachten Sie gemeinsam mit Ihrem Partner die Abbildung und lesen Sie dazu die Beschreibung der Übung.

Situation

Kranker　　　▶◀	Pflegeperson
Ausgangsstellung ● Er nimmt Rückenlage ein, ● die Beine sind gestreckt.	**Ausgangsstellung** ● Sie stellt sich an das Fußende des Bettes, ● untergreift mit beiden Händen die Fußgelenke des Kranken und hebt dessen gestreckte Beine etwa 30 cm an. **Aufforderung an den Kranken** „Versuchen Sie, meine Hände nach unten gegen das Bett zu drücken!"
Vorgang ● Kranker drückt kräftig gegen die Hände der Pflegeperson.	**Vorgang** ● Pflegeperson erfühlt den Druck des Kranken gegen ihre Hände, ● dosiert ihren Gegendruck.

● Simulieren Sie die beschriebene Partnerübung.
● Besprechen Sie mit dem Partner („Kranker"), welche der in der Skizze angegebenen Muskelpartien bei ihm beansprucht wurden.
● Führen Sie die Übung noch einmal durch und achten Sie auf eine regelmäßige Atmung des „Kranken".
● Wechseln Sie Ihre „Rollen" und wiederholen Sie die Übung.

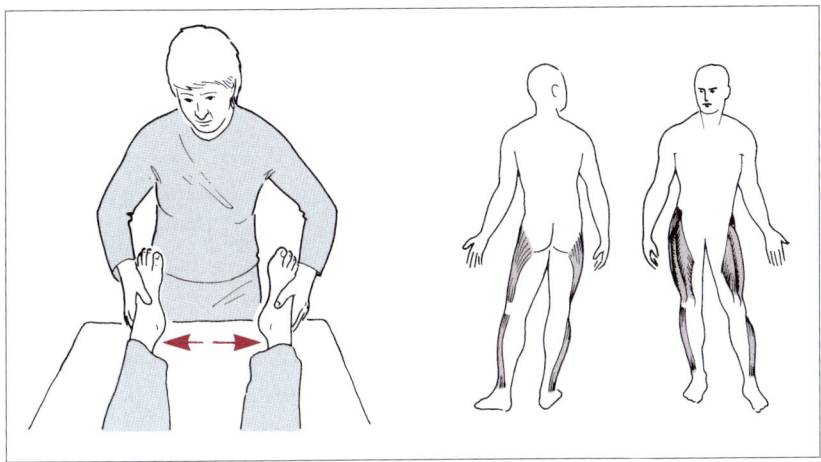

Training der Hüft- und Lenden- sowie der Unter- und Oberschenkelmuskulatur

● Übung 11

Betrachten Sie gemeinsam mit Ihrem Partner die Abbildung und lesen Sie dazu die Beschreibung der Übung.

Situation

Kranker ►◄	Pflegeperson
Ausgangsstellung • Er nimmt Rückenlage ein, • die Beine werden gestreckt und leicht gegrätscht auf das Bett gelegt.	**Ausgangsstellung** • Sie steht am Fußende des Bettes, • legt beide Handflächen gegen die Außenseite der Knöchel des Kranken. **Aufforderung an den Kranken** „Versuchen Sie, mit aller Kraft meine Hände nach außen wegzudrücken!"
Vorgang • Kranker drückt kräftig gegen die Hände der Pflegeperson.	**Vorgang** • Pflegeperson erfühlt den Druck des Kranken gegen ihre Hände, • dosiert ihren Gegendruck.

• Simulieren Sie die beschriebene Partnerübung.
• Besprechen Sie mit dem Partner („Kranker"), welche der in der Skizze angegebenen Muskelpartien bei ihm beansprucht wurden.
• Führen Sie die Übung noch einmal durch und achten Sie auf eine regelmäßige Atmung des „Kranken".
• Wechseln Sie Ihre „Rollen" und wiederholen Sie die Übung.

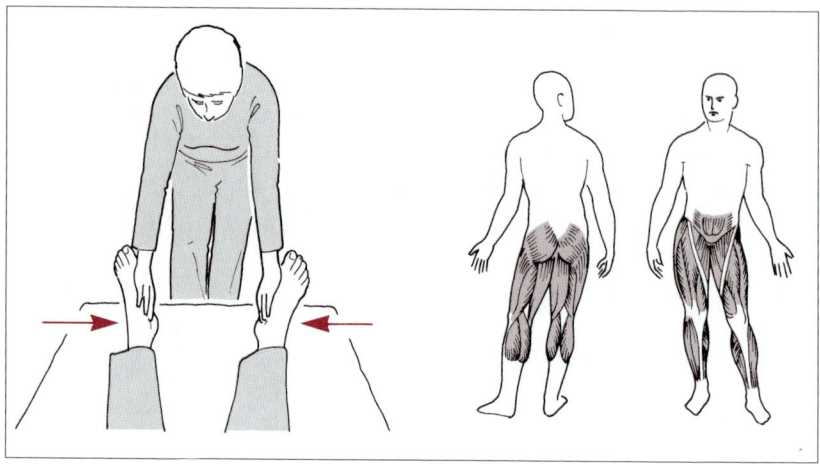

Training der Gesäß- und Hüftmuskulatur sowie der Unter- und Oberschenkelmuskulatur

● Übung 12

Betrachten Sie gemeinsam mit Ihrem Partner die Abbildung und lesen Sie dazu die Beschreibung der Übung.

Situation

Kranker ►◄	Pflegeperson
Ausgangsstellung	Ausgangsstellung
• Er nimmt Rückenlage ein,	• Sie steht am Fußende des Bettes,
• streckt die Beine,	• legt beide Handflächen gegen die
• grätscht sie leicht	Innenseite der Knöchel des Kranken.
	Aufforderung an den Kranken
	„Versuchen Sie, mit aller Kraft meine Hände nach innen zu drücken!"
Vorgang	Vorgang
• Kranker drückt kräftig gegen die Hände der Pflegeperson.	• Pflegeperson erfühlt den Druck des Kranken gegen ihre Hände,
	• dosiert ihren Gegendruck.

- Simulieren Sie die beschriebene Partnerübung.
- Besprechen Sie mit dem Partner („Kranker"), welche der in der Skizze angegebenen Muskelpartien bei ihm beansprucht wurden.
- Führen Sie die Übung noch einmal durch und achten Sie auf eine regelmäßige Atmung des „Kranken".
- Wechseln Sie Ihre „Rollen" und wiederholen Sie die Übung.

Zusammenfassung

- Grundsätzlich ist zu verhindern, dass bei einer Ersterkrankung eine weitere Erkrankung auftritt, die unter Umständen gefährlicher sein kann als die Primärerkrankung.

- Die Entstehung eines Dekubitus kann für den kranken Menschen sehr schmerzhaft, für die Pflegeperson äußerst belastend sein, da sich die Behandlung oft über Monate erstreckt. Deshalb sind die empfohlenen Vorbeugemaßnahmen rechtzeitig und gezielt durchzuführen.

- Die „Bettlungenentzündung" zählt zu den am meisten gefürchteten Zweiterkrankungen. Als Vorbeugungsmaßnahmen gegen diese Krankheit sind vor allem zu empfehlen: tiefes Ein- und Ausatmen, Abhusten von Schleim und ein häufiges Lüften des Raumes.

- Die Bettlägerigkeit kann bei vielen Kranken eine Verlangsamung des Blutstromes bewirken und dadurch die Entstehung einer Thrombose begünstigen. Durch vorbeugende Maßnahmen wie isometrische und isotonische Übungen, gesunde Ernährung, Hochlagerung der Beine, aber auch durch das Anlegen von Stützverbänden oder das Tragen von Kompressionsstrümpfen kann mitunter schweren Erkrankungen vorgebeugt werden.

- Gelenkversteifungen können die Lebensqualität eines Kranken erheblich einschränken. Die Pflegeperson sollte deshalb alles tun, um die Beweglichkeit seiner Gelenke zu erhalten. Als prophylaktische Maßnahmen werden empfohlen: Bewegungstraining, isometrische Übungen, funktionsunterstützende Lagerungen und ein gezielter Einsatz von geeigneten Hilfsmitteln.

- Mit dem isometrischen Trainingsprogramm kann die Muskulatur einzelner Körperpartien gestärkt werden, ohne Herz und Kreislauf des Langzeitkranken zu belasten. Durch das verbesserte Körpergefühl gewinnt der Kranke an Selbstvertrauen und Selbstständigkeit. Er erkennt dabei, dass er auch etwas für sich selbst tun kann.
  In Partnerübungen tritt die Pflegeperson durch Berühren und Erfühlen in Beziehung zum Kranken und kann in einer individuellen und zugleich abwechslungsreichen Weise mit ihm in Kontakt bleiben.

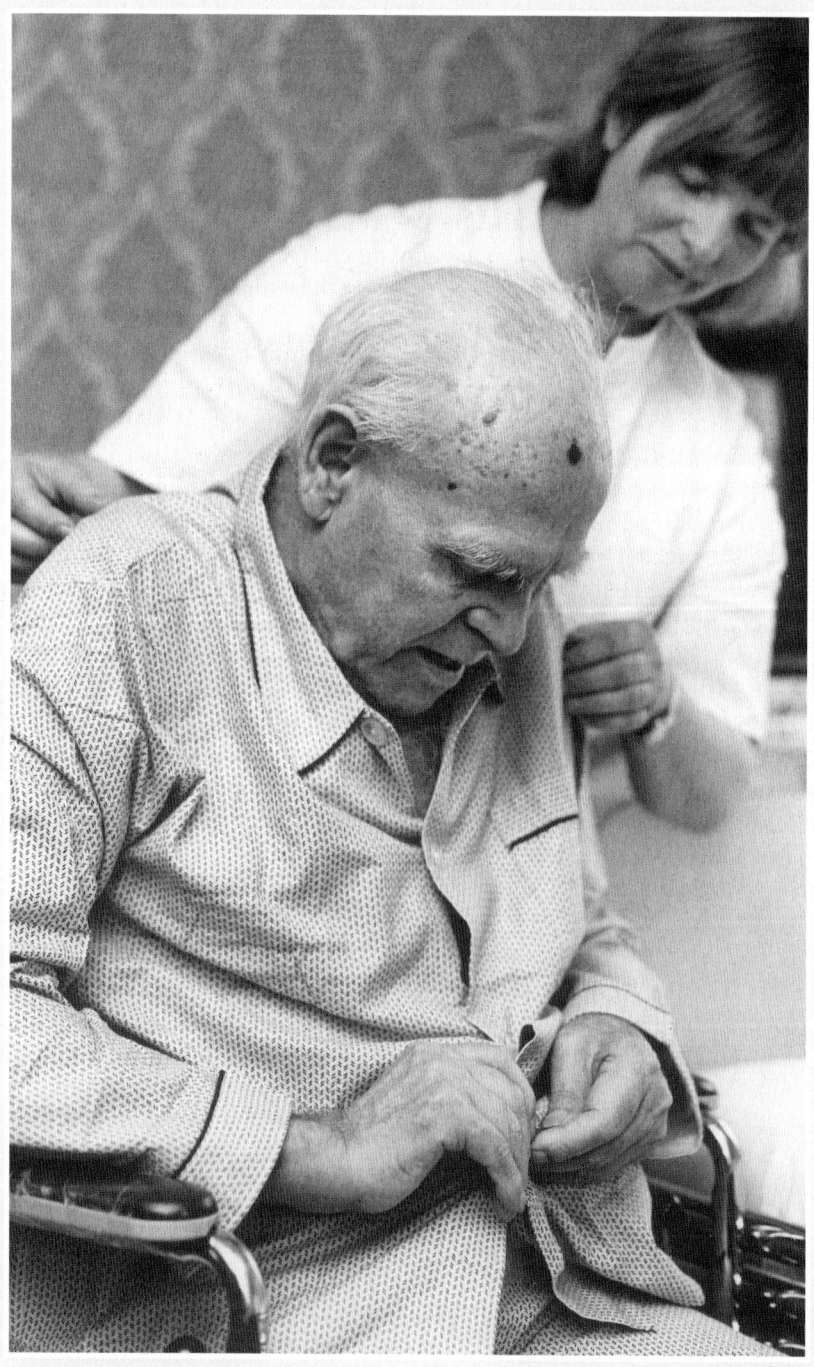

6 Gemeinsam pflegen

Pflege planen
Rückenschonendes Arbeiten
Pflegehandeln erlernen
Ausgewählte Pflegemaßnahmen

Aufstehen des Kranken aus dem Bett mit Unterstützung

Aufrichten des Kranken zum Sitzen: Der Kranke kann mithelfen

Selbstständiges Aufstehen des Kranken aus dem Bett

Aufrichten des Kranken zum Sitzen: Der Kranke kann nicht mithelfen

Aufrichten des Kranken im Bett: „Kissenaufschütteln"

Auskleiden des Kranken

Ankleiden des Kranken

Aufrichten des Kranken von der Seite und Führen von der Seite

Aufrichten des Kranken von vorne und Führen von hinten

Selbstständiges Aufrichten des Kranken aus dem Rollstuhl

Selbstständiges Aufrichten des Kranken vom Boden

Aufrichten des Kranken vom Boden mit Unterstützung

Aufrichten des Kranken mit dem „Rautek-Griff"

Selbstständiges Höherbewegen des Kranken im Sitzen

Höherlegen des Kranken: Der Kranke kann mithelfen

Höherlegen des Kranken mit gleitendem Hebekissen

Heben und Höherlegen des Kranken

Wechseln der Unterlage: Der Kranke kann mithelfen

Wechseln der Unterlage: Der Kranke kann nicht mithelfen

Lagerungen

Pflegehandeln bei halbseitig gelähmten Kranken

Pflege planen

Wer sich entschließt, einen kranken Angehörigen zu Hause zu pflegen, muss eine Fülle neuer Aufgaben bewältigen. Die Pflege verlangt ein hohes Maß an Sachverstand, Organisationsvermögen und persönlichem Einsatz. Da ist es nur verständlich, dass der Wunsch zu helfen oft von einem Gefühl der Unsicherheit und Überforderung gehemmt wird. Die Pflege zu Hause hat den Vorteil, dass auf individuelle Bedürfnisse und Lebensgewohnheiten des Pflegebedürftigen besser eingegangen werden kann. Dabei sind auch seine Fähigkeiten immer wieder neu einzuschätzen, und es ist ihm nur bei den Tätigkeiten zu helfen, die ihn überfordern. Der Kranke soll ermuntert werden, seine Kräfte zu aktivieren und bei der Pflege mitzuhelfen. Übertriebene Fürsorge kann zu Bevormundung führen, und sie untergräbt die Eigeninitiative und das Selbstwertgefühl des Kranken. Familienmitglieder, Nachbarn und Freunde sind in die Pflege einzubeziehen, um Überforderungen der pflegenden Angehörigen zu vermeiden. Ziel ist es, die Pflege zu Hause so zu organisieren, dass der Kranke ein Höchstmaß an Selbstständigkeit erhält bzw. wiedergewinnt sowie die Pflegeperson körperliche und seelische Belastungen langfristig gut bewältig.

Beim Pflegehandeln bedeutet dies konkret:
- den Kranken aktiv einzubeziehen und nur die Tätigkeiten durchzuführen, die er nicht mehr selbst leisten kann oder die ihn überfordern,
- die Handlungen sachlich richtig, in der empfohlenen Reihenfolge und situationsgerecht durchzuführen,
- sich auf die Pflegesituation vorzubereiten und Hilfsmittel bereitzustellen,
- sich mit dem Kranken und/oder dem Helfer zu koordinieren,
- die jeweilige Prophylaxe mit zu bedenken,
- die Anforderungen der Hygiene zu erfüllen und
- die eigenen Grenzen zu erkennen, um Überforderungen zu vermeiden.

Rückenschonendes Arbeiten

Durch die Übernahme der häuslichen Pflege besteht die Gefahr, dass die im Alltag viel beanspruchte Wirbelsäule zusätzlich geschädigt wird: Bücken, Heben und Tragen belasten die Wirbelsäule. Nachfolgende Abbildungen veranschaulichen, auf welche Weise bei der Pflegeperson, die am Krankenbett arbeitet, Belastungen für die Wirbelsäule auftreten.

Die Pflegeperson, die sich tief über das Bett herabbeugt und somit ihren Schwerpunkt über das Bett verlagert, überstreckt die Wirbelsäule. Dadurch verlagert sie das Gewicht ihres Oberkörpers nur noch auf wenige Druckpunkte. Bereits diese Gewichtsverlagerung wirkt sich belastend auf die Bandscheiben aus.

Wird mit gebeugter Wirbelsäule eine Last angehoben, verstärkt sich der Druck auf die Bandscheiben.

Besonders in der Hauskrankenpflege sind Pflegende immer wieder in Situationen, bei denen sie ihre Wirbelsäule überdehnen (z. B. Bett richten, Essen reichen, heben und höher legen sowie lagern). Dies kann zu einer dauerhaften Schädigung der Bandscheiben und zu schmerzhaften Erkrankungen der Wirbelsäule führen.

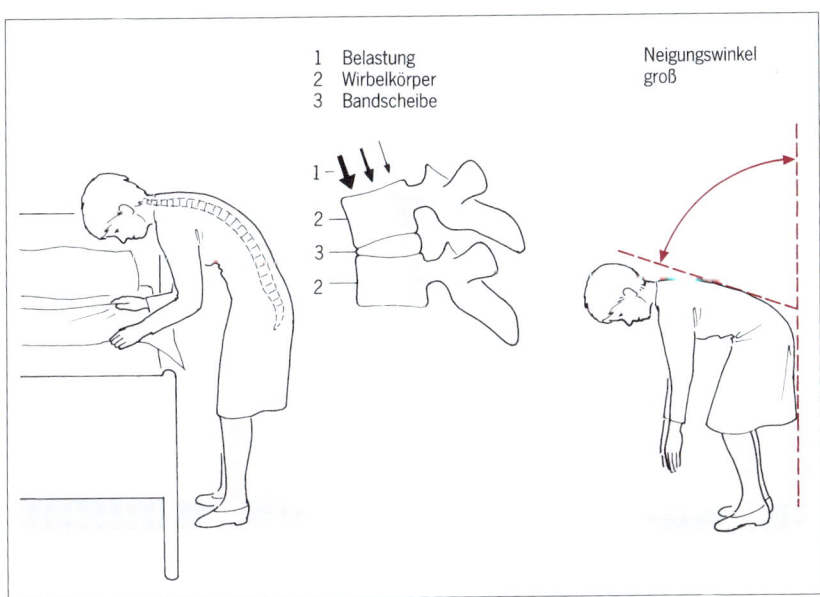

Gefährliche Arbeitshaltung

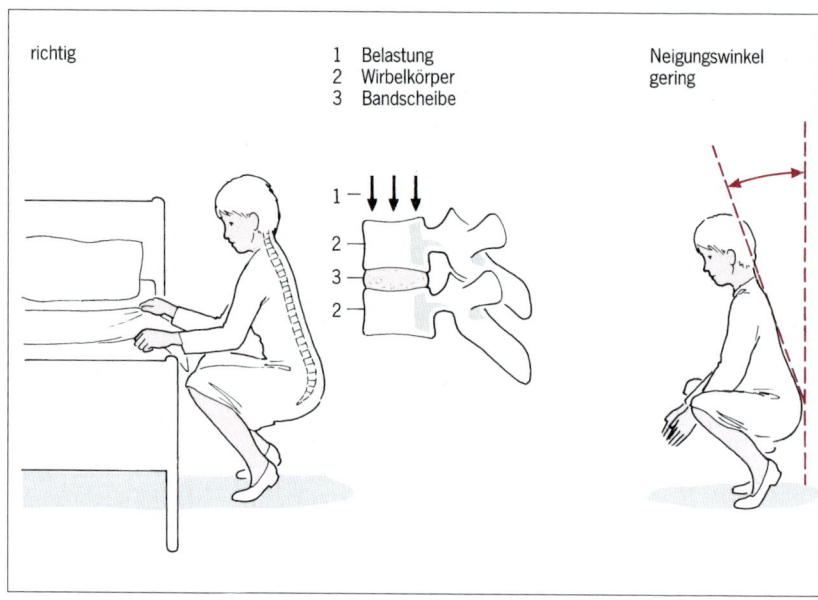

richtig · 1 Belastung · 2 Wirbelkörper · 3 Bandscheibe · Neigungswinkel gering

Rückenschonende Arbeitshaltung

Die Pflegeperson geht beim Richten des Bettes in die Hocke. Der Rücken bleibt dadurch fast in der Senkrechten, die Wirbelsäule wird stärker entlastet und die Bandscheibe geschont. Auf diese Weise kann die Pflegeperson auch den Kranken leichter und rückenschonender anheben.

Rückenschonendes Arbeiten wird unterstützt durch die jeweils richtige Ausgangsposition. So nimmt die Pflegeperson bei allen Pflegehandlungen, die dem Aufrichten, Anheben und Höherlegen des Kranken dienen, eine Grätschstellung ein und stützt sich mit den Knien am Bettrand ab.

Bei der Verlagerung des Körpergewichts kann eine zusätzliche Belastung der Wirbelsäule durch Vergrößerung der Standfläche in Orientierung zur Arbeitsrichtung ausgeglichen werden.

- Verbreiterung der Standfläche durch Grätschstellung, z. B. beim Heben und Höherlegen.
- Verlängerung der Standfläche durch Schrittstellung (nach vorne und hinten versetzt), z. B. beim An- und Auskleiden sowie Lagern des Kranken zur Seite.

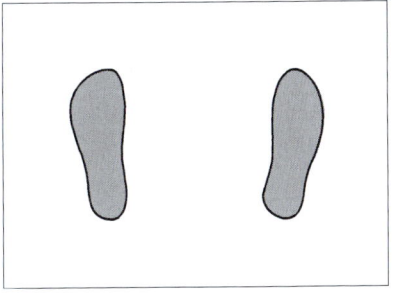

Grätschstellung

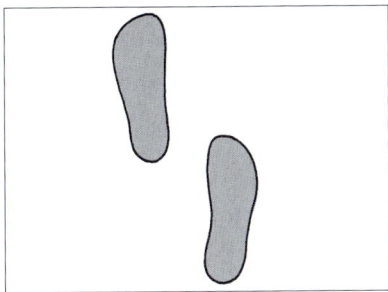

Schrittstellung

Die bei der Pflege besonders beanspruchte und gefährdete Wirbelsäule wird entlastet durch:

- Schuhe, die ein sicheres Stehen ermöglichen,
- eine richtige Ausgangsstellung,
- gerade Rückenhaltung,
- eine Schwerpunktverlagerung (Arbeiten „aus den Beinen heraus"),
- das Anspannen der Bauch- und Rückenmuskulatur,
- gleichmäßiges Atmen,
- koordiniertes Arbeiten mit dem Pflegebedürftigen und/oder einer weiteren Pflegeperson,
- den Einsatz entsprechender Hilfsmittel.

Pflegehandeln erlernen

Die Pflegehandlungen werden in Einzelschritten beschrieben, sodass ihre Elemente deutlich erkennbar sind und auf die individuell zu gestaltende Pflegesituation übertragen werden können. Ist die Pflegeperson in der Durchführung solcher Pflegehandlungen sicher und kompetent, vermittelt sie damit zugleich auch das Gefühl der Zuverlässigkeit. Der kranke Mensch wird demnach eher bereit sein, sich einer solchen Pflegeperson anzuvertrauen und seine Ängste abzubauen oder zu überwinden.

Je aufmerksamer die Handlungen ausgeführt werden, desto mehr wird sich der Kranke als Person angenommen fühlen. Sicherheit in der Pflege darf nicht zu einer Bevormundung oder Abhängigkeit des Kranken führen, sondern soll die Grundlage für eine ganzheitliche Pflege schaffen.

Zum besseren Erlernen der pflegerischen Handlungen werden Handlungsschritte und deren Abfolge beschrieben. Nicht beschrieben sind die in der Pflege unverzichtbaren emotionalen Anteile, die sich zwischen Pflegeperson und Kranken ereignen, beispielsweise in Gesprächen und im Berühren, sowie in Gestik und Mimik Einfluss auf die Pflegehandlungen haben auch das Ausmaß der Pflegebedürftigkeit und die Annahme des Krankseins.

Die Pflegemaßnahmen sind so strukturiert, dass eine „aktivierende Pflege" gewährleistet ist. So kann der Kranke seine noch verbliebenen Fähigkeiten einbringen und seine Selbstständigkeit fördern. Einzelne Aspekte des Bewegungsempfindens (Kinästhetik) und des Therapiekonzepts nach Bobath wurden bei der Beschreibung der Handlungsabläufe berücksichtigt.

In der konkreten Pflegesituation sind die erforderlichen Pflegehilfsmittel mit einzubeziehen; sie erleichtern bestimmte Pflegesituationen und mindern Abhängigkeit. Alle Handlungen sind sorgfältig darauf zu prüfen, ob sie vom Kranken selbstständig, mit seiner Unterstützung oder mit Einbeziehung von Hilfsmitteln ausgeführt werden.

Ausgewählte Pflegemaßnahmen

Im Vorfeld der Pflegemaßnahmen sind Entscheidungen über das „Was" (z. B. Teil- oder Ganzkörperpflege) und über das „Wie" (Zeitpunkt; Verwendung von Pflegemitteln; Mithilfe) gemeinsam mit dem Kranken zu treffen. Wie bei anderen alltäglichen Arbeiten gliedern sich auch die Pflegehandlungen in Vorbereitung, Durchführung und Abschluss.

Vorbereitung
Unverzichtbare Handlungselemente sind dabei:
sich selbst vorbereiten, z. B.
• Schmuck und Uhr ablegen,
• Hände waschen,
• gegebenenfalls eine Schürze anlegen,
• Schuhe tragen, die Standfestigkeit ermöglichen;
   sich auf den Kranken einstellen, z. B.
• sich die eigene psychische Verfassung bewußt machen,
• den Kranken und seine Situation wahrnehmen,
• sich nach seinem Befinden erkundigen;
   den Kranken informieren, z. B.
• den Kranken für die abgesprochenen Pflegemaßnahmen motivieren,

- den Kranken um mögliche Unterstützung bitten;
  Pflege- und Hilfsmittel bereitstellen, z. B.
- Pflegemittel, Leib- und Bettwäsche, Waschschüssel vorbereiten,
- Salben, Verbandstoffe herrichten.

Durchführung

Die einzelnen Pflegemaßnahmen werden durchgeführt:
- sachlich richtig,
- in einer der Situation angemessenen Abfolge,
- in einer den Kranken fördernden Zuwendung.

Abschluss

Die Pflegehandlungen werden abgeschlossen:
- sich überzeugen, dass der Kranke mit der Pflege zufrieden war,
- den Kranken nach seinen Wünschen fragen und mit ihm über den weiteren Tagesablauf reden,
- das Fenster öffnen, wenn der Kranke es wünscht,
- Wäsche, Pflege und Hilfsmittel versorgen,
- Händewaschen,
- eigenes Pflegehandeln überdenken,
- eventuell Informationen für den Arzt notieren.

Bei den folgenden Pflegemaßnahmen ist die „Pflegeperson" die Bezugsperson (z. B. Familienangehöriger), die den Kranken überwiegend zu Hause pflegt. Der „Helfer" ist die Person (z. B. Nachbar), die zusätzlich bei der Pflege mitwirkt. Um die Pflegemaßnahmen erlernen und trainieren zu können, werden wichtige Griffe durch Wort und Bild sowie in so genannten „Handlungsschemata" erläutert.

Aufstehen des Kranken aus dem Bett mit Unterstützung

Der Kranke kann mithelfen

Handlungsschritte

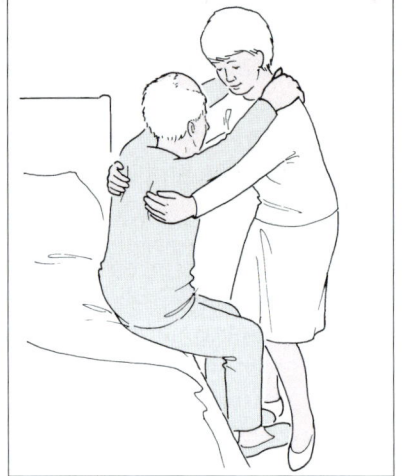

Anheben von vorn

- Die Pflegeperson tritt an das Pflegebett.
- Sie faltet die Bettdecke so weit zurück, dass die Füße des Kranken frei liegen.
- Anschließend zieht sie dem Kranken die Strümpfe an.
- Der Kranke rollt sich zur Seite, schiebt seine Beine an die Bettkante, winkelt sie leicht an und lässt sie aus dem Bett hängen.
- Die Pflegeperson greift mit der einen Hand unter die Schulter und umfasst das Schultergelenk.
- Den anderen Arm legt sie über die Oberschenkel, greift mit der Hand darunter und umfasst diese.
- Der Kranke wird aufgerichtet und stützt sich mit seinen Händen ab.
- Die Pflegeperson lässt ihn tief durchatmen.
- Dem Kranken werden die Hausschuhe angezogen.
- Die Pflegeperson vergewissert sich, dass der Kranke sicher sitzt.

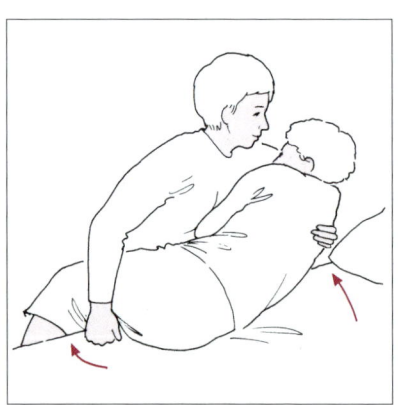

Aufstehen mit Unterstützung

- Die Pflegeperson stellt sich vor den Kranken, achtet darauf, dass dessen Füße auf dem Boden stehen.
- Um ein Wegrutschen zu verhindern, stellt sie ihre Füße, Fußspitze an Fußspitze, vor die Füße des Kranken.
- Die Knie der Pflegeperson stützen die Knie des Kranken ab.
- Der Kranke legt seine Hände auf die Schultern der Pflegeperson.
- Mit einer Hand greift die Pflegeperson von vorn unter der Achsel

durch und umfasst das Schulterblatt, die andere Hand schiebt sie unter das Gesäß.
- Die Pflegeperson geht in die Hocke, dabei zieht sie automatisch den Oberkörper des Kranken nach vorne, hebt das Gesäß des Kranken an.
- Anschließend richten sich beide gemeinsam zum Stand auf.

● **Aufstehen des Kranken aus dem Bett mit Unterstützung**

Pflegeperson	►◄	Kranker
informiert den Kranken und bittet um Mithilfe ▼		
faltet die Bettdecke zurück, zieht ihm Strümpfe an ▼		
		rollt sich zur Seite und schiebt seine Beine an die Bettkante ▼
		winkelt die Beine an und lässt sie aus dem Bett hängen ▼
greift mit der einen Hand unter die Schulter, umfasst das Schultergelenk, greift mit der anderen Hand über die Beine, umfasst die Oberschenkel und richtet ihn auf ▼		
		stützt sich mit beiden Händen ab
stellt sich vor den Kranken; stellt ihre Fußspitzen an die Fußspitzen des Kranken, stützt mit ihren Knien die Knie des Kranken ▼		▼
		legt seine Hände auf die Schultern der Pflegeperson ▼
greift mit der einen Hand von vorn unter der Achselhöhle des Kranken durch, umfasst sein Schulterblatt und richtet ihn auf, die andere Hand schiebt sie unter das Gesäß ▼		
geht in die Hocke und zieht den Kranken nach vorne, hebt sein Gesäß an ▼		richtet sich auf ▼
	richten sich auf zum Stand ▼	
setzt den Kranken auf den Stuhl		

Aufrichten des Kranken zum Sitzen

Der Kranke kann mithelfen: Stützgriff I

Handlungsschritte
- Die Pflegeperson tritt an das Krankenbett.
- Sie faltet die Bettdecke bis zur Taille zurück und reicht dem Kranken die Aufrichthilfe.
- Sie richtet den Kranken mit Hilfe des „Stützgriffes allein" auf:
  - Sie fasst mit einer Hand von vorn unter der Achselhöhle des Kranken durch und unterfasst die Schulter.
  - Sie unterstützt mit dem anderen Arm den Rücken des Kranken und umfasst mit der Hand das Schultergelenk.
  - Sie richtet den Kranken vorsichtig auf.
- Nun bittet sie den Kranken, die Strickleiter loszulassen und sich mit beiden Händen seitlich auf der Matratze abzustützen.
- Die Pflegeperson löst den Stützgriff.
- Der Kranke wird gebeten, einige Male tief durchzuatmen oder abzuhusten.
- Sie beobachtet das Aussehen des Kranken.
- Sie vergewissert sich, dass der Kranke angenehm und selbstständig sitzt.

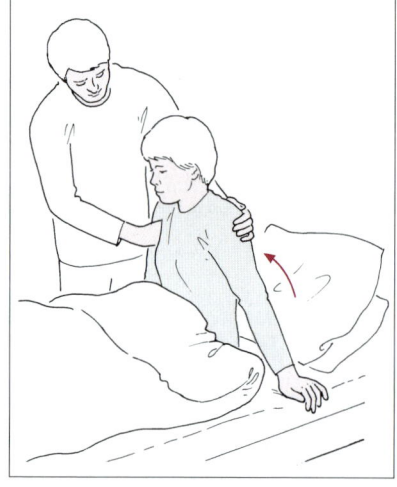

Stützgriff I

Beachte

Die Situation des Kranken entscheidet über die Verwendung einer Aufrichthilfe (Strickleiter).

Selbstständiges Aufstehen des Kranken aus dem Bett

Der Kranke kann allein aus dem Bett aufstehen

Um die Unabhängigkeit des Kranken zu erhalten und seine Selbstständigkeit zu fördern, ist der Kranke zum selbstständigen Aufstehen zu motivieren und anzuleiten.

Handlungsschritte
- Der Kranke faltet die Bettdecke etwa zur Hälfte der Länge nach zur Seite, sodass der Körper unbedeckt und seine Beweglichkeit gewährleistet ist.
- Er rollt sich auf die Seite; dabei greift er mit seinem Arm über seinen Körper und stützt sich in Kopfhöhe mit der Hand an der Bettkante ab.
- Die Beine werden angezogen, über die Bettkante geschoben, bis sie aus dem Bett hängen.
- Seine Hände stützen sich auf der Bettkante ab, während er seinen Oberkörper aufrichtet. Der Drehpunkt liegt dabei im Becken.
- Sobald er aufrecht sitzt, führt er beide Hände neben die Oberschenkel und stützt sich an der Bettkante ab.
- Er „schaukelt" sich auf seinen Sitzbeinhöckern so weit nach vorne auf die Bettkante, bis beide Füße auf dem Boden aufstehen.
- Anschließend drückt er sich mit den Händen ab und richtet sich auf.

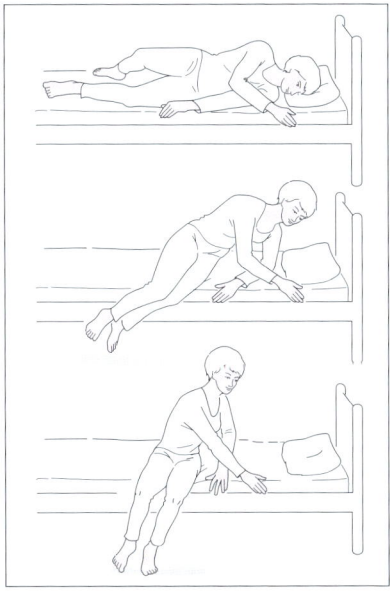

Selbstständiges Aufstehen

Aufrichten des Kranken zum Sitzen:

Der Kranke kann nicht mithelfen: Stützgriff II

Handlungsschritte

- Die Pflegeperson wird durch einen Helfer unterstützt.
- Die Pflegeperson tritt an eine Bettseite, der Helfer tritt an die andere Seite.
- Beide falten die Bettdecke bis zur Taille zurück.
- Gemeinsam richten sie den Kranken mit Hilfe des „Stützgriffes zu zweit" auf:
  – Pflegeperson fasst mit der einen Hand von vorn unter der Achselhöhle durch und unterstützt die Schulter, mit der anderen Hand stützt sie den Kopf des Kranken.
  – Der Helfer fasst mit der einen Hand von vorn unter der Achselhöhle des Kranken durch und unterstützt die Schulter, mit der anderen Hand stützt er den Rücken.
  – Gemeinsam richten sie den Kranken vorsichtig auf.
- Die Pflegeperson beobachtet das Aussehen des Kranken.
- Der Kranke wird gebeten, einige Male tief durchzuatmen oder abzuhusten.
- Je nach beabsichtigter Pflege- maßnahme (z. B. beim Kissen- aufschütteln, beim Hochstel- len des Kopfteils oder beim Bereitstellen des Betttisches) wird der Stützgriff gelöst:
  – Der Helfer sichert den Kran- ken mit dem Stützgriff I
  – Die Pflegeperson lässt den Kranken los und wendet sich der geplanten Pflegemaß- nahme zu.

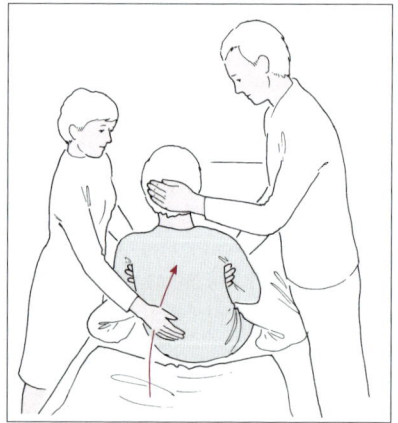

Stützgriff II

● **Aufrichten des Kranken zum Sitzen: Der Kranke kann nicht mithelfen**

Pflegeperson	►◄	Helfer	►◄	Kranker

informiert den Kranken und
bittet um seine Unterstützung
▼

| | tritt an die gegenüber-
liegende Bettseite
▼ | äußert sich über
sein Befinden
▼ |

falten die Bettdecke bis zur Taille zurück
▼

| fasst mit der einen Hand von
vorn unter der Achsel durch,
unterstützt die Schulter des
Kranken und stützt mit der
anderen Hand seinen Kopf
▼ | fasst mit der einen Hand
von vorn unter der Achsel
durch, unterstützt die
Schulter des Kranken
und stützt mit der ande-
ren Hand den Rücken
▼ | |

| | | teilt mit, ob er den
Stützgriff als ange-
nehm empfindet
▼ |

richten den Kranken gemeinsam auf
▼

bittet den Kranken, tief durchzuatmen, und beobachtet
sein Aussehen
▼

| | je nach beabsichtigter
Pflegemaßnahme si-
chert er mit dem Stütz-
griff I den Kranken | |

lässt den Kranken los und
schließt weitere Pflegemaßnahmen an

Aufrichten des Kranken mit „Kissenaufschütteln"

Der Kranke kann nicht mithelfen: Stützgriff II

Handlungsschritte

- Zum Ablegen der Kissen ist ein Stuhl bereitzustellen.
- Der Kranke wird mit Stützgriff II aufgerichtet.
- Der Helfer hält den Kranken allein:
  - Mit der einen Hand umfasst er weiterhin die Schulter,
  - die andere Hand führt er vom Rücken an die gegenüberliegende Schulter des Kranken, umfasst sie und achtet darauf, dass der Kopf des Kranken durch die Ellenbeuge oder den Oberarm gestützt wird.
- Die Pflegeperson löst ihren Griff, entnimmt beide Kissen und legt diese auf dem bereitgestellten Stuhl ab.
- Sie vergewissert sich, dass der Kranke noch länger in dieser Position sitzen und der Helfer ihn halten kann.
- Beim Aufschütteln der Kissen wendet sich die Pflegeperson grundsätzlich vom Kranken ab. Zum Auflockern der Federn wird das Kissen an den beiden gegenüberliegenden Ecken gefasst und die Federn aus den Ecken herausgeschüttelt. Dabei kommt es darauf an, viel Luft zwischen die Federn zu bringen. Das Gleiche geschieht beim zweiten Kopfkissen und beim kleinen Stützkissen.
- Das obere Kissen wird aufgeschüttelt und ins Bett eingelegt.
- Bei diesem Kissen wird darauf geachtet, dass die Knopfleiste seitlich ist, die Federn nach unten geschüttelt sind und der Lendenbereich des Kranken gestützt wird.
- Das zweite Kissen wird in gleicher Weise aufgeschüttelt. Vor dem Einlegen werden die Federn nach unten geschüttelt und das Kissen so in das Bett gelegt, dass Kopf und Nacken gestützt werden. Auch hier liegt die Knopfleiste zur Seite.
- Ein kleines Kissen kann zusätzlich den Kopf des Kranken stützen.
- Bevor der Kranke zurückgelegt wird, überzeugen sich Pflegeperson und Helfer, dass das obere Kissen und das Nachthemd faltenfrei sind.
- Beide legen den Kranken mit dem Stützgriff II zurück:
  - Die Pflegeperson fasst mit der einen Hand von vorn unter der Achselhöhle durch und unterstützt die Schulter, mit der anderen Hand unterstützt sie den Kopf des Kranken.
  - Der Helfer zieht seine Hand zurück und stützt den Rücken.
- Gemeinsam legen sie den Kranken wieder in die Kissen zurück.
- Beide überzeugen sich, dass der Kranke gut liegt, und decken ihn zu.

● **Aufrichten des Kranken mit „Kissenaufschütteln"**

Pflegeperson ▶◀	Helfer ▶◀	Kranker
		ist über Pflegehandlung informiert ▼
falten die Bettdecke bis zur Taille zurück, heben den Kranken mit dem Stützgriff II an ▼		
stützt den Kopf des Kranken ▼	stützt den Rücken des Kranken ▼	
vergewissert sich, dass er noch länger sitzen kann ▼	greift um und stützt Kopf und Rücken mit Stützgriff I ▼	gibt Auskunft über sein Befinden und bestätigt, dass er weiterhin aufrecht sitzen kann ▼
entnimmt beide Kissen und legt sie auf den Stuhl ▼	beobachtet den Kranken und bittet ihn, tief durchzuatmen	atmet tief durch ▼
schüttelt das oberste Kissen auf und legt es in das Bett ▼		
schüttelt das zweite Kissen auf und legt es ins Bett ▼	▼	
legen den Kranken mit dem Stützgriff II zurück ▼		
		gibt Auskunft, ob er im Rücken und Kopfbereich durch die Kissen gut abgestützt liegt
überprüfen die Lage des Kranken, decken ihn zu		

Beachte

Ist es nicht möglich, dass der Kranke während der Pflegemaßnahme aufrecht sitzen kann, wird er nach dem Entnehmen des Kissens auf die Matratze zurückgelegt. Das Kopfteil des Bettes wird etwas höher gestellt und der Kopf des Kranken mit einem kleinen Kissen gestützt. Beide Kissen werden nacheinander aufgeschüttelt und der Kranke erst vor dem Einlegen der Kissen wieder aufgerichtet.

Auskleiden des Kranken

Halbseitig gelähmter Kranke kann mithelfen

Handlungsschritte

- Die Pflegeperson faltet die Bettdecke bis zur Taille zurück.
- Dann knöpft sie das Nachthemd des Kranken an Hals und Ärmeln ganz auf, sofern der Kranke es nicht selbst kann.
- Sie bittet den Kranken, das Gesäß etwas anzuheben, gleichzeitig zieht sie sein Nachthemd hoch.
- Mit Hilfe des „Stützgriffes allein" richtet sie ihn auf.
- Die Hand, welche die Schulter umfasst, bleibt in dieser Stellung.
- Mit der anderen Hand rafft sie das Nachthemd möglichst hoch.
- Mit dem „Stützgriff allein" wird der Kranke zurückgelegt.
- Er wird aufgefordert, mit seiner gesunden Hand die gelähmte Hand festzuhalten und diese so weit wie möglich hochzuheben.
- Der Kranke hebt den Kopf an. Währenddessen streift die Pflegeperson das zusammengeraffte Nachthemd über den Kopf.
- Der Kranke legt Kopf und Arme zurück, lässt die gelähmte Hand los.
- Der Kranke zieht seinen Arm zunächst aus dem Nachthemd.
- Dann legt die Pflegeperson die gelähmte Hand auf ihre Handfläche.
- Mit der anderen Hand streift sie den Ärmel vom gelähmten Arm bis zu ihrem Handgelenk ab und hält danach mit dieser Hand den Unterarm des Kranken fest. Mit der anderen Hand streift sie den Ärmel völlig ab.
- Das gebrauchte Nachthemd legt sie in den bereitgestellten Behälter.

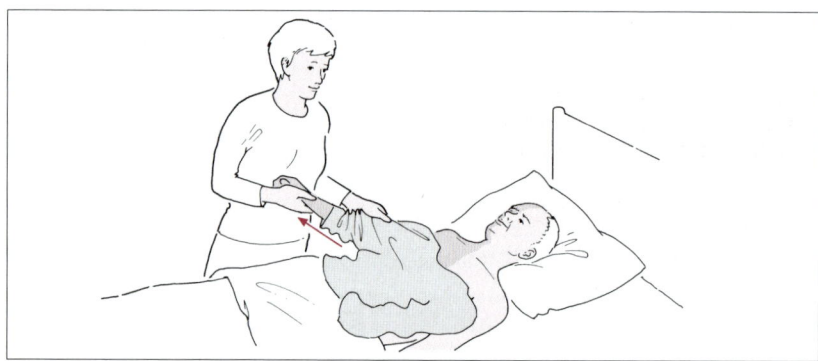

Auskleiden

● **Auskleiden des Kranken**

Pflegeperson	►◄	Kranker
		stimmt dem Nachthemdwechsel zu ▼
faltet Bettdecke bis zur Taille zurück ▼		knöpft das Nachthemd auf ▼
		hebt sein Gesäß an
zieht das Nachthemd über das Gesäß hoch ▼		▼
		senkt sich ab ▼
setzt den Kranken auf ▼		
		stützt sich mit der Hand ab
die Hand, welche die Schulter umfasst, behält diese Stellung bei; die Hand, die den Rücken stützt, löst den Griff und rafft das Nachthemd bis an die Schultern hoch ▼		▼
legt den Kranken zurück ▼		
		ergreift mit seiner gesunden Hand die gelähmte Hand, hält beide Hände hoch und hebt seinen Kopf an ▼
streift das Nachthemd über den Kopf des Kranken ▼		
		legt Kopf und Hände zurück und lässt die gelähmte Hand los ▼
		zieht seinen Arm aus dem Nachthemd ▼
legt die gelähmte Hand des Kranken auf ihre Handfläche, streift mit der anderen den Ärmel vom gelähmten Arm bis zu ihrem Handgelenk ab, hält danach mit dieser Hand den Unterarm des Kranken fest ▼		
legt den Arm des Kranken zurück		

Ankleiden des Kranken

Halbseitig gelähmter Kranker kann mithelfen

Handlungsschritte

Beim Ankleiden im Bett beginnt die Pflegeperson mit dem gelähmten Arm des Kranken.

- Dazu rafft sie den entsprechenden Ärmel des Nachthemdes und das Nachthemd an der Seitennaht entlang zusammen.
- Sie fasst mit der anderen Hand von vorn durch den Ärmel, legt die Hand des gelähmten Armes auf ihre Handfläche und umschließt sie.
- Dann streift sie den Hemdärmel mit der anderen Hand über den gelähmten Arm bis an die Schulter.
- Der gelähmte Arm wird seitlich an seinen Körper zurückgelegt.
- Der Kranke greift mit seinem Arm durch den Ärmel.
- Er wird gebeten, mit seiner gesunden Hand die gelähmte Hand zu ergreifen und so weit wie möglich hochzuheben.
- Der Kranke hebt den Kopf. Währenddessen streift die Pflegeperson das Nachthemd über den Kopf.
- Der Kranke legt Kopf und Arme zurück und lässt die gelähmte Hand los.
- Mit Hilfe des „Stützgriffes allein" wird der Kranke aufgerichtet.
- Die Hand, welche die Schulter umfasst, bleibt in dieser Stellung, die andere Hand streift das Nachthemd so weit wie möglich nach unten.
- Der Kranke wird mit dem „Stützgriff allein" zurückgelegt.
- Danach hebt sie das Gesäß leicht an; gleichzeitig zieht die Pflegeperson das Nachthemd nach unten und achtet darauf, dass es glatt liegt.
- Der Kranke senkt sich ab, und sein Nachthemd wird zugeknöpft.

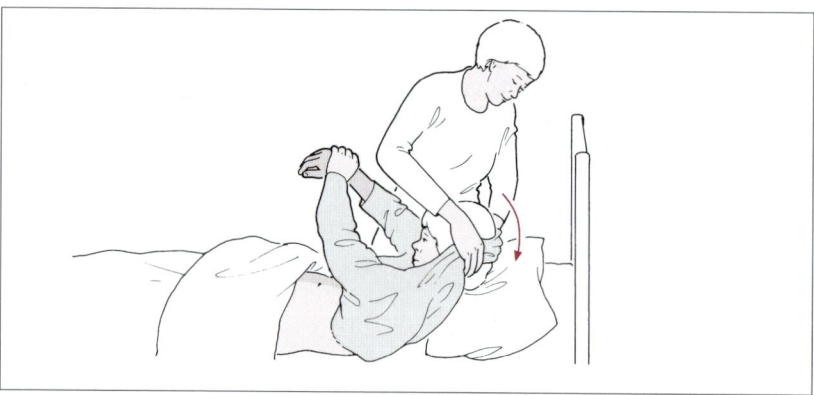

Ankleiden

● **Ankleiden des Kranken**

Pflegeperson ▶◀	**Kranker**
	stimmt dem Ankleiden zu ▼
greift von vorne durch den Ärmel und rafft das Hemd zusammen ▼	
legt mit der anderen Hand die gelähmte Hand des Kranken auf ihre Handfläche ▼	
streift den gerafften Ärmel über den gelähmten Arm bis zur Schulter ▼	
legt den gelähmten Arm zurück aufs Bett ▼	
	greift mit seinem anderen Arm durch den Ärmel des Nachthemds
	erfasst mit seiner Hand den gelähmten Arm, hält ihn hoch und hebt den Kopf an ▼
streift das geraffte Nachthemd über den Kopf ▼	
	legt Kopf und Hände zurück und lässt die gelähmte Hand los ▼
richtet den Kranken auf, mit der einen Hand stützt sie die Schulter, mit der anderen Hand streift sie das Nachthemd über den Rücken ▼	
legt den Kranken zurück ▼	
	hebt sein Gesäß an
zieht das Nachthemd über das Gesäß nach unten ▼	
	senkt sich ab, knöpft sein Hemd zu ▼
deckt den Kranken zu	

Aufrichten des Kranken von der Seite und Führen von der Seite

Der Kranke kann mithelfen

Handlungsschritte

- Der Kranke sitzt auf dem Stuhl.
- Die Pflegeperson tritt an eine Körperseite des Kranken.
- Sie stellt einen Fuß quer vor die Füße des Kranken und verhindert dadurch ein Wegrutschen.
- Der Kranke legt seine Hand in die Hand der Pflegeperson; Daumen und Finger umschließen sich.
- Ihre andere Hand führt die Pflegeperson hinter den Rücken des Kranken bis oberhalb der Taille.
- Der Kranke stützt sich mit einer Hand auf der Sitzfläche ab.
- Der Kranke richtet sich vom Stuhl auf, die Pflegeperson unterstützt ihn.
- Wenn der Kranke sicher steht, nimmt sie ihren quer gestellten Fuß zurück.
- Sie bittet den Kranken, mit einem Fuß einen Schritt nach vorne zu gehen.
- Die Pflegeperson macht gleichfalls einen Schritt nach vorne und beide gehen im „Gleichschritt".

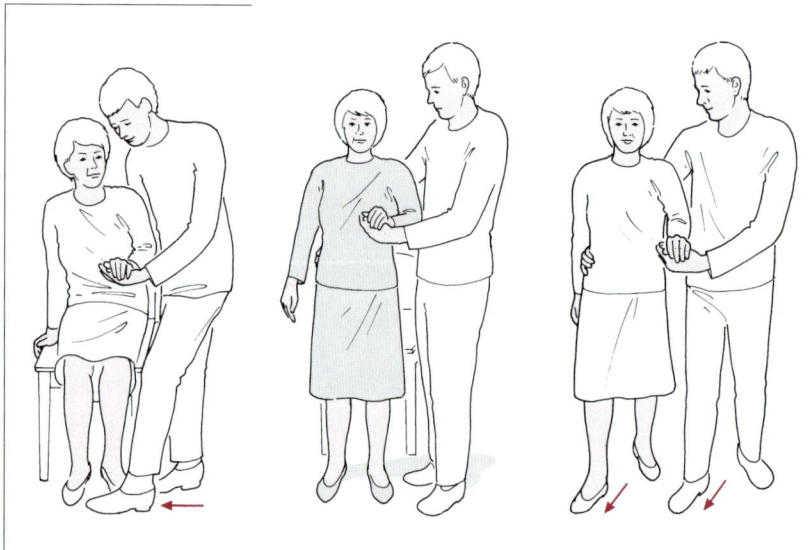

Aufrichten von der Seite   Sicheres Stehen   Gehen mit Unterstützung

● **Aufrichten des Kranken von der Seite und Führen von der Seite**

Pflegeperson ▶◀	Kranker
	sitzt auf der Bettkante oder auf dem Stuhl ▼
informiert den Kranken und bittet um seine Unterstützung ▼	
stellt einen Fuß quer vor die Füße des Kranken ▼	
	legt seine Hand in eine Hand der Pflegeperson ▼
führt die andere Hand hinter den Rücken des Kranken bis oberhalb der Taille ▼	
	stützt sich mit einer Hand auf der Sitzfläche ab, hebt das Gesäß an und richtet sich auf ▼
unterstützt den Kranken beim Aufrichten ▼	
fragt, ob der Kranke sicher steht ▼	
nimmt den quer gestellten Fuß zurück ▼	
	nimmt einen aufrechten und sicheren Stand ein und gibt Auskunft, ob er sicher steht ▼
	macht einen Schritt nach vorne ▼
macht gleichfalls einen Schritt nach vorne ▼	

gehen beide im „Gleichschritt"

Aufrichten des Kranken von vorn und Führen von hinten

Der Kranke kann mithelfen

Handlungsschritte

- Die Pflegeperson stellt sich vor den Kranken.
- Sie stellt ihre Füße vor die Füße des Kranken, Fußspitze an Fußspitze, um ein Wegrutschen zu verhindern.
- Die Knie der Pflegeperson stützen die Knie des Kranken.
- Der Kranke legt seine beiden Hände auf die Schultern der Pflegeperson.
- Diese greift mit beiden Händen von vorn unter den Achselhöhlen hindurch bis an die Schulterblätter.
- Dann geht die Pflegeperson in die Hocke und zieht den Oberkörper des Kranken behutsam zu sich hin.
- Beide richten sich auf.
- Wenn der Kranke sicher steht, nimmt er seine Hände von den Schultern der Pflegeperson.
- Die Pflegeperson nimmt die eine Hand aus der Achselhöhle, greift mit dieser Hand von vorn unter die andere Achselhöhle und löst den Griff der anderen Hand.
- Der Kranke setzt einen Fuß vor, dann den anderen nach.
- Pflegeperson tritt hinter den Kranken und greift von hinten unter seine Achselhöhlen.
- Der Kranke winkelt beide Unterarme an.
- Die Pflegeperson umfasst die beiden Unterarme und achtet darauf, dass ihre Daumen oben liegen.
- Sie bittet den Kranken, einen Schritt vorzugehen.
- Im Gleichschritt setzen sie zuerst ihren rechten, dann den linken Fuß nach vorn.

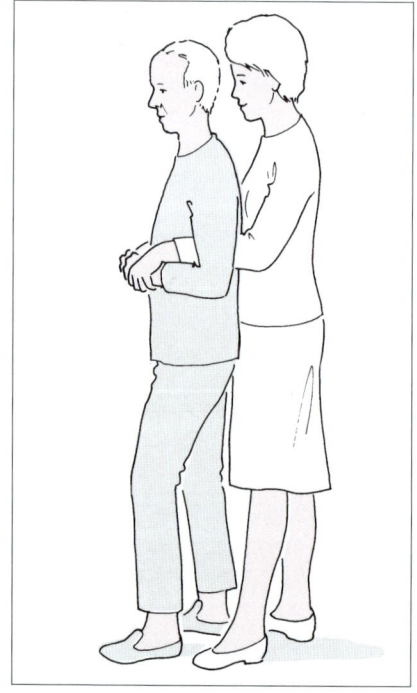

Führen von hinten

● **Aufrichten des Kranken von vorn und Führen von hinten**

Pflegeperson	▶◀	Kranker
stellt sich vor den Kranken ▼		ist bereits von der Pflegeperson über die Pflegemaßnahmen informiert
stellt ihre Füße vor die Füße des Kranken (Fußspitze an Fußspitze) und stützt mit ihren Knien die Knie des Kranken ▼		
		legt beide Hände auf die Schultern der Pflegeperson ▼
greift mit beiden Händen von vorn unter den Achselhöhlen hindurch bis an die Schulterblätter ▼		
geht in die Hocke und richtet den Kranken behutsam auf		richtet sich auf ▼
		nimmt seine Hände von den Schultern der Pflegeperson und lässt sie seitlich am Körper hängen ▼
löst den Griff der einen Hand, greift von vorn mit dieser Hand unter die Achselhöhle und löst den Griff der anderen Hand		
		setzt zuerst einen Fuß vor, dann den anderen Fuß nach ▼
tritt hinter den Kranken und greift von hinten unter die Achselhöhlen des Kranken ▼		
		winkelt beide Arme an ▼
umfasst beide Unterarme, Daumen liegen oben		
bittet den Kranken, einen Schritt vorzugehen ▼		

setzen zum Gehen jeweils ihren rechten, dann den linken Fuß nach vorn

Selbstständiges Aufrichten des Kranken aus dem Rollstuhl

Der Kranke ist gehbehindert.

Handlungsschritte

- Der Kranke stellt die Räder seines Rollstuhls fest (falls der Rollstuhl mit Fußstützen ausgestattet ist, werden diese weggeklappt).
- Er rutscht auf die Kante der Sitzfläche, verlagert sein Gewicht auf die Seite, über die er sich aufrichten will, und dreht sein Gesicht in diese Richtung.
- Er greift mit beiden Händen auf die Armlehne, setzt den Fuß, der nicht belastet wird, einen Schritt vor und schraubt sich in einer Spiralbewegung aufrecht hoch.

Selbstständiges Aufrichten des Kranken vom Boden

Handlungsschritte

- Der Kranke liegt in Rückenlage auf dem Boden.
- Er streckt einen Arm nach oben, winkelt das gegenüberliegende Bein an und übergreift mit dem Arm seinen Körper.
- Er rollt sich so weit zur Seite, dass das angewinkelte Knie den Boden berührt.

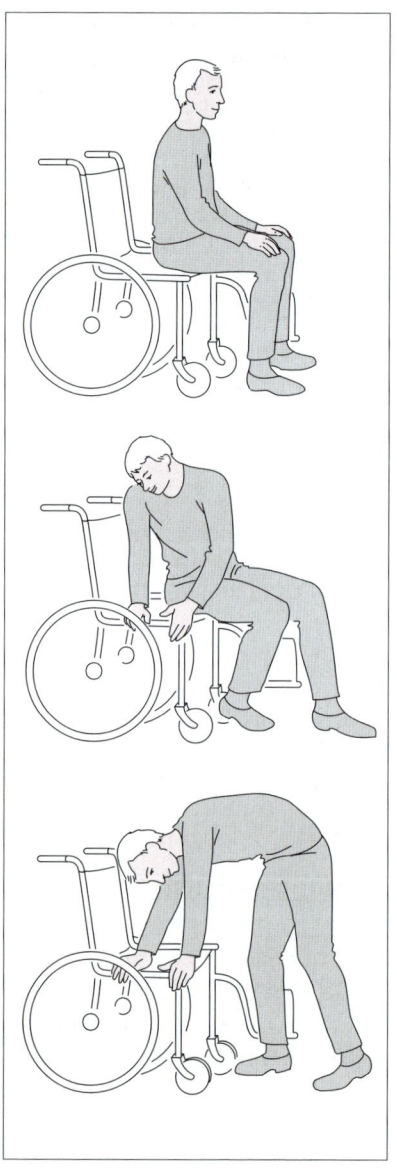

Aufrichten aus dem Rollstuhl

- Er drückt sich mit der Handfläche vom Boden ab und richtet sich mit dem Oberkörper leicht auf.
- Er zieht gleichzeitig den ausgestreckten Arm zum Körper hin, bis Unter- und Oberarm einen rechten Winkel bilden, und verlagert darauf sein Körpergewicht.
- Er dreht die Handfläche zum Boden, drückt sich mit beiden Händen in einer leichten Drehbewegung in der Hüfte vom Boden ab und kommt auf beide Knie: Der Körper lastet auf Knien und Händen.
- Der Kranke richtet den Oberkörper auf und stellt einen Fuß auf den Boden.
- Er legt eine Hand auf das Knie, stützt sich darauf ab und richtet sich auf.

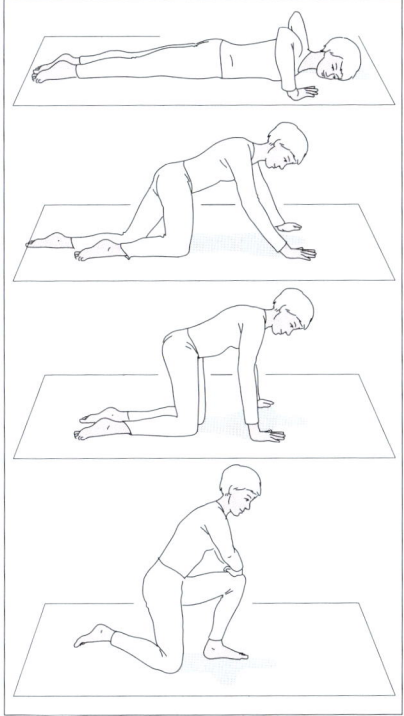

Aufrichten vom Boden

Aufrichten des Kranken vom Boden mit Unterstützung

Der Kranke kann mithelfen

Handlungsschritte
- Der Kranke setzt sich auf und stützt sich mit den Händen seitlich vom Boden ab.
- Die Pflegeperson bittet den Kranken, die Beine anzuwinkeln.
- Die Pflegeperson tritt vor den Kranken, ergreift seine Hände, hält diese fest und geht langsam rückwärts.
- Dadurch richtet sich der Kranke auf.

Aufrichten des Kranken mit dem „Rautek-Griff"

Der Kranke kann nicht mithelfen

Der „Rautek-Griff" wird in der ersten Hilfe angewendet. Er dient z. B. dazu, einen Bewusstlosen oder Verletzten zu bergen oder aufzurichten. In Notfällen findet er auch in der Pflege Anwendung. Es könnte der Fall eintreten, dass ein Kranker stürzt und hilflos auf dem Boden liegt. Falls keine schwerwiegende Verletzung vorliegt, kann der Kranke mit dem Rautek-Griff aufgerichtet, auf einen Stuhl gesetzt oder in das Bett gebracht werden.

Handlungsschritte

- Die Pflegeperson legt die Füße des Kranken übereinander.
- Sie tritt von hinten an den Kranken heran, geht in Schrittstellung und/oder stützt sich auf ein Knie, ihre Hände schiebt sie unter Kopf und Nacken bis zu den Schultern des Kranken.
- Mit einem leichten Schwung richtet sie den Kranken auf und bringt ihn in Sitzhaltung.
- Sie stützt den Rücken des Kranken mit ihren Knien, um ein Zurückfallen zu verhindern.
- Mit beiden Händen fasst sie von hinten unter den Achselhöhlen des Kranken hindurch.
- Sie umgreift mit der einen Hand das Handgelenk, mit der anderen einen Unterarm des Kranken so, dass sein Arm angewinkelt wird.
- Beide Daumen der Pflegeperson liegen auf dem Unterarm des Kranken.
- Die Pflegeperson richtet sich mit geradem Rücken aus der Hocke auf, zieht ihn hoch und stützt ihn mit ihren Oberschenkeln ab.
- Durch Rückwärtsgehen zieht sie den Kranken weg

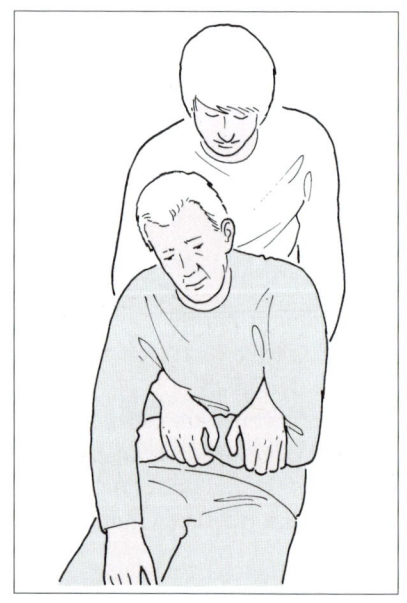

Rautek-Griff

Selbstständiges Höherbewegen des Kranken im Sitzen

Der Kranke kann sich selbstständig im Bett höher bewegen

Handlungsschritte

- Der Kranke legt die Decke bis zur Taille zurück.
- Er richtet sich zum Sitzen auf und winkelt seine Beine an.
- Er stützt sich mit beiden Händen seitlich auf der Matratze ab.
- Zunächst verlagert er das Gewicht auf eine Körperseite. Dadurch wird das Sitzbein der anderen Körperseite vom Gewicht entlastet.
- Das so entlastete Sitzbein kann er dann höher schieben.
- Danach verlagert er sein Gewicht auf diese Körperseite und schiebt das Sitzbein der anderen Körperseite höher.
- Mit dieser „Schaukelbewegung" kann der Kranke sich auf seinen Sitzbeinhöckern im Bett nach und nach höher bewegen.
- Hat er sich weit genug „höher geschaukelt", streckt er seine Beine wieder aus, legt sich zurück und deckt sich wieder zu.

Höherlegen des Kranken

Der Kranke kann mithelfen: Hebegriff

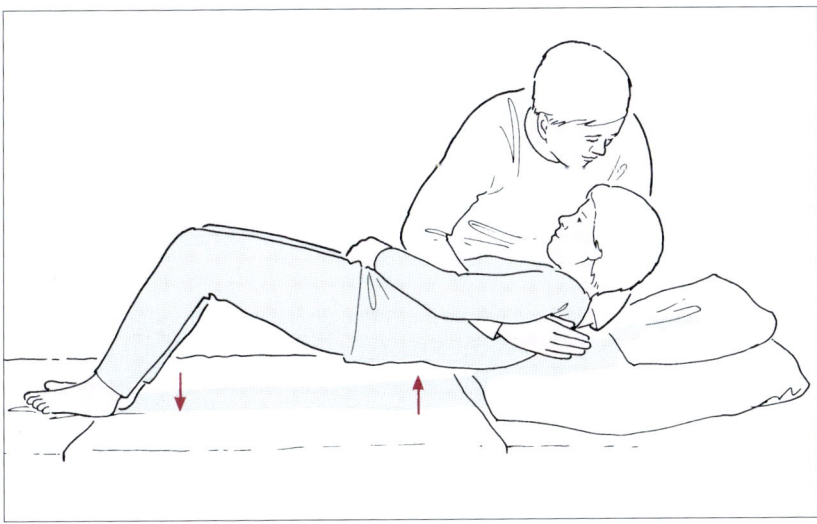

Hebegriff

Handlungsschritte

- Die Decke wird so weit zurückgefaltet, dass die Füße des Kranken frei liegen.
- Die Pflegeperson bittet den Kranken, seine Beine anzuwinkeln und die Füße auf der Matratze aufzustellen. Um ein Wegrutschen der Füße zu vermeiden, kann die Pflegeperson ein Handtuch unter die Fußsohlen legen.
- Sie vereinbart mit dem Kranken ein Zeichen, z. B. „eins – zwei – zunicken", nach dem der Kranke sich mit seinen Füßen abstößt, während die Pflegeperson ihn gleichzeitig höher legt.
- Der Kranke wird mit Hilfe des Hebegriffes höher gelegt:
  - Die Pflegeperson steht, wie auf der Abbildung gezeigt, an der rechten Seite des Kranken.
  - Die Pflegeperson fasst mit der einen Hand von hinten parallel zum Kopf unter die rechte Achselhöhle des Kranken und winkelt das Handgelenk an,
  - Mit der anderen Hand greift sie über den Körper des Kranken und führt sie von vorne so unter der Achselhöhle hindurch, dass die Achselhöhle auf dem Handgelenk (Daumenseite) liegt; die Handfläche umfasst das Schulterblatt. Beide Achseln des Kranken liegen dann auf den seitlichen Handgelenken der Pflegeperson.
- Die Pflegeperson steht in Kopfhöhe mit gegrätschten Beinen und stützt sich mit ihren Knien bzw. Oberschenkeln am Bett ab.
- Der Kranke hebt den Kopf an.
- Die Pflegeperson gibt den Hinweis: „eins – zwei – zunicken".
- Während der Kranke sich mit seinen Füßen abstößt, hebt ihn die Pflegeperson nach oben.
- Der Kranke legt den Kopf zurück.
- Die Pflegeperson vergewissert sich, dass der Kranke richtig liegt.

Beachte

Die Pflegeperson muss den Kranken nicht in die Höhe heben, sondern „führt" gewissermaßen seinen Oberkörper. Sie fängt beim Abstoßen die aus den angewinkelten Beinen des Kranken übertragene Energie auf. Die Koordination beider Bewegungen ist wichtig: Die Pflegeperson erkennt, dass der Kranke sich abstößt; der Kranke spürt, dass sein Körper nach oben geführt wird.

● **Höherlegen des Kranken: Der Kranke kann mithelfen**

Pflegeperson	►◄	Kranker
erklärt dem Kranken den Hebegriff und bittet um Mithilfe ▼		
tritt an die rechte (linke) Körperseite heran ▼		
faltet die Bettdecke ganz zurück oder entnimmt sie ▼		winkelt seine Beine an, stützt seine Füße auf der Matratze ab ▼
nimmt in Kopfhöhe des Kranken Grätschstellung ein und stützt ihre Knie gegen die Bettkante ▼		
fasst mit linker (rechter) Hand von hinten parallel zum Kopf unter die rechte (linke) Achselhöhle des Kranken und winkelt die Hand an; greift mit der rechten (linken) Hand über den Körper des Kranken von vorn unter seiner linken (rechten) Achselhöhle hindurch und unterfasst sein Schulterblatt; beide Achseln des Kranken liegen auf den seitlichen Handgelenken der Pflegeperson ▼		
		hebt seinen Kopf an und ist bereit, sich abzustoßen ▼
gibt das vereinbarte Zeichen ▼		
hebt den Kranken an ▼		stößt sich ab ▼
		senkt den Kopf ab ▼
richtet Bett und Kissen ▼		
		bestätigt, dass er gut liegt

Höherlegen des Kranken mit gleitendem Hebekissen

Der Kranke kann nicht mithelfen: Hebegriff

Vorbereitung

- Das Hebekissen wird überprüft, ob es ausreichend mit Luft gefüllt ist.
- Die Öffnung des Hebekissens muss an einer Seite oval geformt sein.
- In die Öffnung der anderen Seite wird der Metallstab bis zur Markierung eingesteckt.
- Der Kranke wird über die geplante Pflegemaßnahme informiert.
- Das Kopfteil des Pflegebettes wird abgesenkt.

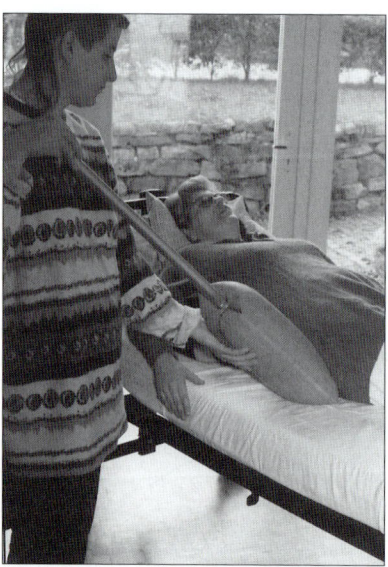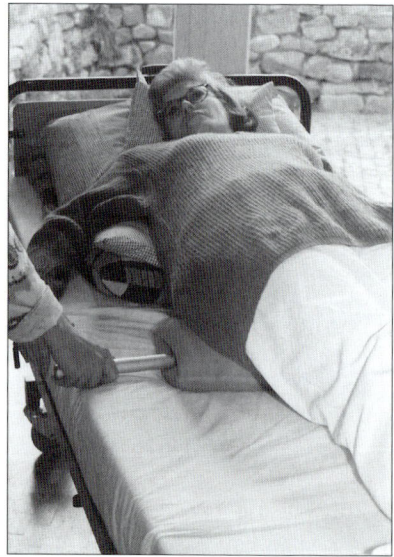

Höherlegen mit gleitendem Hebekissen

Handlungsschritte

- Der Kranke liegt auf dem Rücken und winkelt beide Beine an.
- Die Pflegeperson stellt sich in Oberkörperhöhe an das Bett, legt das Hebekissen mit der ovalen Öffnung an das Gesäß des Kranken.
  Sie achtet darauf, dass Bett- und Leibwäsche nicht vor der Öffnung des Hebekissens liegen.
- Mit der flachen Hand unterfasst sie die obere Hälfte des Hebekissens, mit der anderen Hand umfasst sie das Ende des Rollstabes.

- Sie schiebt den Rollstab in das Hebekissen ein und achtet darauf, dass sie während des Einschiebens den Stab horizontal zur Matratze absenkt.
- Der Rollstab wird so weit durchgeschoben, bis der Kranke mit seinem Gesäß auf dem Hebekissen liegt.
- Um den Kranken höher zu legen, wendet die Pflegeperson den Hebegriff an.
- Die Pflegeperson entfernt das Hebekissen, indem sie den Rollstab zurückzieht.
- Auf Wunsch des Kranken wird das Kopfteil des Bettes hoch gestellt.

Heben und Höherlegen des Kranken

Der Kranke kann nicht mithelfen: Haken-Stützgriff

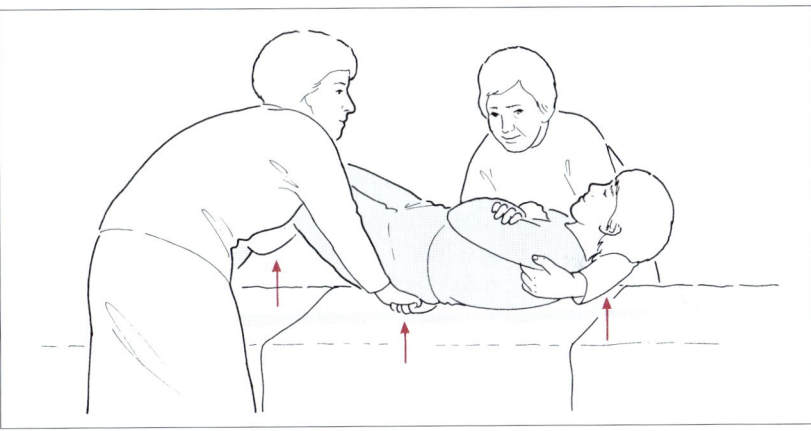

Haken-Stützgriff

Die Pflegeperson wird durch einen Helfer unterstützt.

Handlungsschritte
- Die Pflegeperson informiert den Kranken und bittet den Helfer um Unterstützung.
- Beide falten die Bettdecke ganz zurück oder entnehmen sie.
- Die Arme des Kranken werden auf seinem Oberkörper überkreuzt.
- Pflegeperson und Helfer vereinbaren ein Zeichen, nach dem sie koordiniert den Kranken anheben werden, z. B. „eins – zwei – zunicken".

- Pflegeperson und Helfer
  stehen in versetzter Stellung
  am Bett: der Helfer in Ober-
  schenkelhöhe, die Pflegeperson in Oberkörperhöhe
  des Kranken in Grätsch-
  stellung.
- Zum Heben und Höherlegen
  des Kranken wird der „Haken-
  Stützgriff" angewendet:
  – Pflegeperson und Helfer
    heben mit ihren linken Hän-
    den das Gesäß des Kranken
    etwas an.

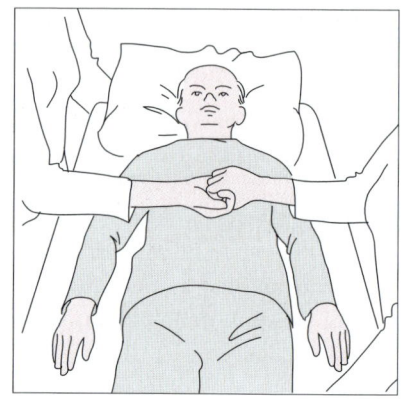

Verhaken der Hände

  – Beide verhaken ihre rechten Hände im Hakengriff (Handrücken
    flach) unter der Gesäßmitte des Kranken.
  – Die Pflegeperson greift mit ihrem linken Arm hinter den Nacken
    des Kranken und umfasst sein Schultergelenk.
  – Der Helfer umfasst mit dem linken Arm die Beine des Kranken
    unterhalb der Knie.
- Nach dem vereinbarten Zeichen „eins – zwei – zunicken" heben sie
  den Kranken gemeinsam an und legen ihn höher.
- Pflegeperson und Helfer lösen ihren Griff. Die Arme des Kranken
  können wieder seitlich an seinen Körper gelegt werden.
- Beide vergewissern sich, dass der Kranke gut liegt, und decken
  ihn wieder zu.

● **Heben und Höherlegen des Kranken: Der Kranke kann nicht mithelfen**

Pflegeperson ▶◀	**Helfer** ▶◀	**Kranker**

treten an das Pflegebett
▼

informiert den Kranken
und den Helfer
▼

falten Bettdecke ganz zurück oder entnehmen sie
▼

bilden mit ihren rechten Händen den Hakengriff
und unterfassen die Gesäßmitte des Kranken
▼

bestätigt, dass die
Hände unter seinem
Gesäß nicht drücken
▼

unterstützt mit dem linken Arm den Nacken des Kranken und umfasst mit der Hand sein Schultergelenk	umfasst mit dem linken Arm die Beine des Kranken unterhalb der Knie

▼

nach dem vereinbarten Zeichen der Pflegeperson
heben sie den Kranken an und legen ihn höher
▼

lösen den Haken-Stützgriff und die überkreuzten
Arme des Kranken
▼

überprüfen die Lage des Kranken und
richten Bett und Kissen
▼

teilt mit, ob er
gut liegt

Wechseln der Unterlage

Der Kranke kann mithelfen

Vorbereitung
- Zur Ablage der Kopfkissen stellt man einen Stuhl bereit.
- Ein Behälter wird am Fußende des Bettes abgestellt.
- Die frische Unterlage wird vorbereitet:
  Dazu entfaltet man die Unterlage zur vollen Länge und achtet darauf, dass sie nicht den Boden berührt.
  Mit beiden Händen wird die Unterlage bis zur Hälfte aufgerollt und griffbereit abgelegt.

Handlungsschritte
- Die Pflegeperson tritt an eine Bettseite und legt die Bettdecke der Länge nach etwa auf ein Drittel zusammen, sodass sie auf der anderen Bettseite liegt.
- Der Kranke wird auf diese Seite gedreht und hat durch die zusammengelegte Decke Halt:
  - Der Kranke winkelt dazu den von der Pflegeperson abgewandten Arm ab, den anderen legt er auf seinen Körper.
  - Das der Pflegeperson zugewandte Bein winkelt er an und stellt den Fuß auf die Matratze.
  - Die Pflegeperson unterstützt mit ihren flachen Händen Rücken und Gesäß des Kranken und dreht ihn vorsichtig zur Seite.
  - Sie streckt das auf der Matratze liegende Bein des Kranken. Das angewinkelte Bein liegt auf der zusammengelegten Bettdecke.

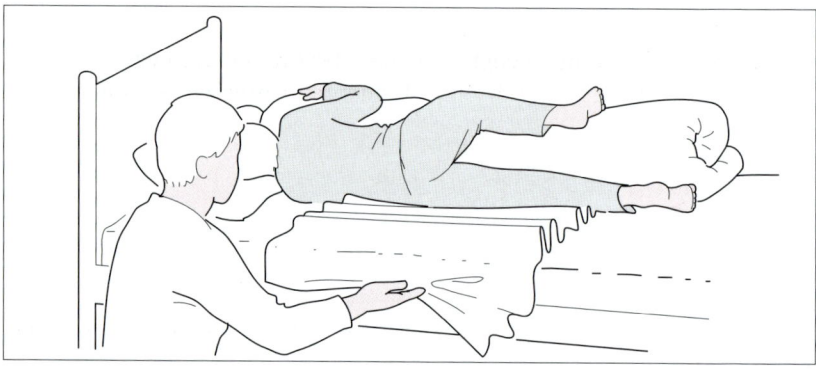

Wechseln der Unterlage

- Die Pflegeperson fragt den Kranken nach seinem Befinden und prüft, ob er sicher liegt.
- Sie entnimmt beide Kopfkissen und legt sie auf dem Stuhl ab.
- Sie löst die gebrauchte Unterlage und legt sie bis dicht an den Kranken zusammen.
- Sie glättet das Betttuch und steckt es unter der Matratze ein.
- Sie nimmt die vorbereitete Unterlage, legt sie an die gebrauchte Unterlage und steckt die neue Unterlage an der Bettseite ein.
- Sie schüttelt die Kissen auf und legt sie zurück ins Bett.
- Der Kranke streckt das angewinkelte Bein und gleitet zurück auf seinen Rücken.
- Die Pflegeperson wechselt auf die andere Seite des Bettes und legt die längs zusammengelegte Bettdecke auf die gegenüberliegende Bettseite. Der Kranke wird nun auf diese Seite gedreht:
  - Der Kranke winkelt dazu den von der Pflegeperson abgewandten Arm ab, den anderen Arm legt er auf seinen Körper.
  - Das der Pflegeperson zugewandte Bein winkelt er an und stellt den Fuß auf die Matratze.
  - Die Pflegeperson unterstützt mit ihren flachen Händen Rücken und Gesäß des Kranken und dreht ihn vorsichtig zur Seite.
  - Der Kranke streckt das auf der Matratze liegende Bein und legt das angewinkelte Bein auf die zusammengelegte Bettdecke.
- Die Pflegeperson überzeugt sich, dass der Kranke sicher liegt.
- Sie löst die gebrauchte Unterlage, legt sie zusammen, entnimmt sie und gibt sie in den Behälter. Dann glättet sie das Betttuch.
- Sie rollt die frische Unterlage ganz aus, strafft sie und steckt sie ein.
- Sie bringt beide Kopfkissen in die richtige Lage und zieht das Nachthemd glatt.
- Der Kranke streckt das angewinkelte Bein aus und gleitet zurück auf seinen Rücken.
- Die Pflegeperson überzeugt sich, dass der Kranke gut liegt.
- Sie trägt den Behälter mit der gebrauchten Unterlage aus dem Zimmer.

Beachte

Auf diese Weise kann in einem Arbeitsvorgang auch das Betttuch gewechselt werden. Zur Vorbereitung wird das frische Betttuch der Länge nach bis zur Hälfte eingerollt. Falls das Bett nicht an der Wand steht, ist der Kranke gegebenenfalls durch ein Bettgitter zu sichern.

● **Wechseln der Unterlage: Der Kranke kann mithelfen**

Pflegeperson	►◄	Kranker
legt die Bettdecke zusammen ▼		stimmt zu, dass die Unterlage gewechselt wird ▼
		winkelt den Arm ab, legt den anderen Arm über seinen Körper und winkelt ein Bein an ▼
unterfasst mit flachen Händen Rücken und Gesäß des Kranken und dreht ihn zur Seite ▼		
entnimmt beide Kopfkissen ▼		liegt auf der Seite, abgestützt durch die längs zusammengelegte Bettdecke
rollt die gebrauchte Unterlage zusammen, glättet das Betttuch und steckt es ein ▼		
legt die vorbereitete Unterlage ein und steckt sie fest ▼		
schüttelt beide Kissen auf und legt sie ins Bett ▼		▼
		streckt das angewinkelte Bein und legt sich auf den Rücken ▼
wechselt auf die andere Bettseite und legt die Bettdecke auf die andere Seite ▼		
		winkelt den Arm ab, legt den anderen auf seinen Körper und winkelt ein Bein an ▼
unterfasst mit flachen Händen Rücken und Gesäß und dreht den Kranken zur Seite ▼		
löst gebrauchte Unterlage und legt sie in den Behälter ▼		liegt auf der Seite, abgestützt durch die längs zusammengelegte Bettdecke
glättet das Betttuch, rollt die Unterlage aus und steckt sie ein, bringt beide Kopfkissen in richtige Lage ▼		
		▼
		streckt das angewinkelte Bein und legt sich zurück auf den Rücken ▼
überprüft die Lage des Kranken und deckt ihn zu ▼		bestätigt, dass er gut liegt ▼
versorgt die gebrauchte Unterlage		

Wechseln der Unterlage

Der Kranke kann nicht mithelfen

Vorbereitung

- Zur Ablage der Kopfkissen stellt man einen Stuhl bereit, gegebenenfalls einen zweiten an das Fußende zur Ablage der Bettdecke.
- Ein Behälter wird am Fußende des Bettes abgestellt.
- Die frische Unterlage wird vorbereitet:
  Dazu entfaltet man die Unterlage zur vollen Länge und achtet darauf, dass sie nicht den Boden berührt.
  Mit beiden Händen wird die Unterlage bis zur Hälfte aufgerollt und griffbereit abgelegt.

Handlungsschritte

- Die Pflegeperson tritt an die eine, der Helfer an die andere Seite des Bettes.
- Beide falten die Bettdecke bis zur Taille zurück.
- Mit Hilfe des „Stützgriffes zu zweit" wird der Kranke aufgerichtet.
- Während der Helfer den Kranken stützt, entnimmt die Pflegeperson die Kissen und legt sie auf den Stuhl.
- In der Zwischenzeit bittet der Helfer den Kranken, einige Atemzüge bewusst tief durchzuführen.
- Gemeinsam wird der Kranke wieder zurückgelegt.
- Die Bettdecke wird ganz zurückgefaltet und/oder entnommen.
- Beide lösen an den Bettseiten die Unterlage.
- Der Kranke wird zunächst auf die Seite des Helfers gedreht:
  – Falls es dem Kranken selbst nicht mehr möglich ist, winkelt der Helfer den ihm zugewandten Arm des Kranken ab.
  – Die Pflegeperson legt den anderen Arm des Kranken über dessen Körper; sie winkelt das ihr zugewandte Bein des Kranken an.
  – Der Helfer übergreift den Körper des Kranken und unterfasst mit der einen Hand das Schultergelenk, mit der anderen Hand umfasst er den Oberschenkel oberhalb des Kniegelenkes.
  – Die Pflegeperson unterstützt mit ihren flachen Händen Rücken und Gesäß, und gemeinsam wird der Kranke auf die Seite gedreht.
  – Der Helfer sichert den Kranken und beobachtet sein Aussehen.
  – Die Pflegeperson streckt das auf der Matratze aufliegende Bein des Kranken. Sie verhakt die Zehen des angewinkelten Beines hinter der Ferse des anderen Fußes.

- Danach rollt die Pflegeperson die gebrauchte Unterlage bis an den Körper des Kranken heran und glättet das Betttuch.
- Sie nimmt die vorbereitete Unterlage und legt sie an die gebrauchte Unterlage.
- Sie steckt die neue Unterlage an der Bettseite unter der Matratze ein.
- Die Pflegeperson streckt nun das angewinkelte Bein des Kranken, stützt danach Gesäß und Rücken, und gemeinsam lassen sie den Kranken in Rückenlage zurückgleiten.
- Dem Kranken wird etwas Ruhe gewährt.
- Anschließend drehen beide den Kranken vorsichtig auf die Seite der Pflegeperson:
  - Die Pflegeperson winkelt den ihr zugewandten Arm des Kranken ab. Der andere Arm liegt über dem Körper des Kranken.
  - Der Helfer winkelt das ihm zugewandte Bein des Kranken an.
  - Die Pflegeperson übergreift den Körper des Kranken, unterfasst mit der einen Hand das Schultergelenk, mit der anderen Hand umfasst sie den Oberschenkel.
  - Der Helfer unterstützt mit seinen flachen Händen Rücken und Gesäß, und gemeinsam wird der Kranke auf die Seite der Pflegeperson gedreht.
  - Die Pflegeperson sichert den Kranken und beobachtet sein Aussehen.
  - Der Helfer streckt das auf der Matratze liegende Bein des Kranken, verhakt die Zehen des angewinkelten Beins hinter der Ferse des anderen Fußes.

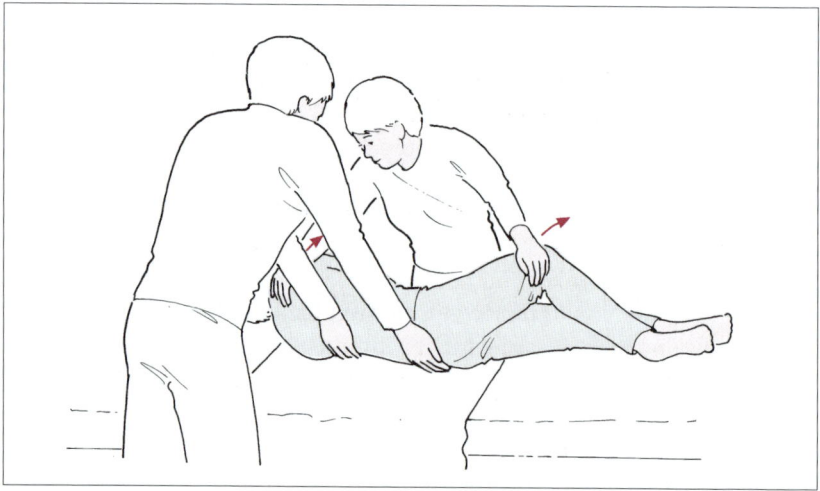

Drehen zur Seite

- Während die Pflegeperson den Kranken sichert und beobachtet, entnimmt der Helfer die gebrauchte Unterlage und legt sie in den Behälter.
- Dann rollt er die frische Unterlage ganz aus, strafft Betttuch und Unterlage und steckt beide unter die Matratze ein.
- Der Helfer streckt nun das angewinkelte Bein des Kranken, stützt danach Gesäß und Rücken, und gemeinsam lassen sie den Kranken in Rückenlage zurückgleiten.
- Der Kranke wird bis zur Taille zugedeckt.
- Zum Einlegen der Kissen wird der Kranke mit Hilfe des „Stützgriffes zu zweit" aufgerichtet.
- Die Pflegeperson legt die Kissen ein und streicht das Nachthemd glatt.
- Beide legen den Kranken vorsichtig zurück.
- Sie vergewissern sich, dass der Kranke gut liegt und decken ihn zu.
- Die Pflegeperson trägt den Behälter mit der gebrauchten Unterlage aus dem Raum.

Beachte

Bei einem Kranken, der das Bett nicht verlassen soll, kann auf diese Weise in einem Arbeitsvorgang auch das Betttuch gewechselt werden.

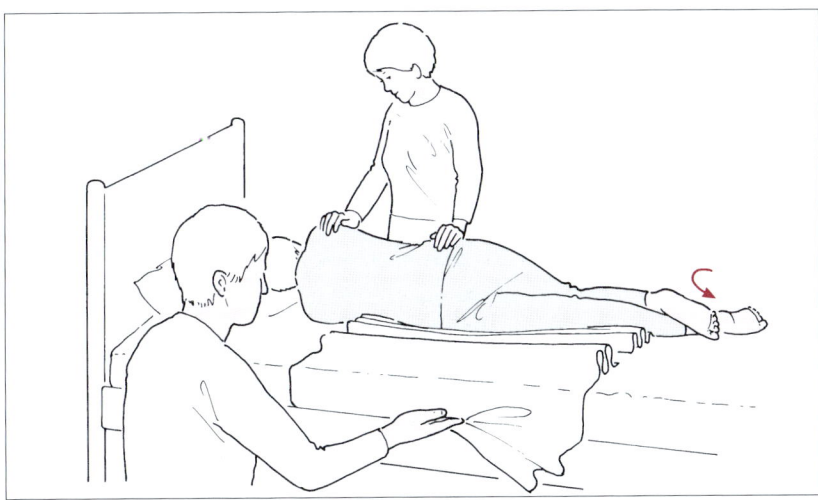

Wechseln der Unterlage

● **Wechseln der Unterlage: Der Kranke kann nicht mithelfen**

Pflegeperson ▶◀	Helfer ▶◀	Kranker
treten an das Pflegebett		Kranker stimmt zu, dass die Unterlage gewechselt wird
▼		▼
falten die Decke bis zur Taille zurück		
▼		
heben den Kranken mit dem Stützgriff an		
▼		
entnimmt Kissen	stützt Kopf und Rücken	atmet nochmals tief durch
▼	▼	▼
legen den Kranken zurück		
▼		
lösen die Unterlagen an den Seiten		
▼		
legt anderen Arm des Kranken über dessen Körper und unterfasst mit flachen Händen Rücken und Gesäß des Kranken	winkelt den ihm zugewandten Arm des Kranken ab, greift über den Körper des Kranken und fasst ihn an Schulter und Oberschenkel	
	▼	
▼		
drehen den Kranken zur Seite des Helfers		
▼		
rollt die gebrauchte Unterlage zusammen, legt die vorbereitete Unterlage ein und steckt diese fest	beobachtet das Aussehen des Kranken und ermuntert ihn zum regelmäßigen Durchatmen	
▼		
legt vorbereitete Unterlage ein und steckt diese fest		
	▼	

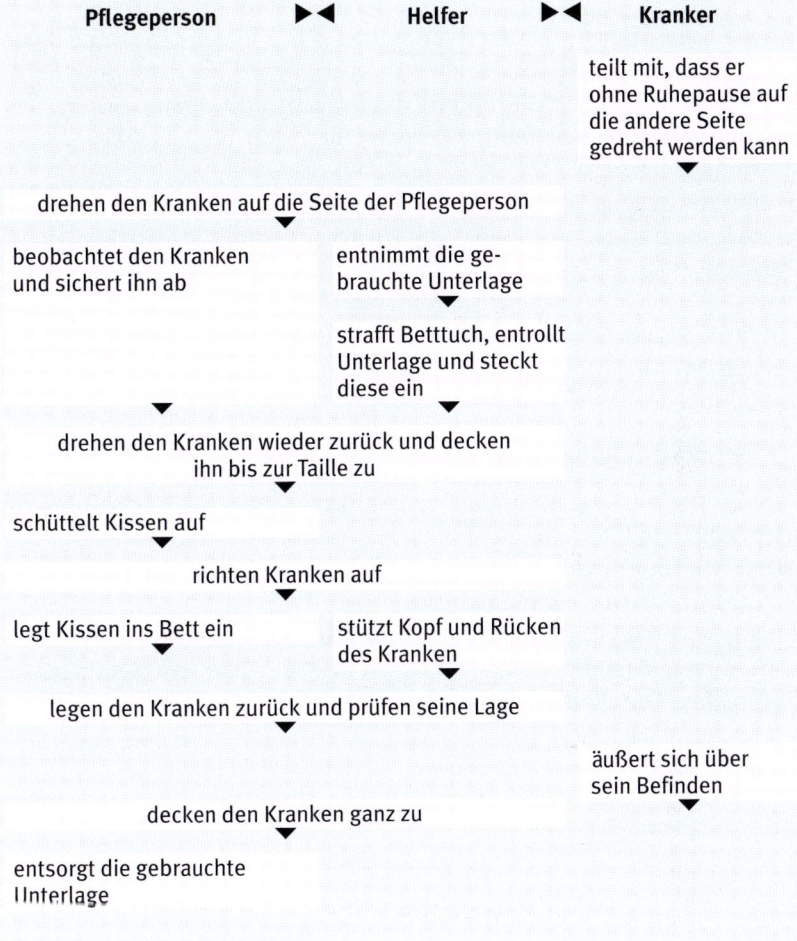

Pflegeperson	▶◀	Helfer	▶◀	Kranker
				teilt mit, dass er ohne Ruhepause auf die andere Seite gedreht werden kann ▼
drehen den Kranken auf die Seite der Pflegeperson ▼				
beobachtet den Kranken und sichert ihn ab		entnimmt die gebrauchte Unterlage		
		strafft Betttuch, entrollt Unterlage und steckt diese ein ▼		
▼				
drehen den Kranken wieder zurück und decken ihn bis zur Taille zu ▼				
schüttelt Kissen auf ▼				
richten Kranken auf ▼				
legt Kissen ins Bett ein ▼		stützt Kopf und Rücken des Kranken ▼		
legen den Kranken zurück und prüfen seine Lage ▼				
				äußert sich über sein Befinden ▼
decken den Kranken ganz zu ▼				
entsorgt die gebrauchte Unterlage				

Lagerungen

Jede Lagerung von kranken Menschen sollte folgenden Grundsätzen entsprechen. Sie muss

- zur Entspannung und Erholung des Kranken beitragen,
- eine Entlastung bestimmter Körperstellen, z. B. der Gelenke, ermöglichen,
- eine zusätzliche Schädigung des Kranken vermeiden,
- einen Beitrag zur Erhaltung und Förderung seiner Selbstständigkeit leisten.

Werden diese Grundsätze berücksichtigt, trägt die Lagerung wesentlich zum Wohlbefinden des Kranken bei.

Flache Rückenlagerung

Sie dient zur allgemeinen Entspannung sowie zur Entlastung von Wirbelsäule und Becken.

- Zur Erleichterung der Atmung und zur Muskelentspannung die Arme und Beine leicht anwinkeln,
- Unterschenkel und Kniekehlen durch Unterlegen eines Kissens so abstützen, dass die Fersen frei liegen und die Füße so abgestützt werden, dass kein Spitzfuß entstehen kann.

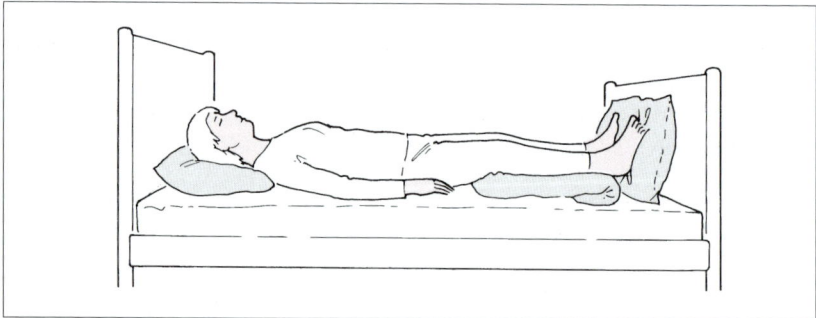

Flache Rückenlagerung

Beinhochlagerung

Sie verbessert den Rücktransport des Blutes aus den Venen zum Herzen. Damit dient sie der Thromboseprophylaxe und der Verringerung von Wasseransammlungen (Ödemen) in den Beinen (siehe Seite 106).

- Beine auf keilförmigem Kissen hochlagern.
- Darauf achten, dass die Hochlagerung bereits im Oberschenkelbereich beginnt,
- die Fersen hohl gelagert und die Füße abgestützt sind.

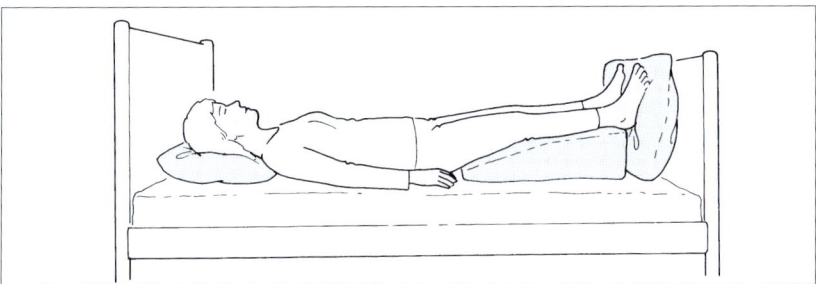

Beinhochlagerung

Oberkörperhochlagerung

Sie ist hilfreich beim Essen, bei der Unterhaltung, zur Kreislaufbelebung, zur Erleichterung der Atmung, als Prophylaxe gegen Lungenentzündung und zur Durchführung der Körperpflege.

- Falls das Kopfteil des Bettes nicht höhenverstellbar ist, mit „stabiler Rampe" und Kopfkissen für gewünschte Höhe und Rückenunterstützung sorgen, Wirbelsäule im Becken- und Hüftbereich (nicht im Brustbereich) krümmen.

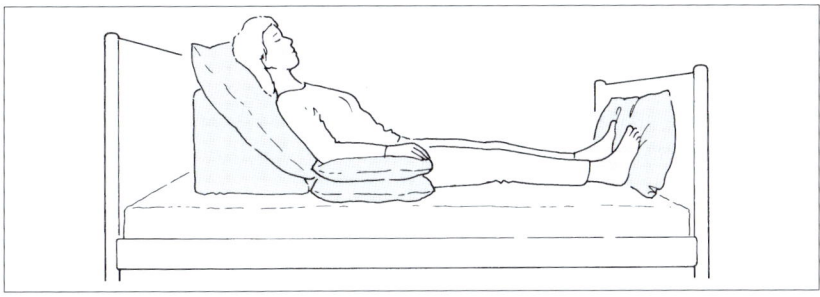

Oberkörperhochlagerung

- Füße abstützen, damit der Kranke nicht im Bett herunterrutscht,
- Arme seitlich lagern und abstützen.

Seitenlagerung

Die rechte Seitenlagerung dient zur besseren Durchlüftung der Lunge, falls eine Oberkörperlagerung nicht möglich ist. Die Seitenlagerung ist auch als Erste-Hilfe-Lagerung bei Bewusstlosigkeit besonders geeignet.

- Kranken zur Seite drehen und Rücken mit einem Kissen abstützen, um ein Zurückgleiten zu verhindern,
- unter den Kopf ein Stützkissen legen,
- das untere Bein strecken, das obere leicht nach vorne ziehen und auf einem Kissen lagern,
- die Armlagerung kann verschieden sein; es empfiehlt sich, den unten liegenden Arm seitlich vor dem Körper zu lagern, den oben liegenden Arm zu beugen und mit einem Kissen abzustützen.

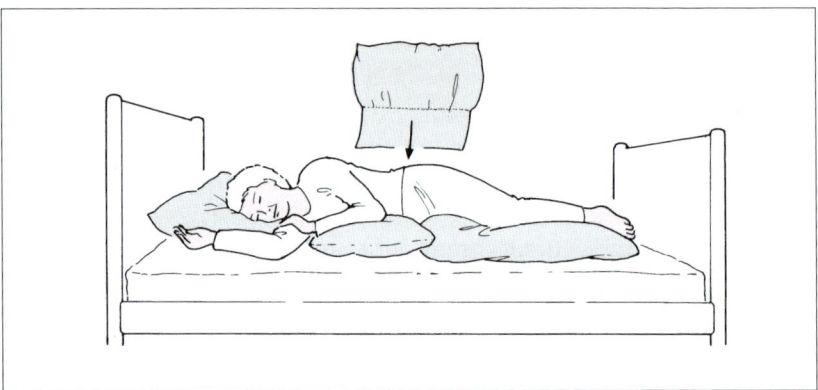

Seitenlagerung

30-Grad-Schräglagerung

Sie gilt als risikoarme Lagerung und ist eine zur Dekubitus-Prophylaxe sehr geeignete Lagerung, weil dabei die am meisten gefährdeten Körperstellen optimal druckentlastet werden.

- Kopf mit kleinerem Kissen gut stützen,
- durch seitliches Unterschieben von zwei weichen Kissen eine 30°-Schräglage herstellen; gegebenenfalls ist das andere Bein so abzustützen, dass Knie, Unterschenkel und Knöchel druckentlastet

werden; die Lagerung ist richtig, wenn sich die flache Hand der Pflegeperson leicht unter Kreuzbein und Hüfte schieben läßt,

* durch den Einsatz von Lagerungskeilen, die unter die Matratze geschoben werden, kann eine solche 30°-Lagerung ebenfalls erreicht werden.

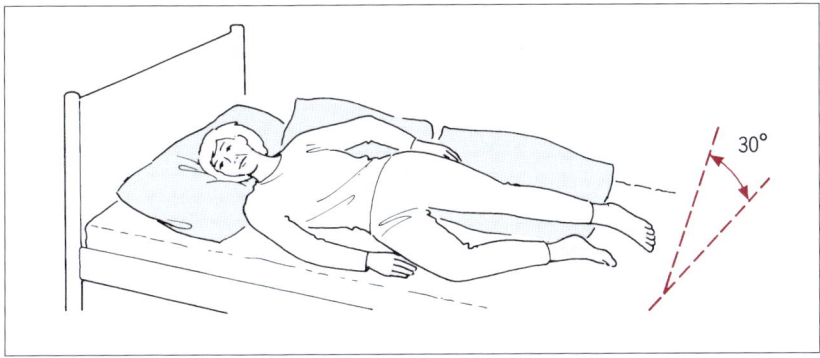

30-Grad-Schräglagerung

Schiefe Ebene

Eine Schräglagerung wird durch den Einsatz von Lagerungskeilen, die unter die Matratze geschoben werden, erreicht.

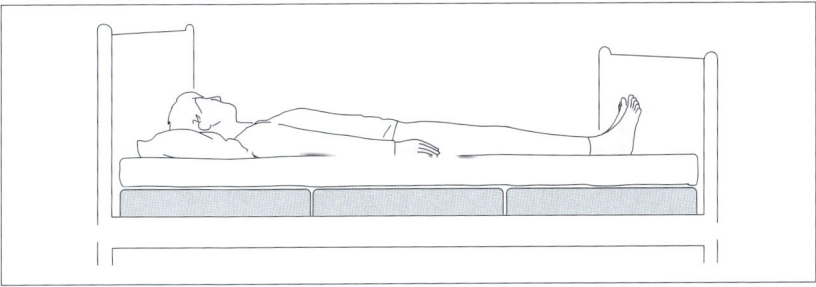

Schiefe Ebene

135-Grad-Lagerung

Mit dieser Lagerung kann die Bauchlage ersetzt werden, die ältere Kranke oft als unangenehm empfinden. Die 135°-Lagerung lässt sich anwenden, wenn beispielsweise ein Dekubitus im Rückenbereich zu behandeln ist.

- Ein großes, weiches Kissen wird so unter den Oberkörper gebracht, dass auch der Beckenkamm abgestützt ist.
- Ein Stützkissen dient zur bequemen Lagerung des Kopfes.
- Mit einem weiteren Kissen wird das oben liegende Bein abgestützt.
- Gegebenenfalls ist der unten liegende Fuß mit einem kleinen Kissen zu unterstützen.

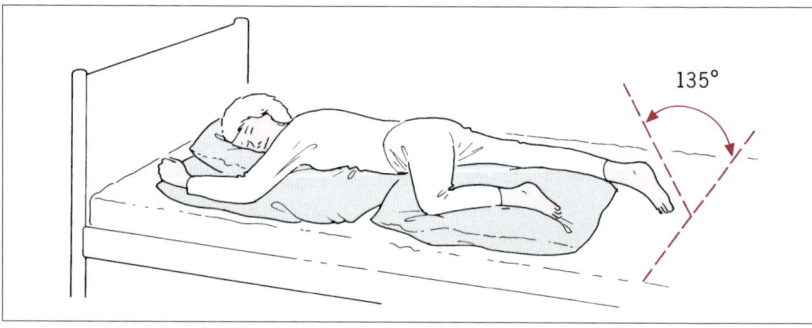

135-Grad-Lagerung

Pflegehandeln bei halbseitig gelähmten Kranken

Damit ein Kranker mit Halbseitenlähmung eine gewisse Selbstständigkeit erreicht, ist bei der Pflege und Betreuung ein Zusammenwirken von ärztlicher Behandlung, Physiotherapie, Ergotherapie, Sprachtherapie und Pflege von größter Wichtigkeit. Nur so können die einzelnen Therapie- und Hilfeleistungen sinnvoll in ein ganzheitliches Pflegekonzept integriert werden.

Ein Hauptproblem von Kranken mit Halbseitenlähmung besteht darin, dass ihr Körpergefühl für die beeinträchtigte Seite mehr oder weniger stark gestört ist. Dadurch besteht die Neigung, alle Gegenstände,

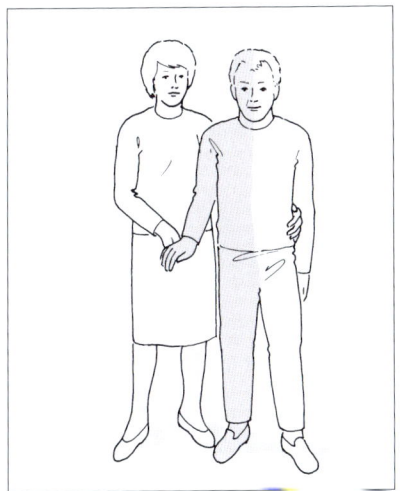

Führen von der Seite

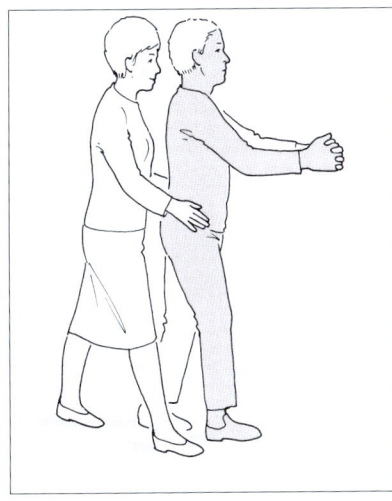

Führen von hinten

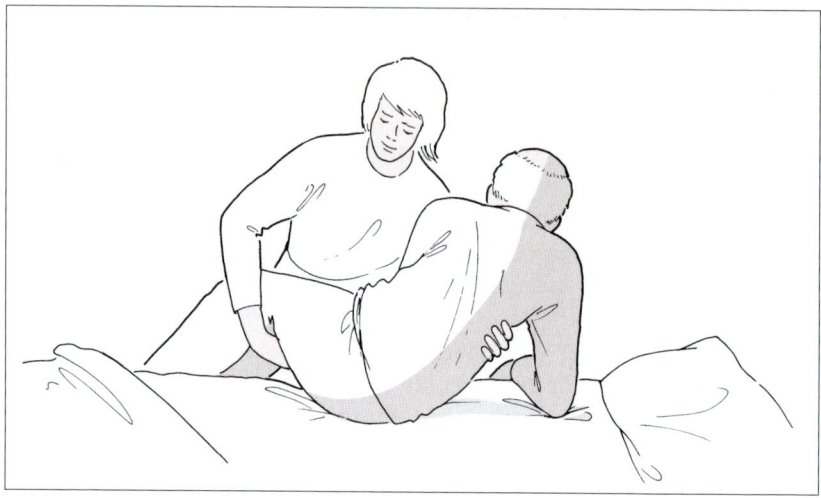

Aufrichten des Kranken

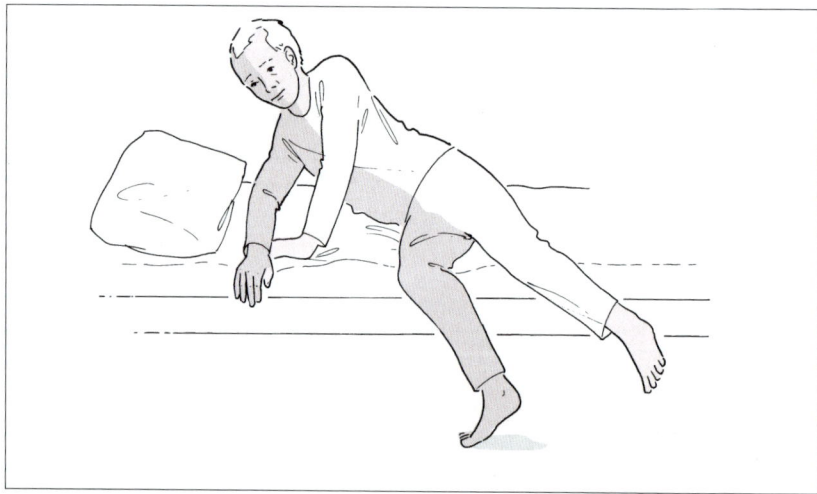

Selbstständiges Aufrichten

Personen oder Ereignisse, die auf dieser Seite stattfinden, zu „ignorieren". Pflegende sind in solchen Situationen oft geneigt, den Kranken von der gesunden Seite her „anzusprechen" und alle Pflegehandlungen von dieser Seite her durchzuführen. Auf diese Weise verliert der Kranke noch mehr die „Beziehung" zur gelähmten Körperseite. Um die geschädigte Seite zu trainieren, sollten bei ihm Hilfeleistungen und Aktivitäten deshalb über die beeinträchtigte Seite ausgeführt werden.

Liegen des Kranken auf dem Rücken

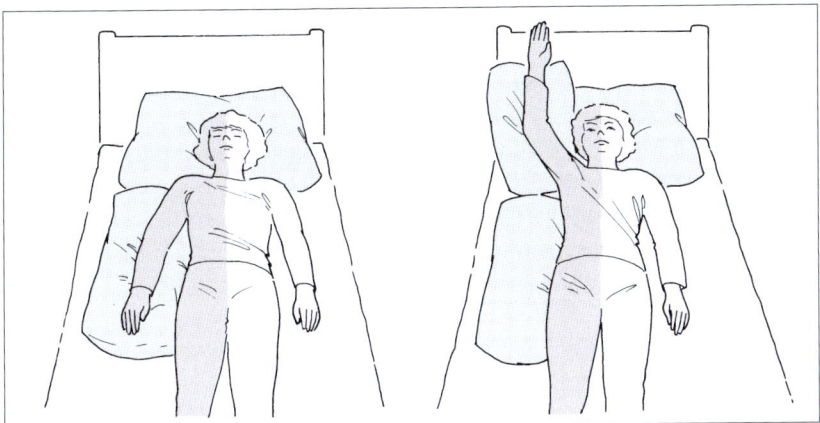

Liegen auf dem Rücken

- Rumpf gerade, Kopf auf Kissen mit Blick nach der gelähmten Seite lagern.
- Schulter und Arm der gelähmten Seite mit gestrecktem Arm auf dem Kissen lagern, Hand und Finger sind geöffnet.
- Zugleich werden mit diesem Kissen Gesäß und Oberschenkel der gelähmten Seite so unterstützt, dass eine Außendrehung des Beines verhindert wird.

Sitzen des Kranken im Bett

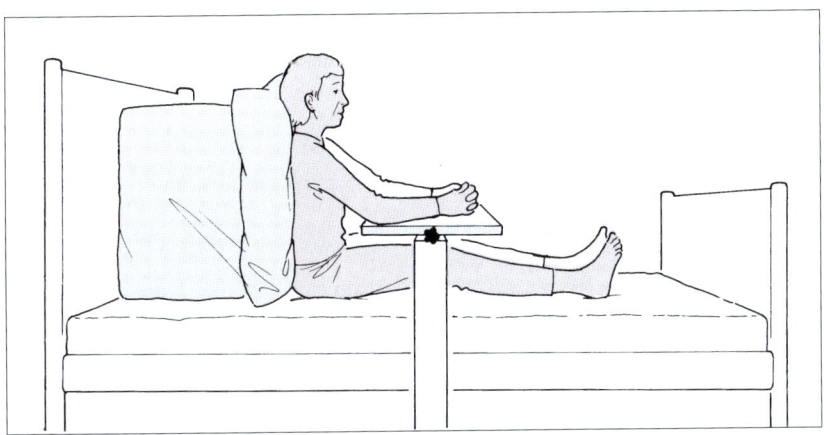

Aufrechtes Sitzen

- Rücken mit Kissen so abstützen, dass der Oberkörper des Kranken gerade gehalten wird. Das Bett bleibt dazu flach gestellt.
- Beim aufrechten Sitzen im Bett ist auf folgende Sitzhaltung zu achten:
  - Der Oberkörper des Kranken ist aufrecht zu halten; dazu muss die Hüftabknickung im rechten Winkel (90°) erfolgen.
  - Diese Haltung gilt es durch einen Lagerungsblock, der auch den Kopf abstützt, und durch ein Kissen zu sichern.
- Zur Unterstützung des Gleichgewichtes wird vor den Kranken ein Betttisch geschoben, auf dem er die Arme abstützen kann.
- Kniekehle und Füße werden mit weichen Kissen abgestützt. Alternative:
  Wenn der Kranke ein geeignetes Pflegebett hat, lässt sich die aufrechte Haltung durch das hoch gestellte Kopfteil erzielen.

Liegen auf der gelähmten Seite

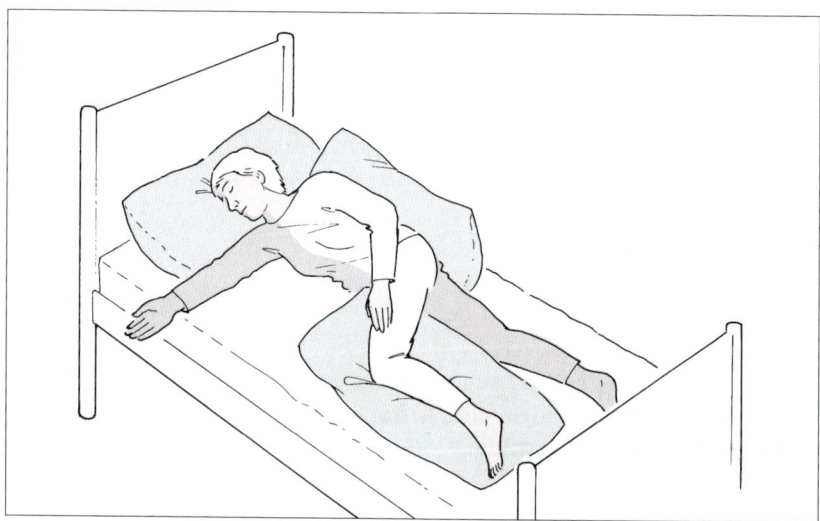

Liegen auf der gelähmten Seite

Da diese Lagerung das Gefühl des Kranken für seine gelähmte Körperseite verbessert, sollte sie möglichst oft durchgeführt werden.
- Der Kopf liegt auf einem weichen Kissen.
- Die gelähmte Schulter wird vorgezogen.
- Der Ellbogen ist gestreckt, die Handfläche weist mit geöffneten Fingern nach oben,

- Der Rücken wird mit einem Kissen abgestützt.
- Das beeinträchtigte Bein ist im Hüftgelenk gestreckt, im Kniegelenk leicht gebeugt.
- Das gesunde Bein wird vor dem gelähmten Bein auf einem weichen Kissen gelagert.

Liegen auf der gesunden Seite

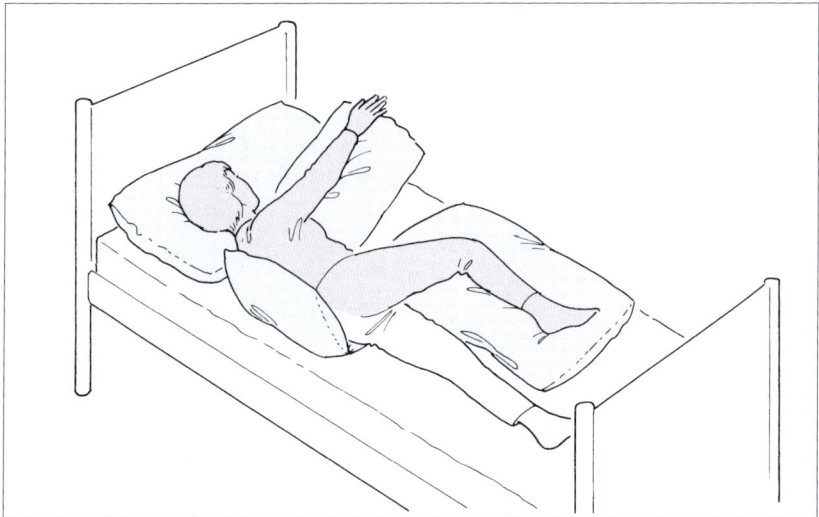

Liegen auf der gesunden Seite

- Das Bett ist flach gestellt: Der Kopf liegt auf einem weichen Kissen.
- Die beeinträchtigte Schulter wird vorgezogen, der Arm mit gestrecktem Ellenbogen auf einem Kissen gelagert; der Handrücken ist nach oben gerichtet, die Finger sind geöffnet.
- Der Rücken wird abgestützt.
- Das gesunde Bein wird ausgestreckt gelagert, das gelähmte Bein mit gebeugtem Knie nach vorne auf ein weiches Kissen gelegt.

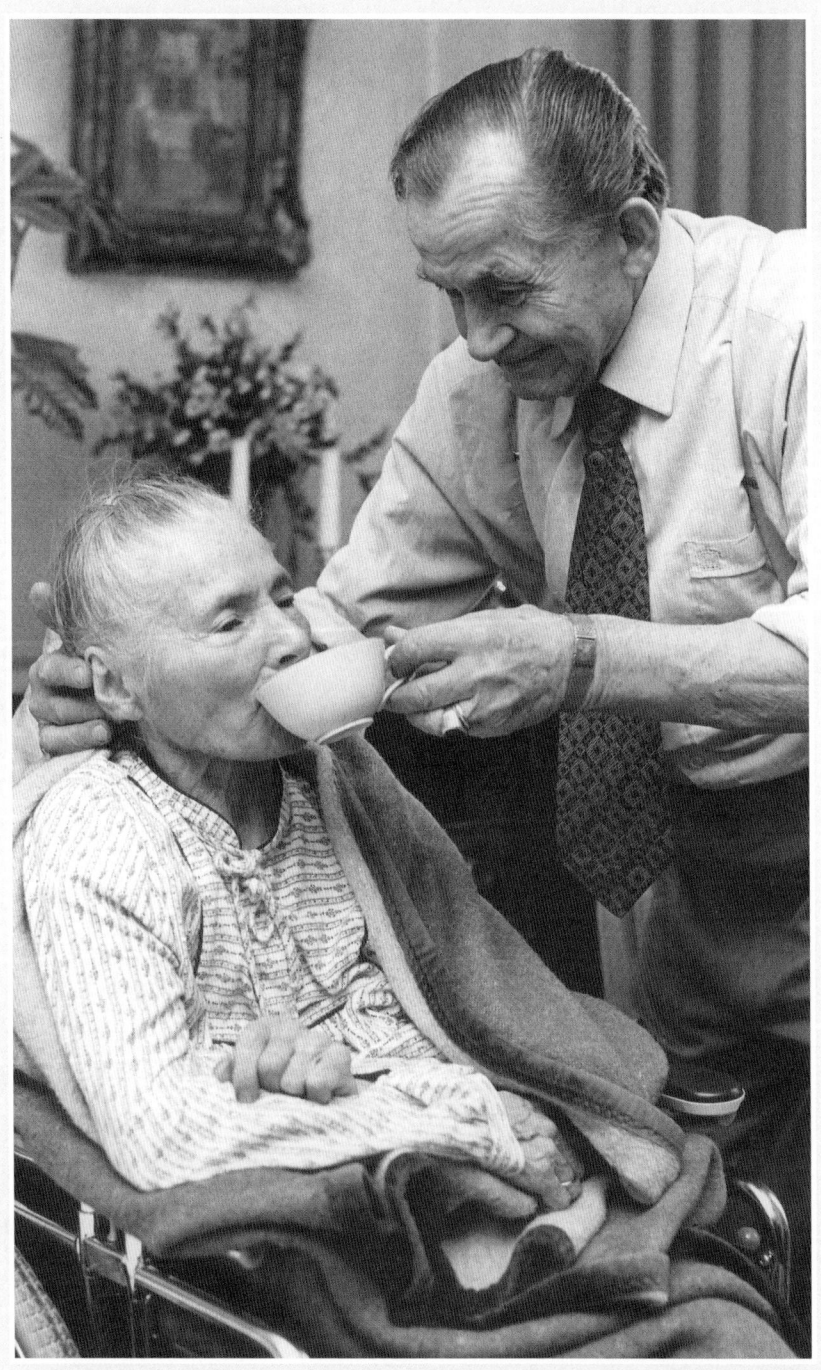

7

Sich gesund ernähren

Energiegewinnung durch Nahrung
Bedeutung von Wasser für den menschlichen Körper
Nährstoffe
Energiebedarf des Menschen
Ausgewogene Ernährung

Ernährung des alternden und kranken Menschen
Veränderter Energiebedarf
Die Kost für den kranken Menschen

Darreichung von Speisen und Getränken
Ausgewählte Ess- und Trinkhilfen
Essen und Trinken

Energiegewinnung durch Nahrung

Gesunde Ernährung ist für das Wohlbefinden eines kranken Menschen ebenso wichtig wie ein gut vorbereitetes Pflegebett, die Berücksichtigung der Prophylaxe oder die richtige Einnahme von Medikamenten. Der Mensch nimmt Nahrung zu sich, um seinen Organismus zu „beleben" und zu erhalten (Kreislauf, Körpertemperatur, Stoffwechsel, Zellaufbau, Abwehr von Krankheiten). Um verstehen zu können, welche Art von Nahrung der Mensch benötigt und was diese bewirkt, sollte man die Zusammensetzung des menschlichen Körpers kennen: Er besteht zu 60–70 % aus Wasser, zu 20 % aus Eiweiß, zu 4–10 % aus Fetten, zu 1 % aus Kohlenhydraten und Spuren von Vitaminen. Es finden sich:

- Wasser im Blut und in der Lymphe (Gewebeflüssigkeit) sowie in allen Zellen,
- Eiweiß in allen Körperzellen: ohne Eiweiß kein Leben,
- Fette, vor allem im Unterhautgewebe und als Bauchfett,
- Mineralien als Kalzium in den Knochen,
- Eisen in den roten Blutkörperchen,
- Kohlenhydrate, vor allem in der Leber und in der Muskulatur,
- Vitamine (A-K) in Spuren.

Bei der Aufnahme und Verarbeitung der Nahrung geht es vor allem um Energiegewinnung. Dabei werden 60 % Wärmeenergie und 40 % chemische Energie frei. Die Wärmeenergie dient dem Erhalt der Körpertemperatur. Die chemische Energie ist für die Aufrechterhaltung der Vorgänge im Körper und für Arbeitsleistungen notwendig.

Bedeutung von Wasser für den menschlichen Körper

Rund 70 % des Wassers im menschlichen Körper befindet sich in den Zellen. Die restlichen 30 % sind als Blutflüssigkeit in den Blutgefäßen enthalten sowie als Gewebeflüssigkeit (Lymphe) in den Lymphgefäßen und zwischen den Zellen. Wasser ist demnach ein unverzichtbarer Baustoff des menschlichen Körpers. Zugleich ist es auch ein wichtiges Lösungsmittel. Kristalline Stoffe, z. B. Kochsalz, lösen sich in Wasser. Hierdurch wird der Transport von gelösten Mineralstoffen und Stoffwechselprodukten ermöglicht (siehe Seite 65).

Wasser ist lebensnotwendig. Wer zu wenig trinkt, bekommt dies bald zu spüren: Die Verdauung gerät ins Stocken, es kommt häufiger zu Harnwegsentzündungen, und die Haut wird schlaff. Das Blut in den Gefäßen verliert seine Fließkraft und kann die Gehirnzellen nicht mehr ausreichend mit Sauerstoff und Nährstoffen versorgen, Konzentrationsstörungen sind die Folge.

Flüssigkeitsaufnahme

Der tägliche Flüssigkeitsbedarf beträgt mindestens 2,5 Liter. Die Flüssigkeitszufuhr erfolgt durch Getränke, Obst, Gemüse, flüssige und halbfeste Nahrung. Ein gesunder Erwachsener sollte täglich etwa 1,5 bis 2,5 Liter an Getränken zu sich nehmen. Kaffee, schwarzer Tee, Bier, Wein und andere Alkoholika sind bei dieser Menge nicht mitzurechnen. Sie wirken entwässernd und entziehen dem Körper letztlich mehr Flüssigkeit, als zugeführt wird.

Der Flüssigkeitsbedarf eines Menschen erhöht sich in trockenem, heißem Klima, bei körperlicher Betätigung, aber auch bei einigen Stoffwechselerkrankungen, Durchfall und Fieber. In Ausnahmesituationen kann der Flüssigkeitsbedarf sogar bis auf 10 Liter täglich ansteigen.

Flüssigkeitsausscheidung

Der überwiegende Teil der aufgenommenen Flüssigkeit wird als Harn über die Nieren und Blase ausgeschieden. Eine Mindestharnmenge von 0,5 Liter ist notwendig, um die Stoffwechselendprodukte auszuscheiden. Die Gesamtharnmenge ist abhängig von der Gesamtflüssigkeitsaufnahme. Mit dem Kot wird relativ wenig Flüssigkeit ausgeschieden. Bei Durchfall ist die Flüssigkeitsmenge mit der Stuhlausscheidung dagegen stark erhöht.

Über die Haut wird Flüssigkeit als Schweiß abgesondert und verdunstet. Die Schweißbildung ist abhängig von der Temperatur und von der Luftfeuchtigkeit, sie steigt bei trockenem und heißem Klima sowie bei körperlicher Anstrengung an. Auch mit der Atemluft wird Flüssigkeit als Wasserdampf über die Lunge abgegeben.

Beachte

Auf den Flüssigkeitsbedarf haben Einfluss:
- Nahrungszusammensetzung
- Grad der körperlichen Betätigung
- Alter
- Klima
- Krankheit
- Kochsalzzufuhr

● **Wasserbilanz eines Erwachsenen mit einem Körpergewicht von 70 kg innerhalb 24 Stunden**

Wasseraufnahme in Liter		Wasserausscheidung in Liter	
Getränke	ca. 1,2	Niere	ca. 1,4
Speisen	ca. 1,0	Darm	ca. 0,1
Atmung	ca. 0,3	Haut und Lunge	ca. 1,0
Insgesamt	ca. 2,5	Insgesamt	ca. 2,5

Nährstoffe

Die aufgenommene Nahrung enthält Nährstoffe, die im Verdauungstrakt in verwertbare und unverwertbare Bestandteile aufgespalten werden. Die unverwertbaren Stoffe werden als Kot (Stuhl) und Urin ausgeschieden.

Der Energiegehalt der Grundnährstoffe wird in Kilojoule (kJ) gemessen, während vor einigen Jahrzehnten noch die Energieeinheit Kilokalorie (kcal) üblich war. Sie wird teilweise auch noch heute verwendet.

- Ein Kilojoule ist die Energiemenge, die benötigt wird, um 1 Kilogramm (kg) mit der Kraft von 1 Newton (N) um 1 Meter (m) zu bewegen.
- Eine Kilokalorie (kcal) ist die Wärmemenge, welche nötig ist, um die Temperatur von 1 kg chemisch reinen Wassers um 1°C, von 14 auf 15 °C zu erhöhen.

$$1 \text{ kcal} = 4,186 \text{ kJ}$$
$$1 \text{ kJ} \quad = 0,24 \text{ kcal}$$

Die verwertbaren Bestandteile der Nahrung unterteilt man in Energie liefernde und nicht Energie liefernde Nährstoffe.

- **Energie liefernde Nährstoffe** sind Kohlenhydrate, Fette und Eiweißstoffe. Der Organismus benötigt sie zur Deckung des Energiebedarfs (Brennstoffe), d. h. zur Aufrechterhaltung des Stoffwechsels und der Körpertemperatur sowie zur Arbeitsleistung.

Kohlenhydrate sind enthalten in Kartoffeln, Brot, Teigwaren, Reis, Hülsenfrüchten, Mehl, Zucker, Honig, Trockenobst und Schokolade. Je nach Arbeitsleistung benötigt der Körper 250 bis 400 g/Tag

$$1 \text{ g Kohlenhydrat} = 17 \text{ kJ} = 4,1 \text{ kcal}$$

Fette sind enthalten in Pflanzenölen, Margarine, Nüssen; in tierischer Nahrung finden sie sich z. B. in Butter, Sahne, Schmalz oder Speck. Der Körper benötigt 40–70 g/Tag
1 g Fett = 39 kJ = 9,3 kcal

Eiweißstoffe sind Bauelemente des Körpers. Sie sind enthalten in pflanzlichen Produkten wie Getreide, Hülsenfrüchten, Pilzen, Kartoffeln. In tierischen Nahrungsmitteln finden sie sich in Fisch, Ei, Fleisch, Milch, Käse, Quark oder Joghurt. Der Mindestbedarf beträgt 20 g/Tag. Bei einem Körpergewicht von 70 kg werden 70 g empfohlen.
1 g Eiweiß = 17 kJ = 4,1 kcal

- **Nicht Energie liefernde Nährstoffe** sind Wasser, Vitamine, Mineralien, Ballaststoffe, Geschmacksstoffe.

Wasser ist ein wichtiger Baustoff und zugleich ein Lösungs- und Transportmittel (siehe Seite 192).

Vitamine sind Wirk-, Schutz- und Reglerstoffe. Ihr Fehlen in der Nahrung kann schwere Krankheiten hervorrufen. Sie werden mit Buchstaben des Alphabets bezeichnet (siehe Seite 196).

Mineralien und Spurenelemente wirken vornehmlich als Stoffe zur Regelung von Körpervorgängen, z. B.
- Kalium für die Muskeltätigkeit,
- Kalzium für Knochen und Zähne sowie für Nerven- und Muskelfunktionen,
- Eisen für die Blutbildung.

Unverzichtbar sind außerdem Magnesium (wichtig für die Muskeltätigkeit), Jod (bedeutsam für die Bildung von Schilddrüsenhormonen) und Phosphor (erforderlich für Knochen- und Zahnaufbau). Ihr Bedarf wird durch eine ausreichende Aufnahme pflanzlicher Nahrung und Milchprodukte gedeckt.

Ballaststoffe sind die unverdaulichen Bestandteile der Nahrung. Sie sind vornehmlich in pflanzlichen Lebensmitteln enthalten. Sie regen die Darmtätigkeit an. Ein Mangel an Ballaststoffen führt zu Verstopfung.

Farb- und Geschmacksstoffe sind ebenfalls Begleitstoffe in der Nahrung. Sie wirken appetitanregend.

Insbesondere Kräuter regen die Verdauung und den Appetit an; sie können das Kochsalz ersetzen.

● **Übersicht über die Vitamine**

Vitamine	Bedeutung	Lebensmittel
A	Funktion von Haut, Schleimhaut	Leber, Eigelb, Milch, Spinat, Karotten
B1 / B2 / B6	Abbau von Kohlenhydraten, Alkohol, Fett und Eiweiß	Fleisch, Getreide, Milch, Bananen
B12	Aufbau der roten Blutkörperchen	Fleisch, Milch, Leber, Eier
C	Aufbau von Bindegewebe	Paprika, Zitrusfrüchte, Kiwi, Erdbeeren
D	Knochenaufbau	Fisch, Leber, Eigelb, Pilze
E	Zellschutz	Nüsse, Sonnenblumenöl, Olivenöl, Eier, Weizenkeime
K	Blutgerinnung	grünes Blattgemüse, Spinat, Getreide, Milch, mehrfach ungesättigte Fettsäuren

Energiebedarf des Menschen

Im Laufe von 24 Stunden wird vom menschlichen Körper eine bestimmte Energiemenge als Gesamtenergie verbraucht. Man unterscheidet zwei Größen: den Grundumsatz und den Leistungsumsatz.

Grundumsatz

Der Grundumsatz ist die Energiemenge, die ein Mensch
- bei völliger Ruhe und im Liegen
- zwölf Stunden nach der letzten Nahrungsaufnahme,
- leicht bekleidet, in einem Raum mit einer Temperatur von 20°C,

durchschnittlich benötigt.

Der durchschnittliche Energieverbrauch für den Grundumsatz beträgt ca. 1500 kcal = 6280 kJ. Der Grundumsatz dient also ausschließlich zum Erhalt der Vitalfunktionen (z. B. Atmen, Körpertemperatur, Organtätigkeiten).

Leistungsumsatz

Bei jeder weiteren Leistung verbraucht der Mensch zusätzliche Energie. Die Energiemenge, die über den Grundumsatz hinaus benötigt wird, bezeichnet man als Leistungsumsatz. Dieser wird – neben der Muskeltätigkeit – außerdem durch die Wärmeregulation und die Verdauungstätigkeit beeinflusst.

Wärmeregulation: Bei einer Umgebungstemperatur unter 20°C muss mehr Energie/Wärme aufgebracht werden, um die Körpertemperatur auf ca. 37°C konstant zu halten. Eine höhere Umgebungstemperatur bedingt eine verstärkte Schweißbildung. Die dabei entstehende Verdunstungskälte senkt wiederum die Körpertemperatur. Durch die Verdunstung von 1 Liter Schweiß werden dem Körper etwa 2400 kJ entzogen.

Verdauungstätigkeit: Der Nährstoffgehalt der Lebensmittel kann durchschnittlich nur zu 88 % ausgenutzt werden. Durch die unvollständige Nährstoffauswertung kommt es zu Energieverlusten von 6 %. Beim Umbau der Nährstoffe in den Zellen, z. B. Eiweiß in Kohlenhydrate, kommt es zu weiteren Energieverlusten von nochmals 6 %, also insgesamt 12 % durch Verdauung und Stoffwechsel.
Die Energiezufuhr muss dem tatsächlichen Energiebedarf angepasst werden. Ist die Energiezufuhr höher als der Energiebedarf, kommt es zu Übergewicht und Folgeerkrankungen.

● **Richtwerte für den Energiebedarf**

Körpertätigkeit	Mann (70 kg) kcal/Tag [kj/Tag]	Frau (60 kg) kcal/Tag [kj/Tag]
Leichte Tätigkeiten	2500 [10400]	2100 [8800]
Mittelschwere Tätigkeiten (Hausarbeit)	3000 [12500]	2600 [10800]
Schwerarbeit	3600 [15000]	3500 [15000]
Leistungssport	über 4000 [17000]	über 4000 [17000]

Der tägliche Nährstoffbedarf wird mittels des Gesamtenergiebedarfs berechnet. Die Tabelle gibt eine Orientierung, welcher Mindestbedarf an Nährstoffen täglich gedeckt werden muss .

Mindestbedarf an Eiweiß	10 bis 15 %
Mindestbedarf an Fett	30 %
Mindestbedarf an Kohlenhydraten	10 bis 15 %.

Fett und Kohlenhydrate sind als Energieträger gegenseitig austauschbar, dennoch sollte in der täglichen Nahrung der oben angegebene Mindestanteil enthalten sein. Der restliche Energiebedarf kann nach eigenem Belieben alternativ durch Fett und/oder Kohlenhydrate ausgeglichen werden. Eiweiß als Bauelement kann weder durch Fett noch durch Kohlenhydrate ersetzt werden.

Beachte

Der Energiebedarf des Menschen ist durch den Grundumsatz und den Leistungsumsatz bestimmt. Er wird beeinflusst durch Alter, Geschlecht, Körpergröße und Körpergewicht sowie durch körperliche und geistige Aktivitäten. Außerdem verbrauchen Faktoren wie Stress, Krankheitsbewältigung und auch das Klima Energie.

Ausgewogene Ernährung

Eine ausgewogene und vollwertige Ernährung sollte Eiweiß, Fett, Kohlenhydrate sowie Mineralien, Vitamine und genügend Flüssigkeit in angemessenem Verhältnis enthalten. Diese Nährstoffe helfen, ernährungsbedingte Erkrankungen zu vermeiden sowie Gesundheit und Leistungsfähigkeit zu erhalten.

Die Deutsche Gesellschaft für Ernährung (DGE) hat eine Orientierungshilfe in Form eines „Ernährungskreises" für jeden Tag entwickelt. In ihm sind die Lebensmittel sieben unterschiedlich großen Sektoren zugeordnet. Die DGE empfiehlt im Zusammenhang mit diesem „Ernährungskreis":

- Lebensmittel aus allen sieben Gruppen in der richtigen Menge auszuwählen und auf Frische und Abwechslung zu achten;
- Lebensmittel aus dem Sektor 3 wie Getreideprodukte, Reis und Kartoffeln sollten mehrmals am Tag gegessen werden;
- damit ausreichend Vitamine, Mineralstoffe und Ballaststoffe aufgenommen werden, fünf Portionen Obst und Gemüse täglich (Sektor 4);

- täglich Milch und Milchprodukte (Sektor 1);
- Lebensmittel aus dem Sektor 2 in Maßen, 600 g Fleisch und Wurst reichen in der Woche aus, mindestens einmal in der Woche Fisch verzehren;
- wenig Fett und fettreiche Lebensmittel essen (Sektor 6), 70–90 g Fett – möglichst pflanzlicher Herkunft – am Tag reichen aus;
- reichlich trinken – mindestens 1,5 Liter täglich.

Innerhalb dieser sieben Sektoren sind einige Nahrungsmittel für unsere Ernährung sehr wichtig (**++**) und wichtig (**+**). Andere Nahrungsmittel sind mit Vorsicht zu genießen (**–**) (siehe Seite 200).

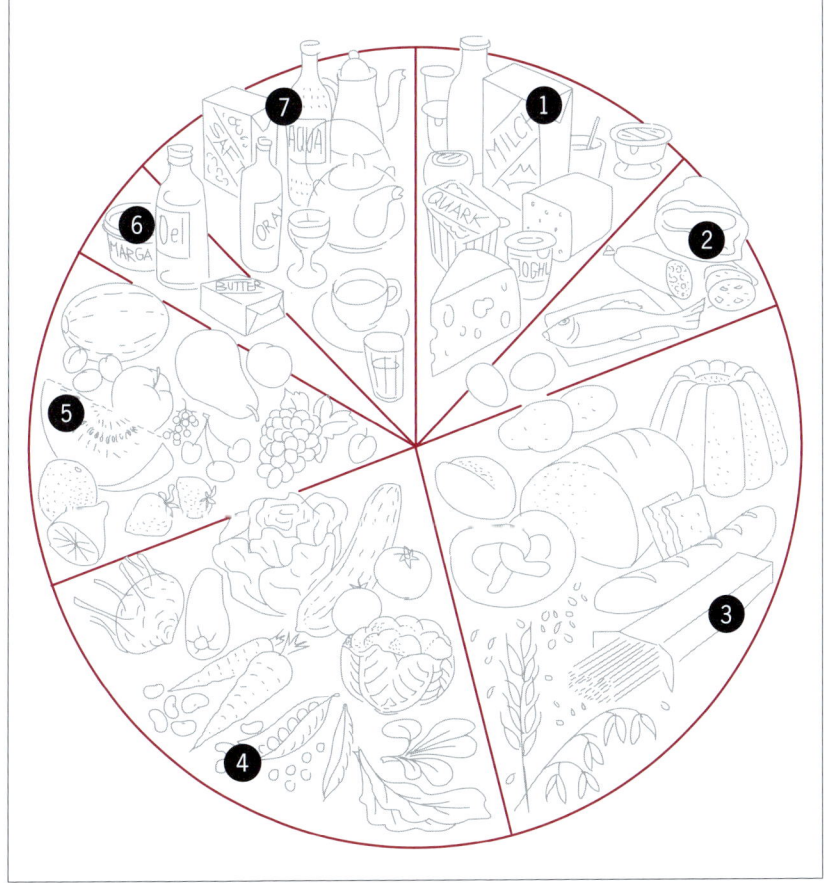

Ernährungskreis

❶ Milch, Milchprodukte

++ Frischmilch, Joghurt, Kefir, Dickmilch, magerer Speisequark, fettreduzierter Käse

+ zuckerarme Milchprodukte mit Früchten, Sahne, fetter Käse, H-Milch, Milchmixgetränke

− alle stark gezuckerten Fertigzubereitungen (Pudding, Quarkspeisen, Milchreis)

❷ Fleisch, Fleischwaren, Wurst, Fisch, Eier

++ frisches Fleisch mit geringem Fettgehalt, frischer Fisch

+ Eier, fettarme Fleisch- und Wurstwaren, Fischkonserven

− Innereien, fettreiche Fleisch- und Wurstwaren, Räucherwurst und Speck, Zubereitungen mit Mayonnaise

❸ Brot, Backwaren, Reis, Teigwaren, Kartoffeln, Zucker

++ Vollkornbrot, Getreideflocken, Frischkornprodukte, Kartoffeln, Naturreis, Vollkornnudeln

+ Fertigmüsli, Honig, Mischbrotsorten, behandelter Reis, Kartoffelgerichte mit Fett, Kuchen

− fette Backwaren, fritierte Kartoffeln, Süßwaren und Kleingebäck, Zucker

❹ Gemüse

++ frisches Gemüse, Kräuter, Salate, tiefgefrorenes Gemüse

+ Gemüsekonserven

− eingedickte und fettreiche Gemüsezubereitungen

❺ Obst

++ frisches Obst, naturbelassenes tiefgefrorenes Obst

+ Obstkonserven, Obstzubereitungen

− stark gezuckerte Obstzubereitungen, Marmelade

❻ Fette

++ pflanzliche Öle und Fette mit großem Anteil an ungesättigten Fettsäuren

+ Butter

− sonstige tierische Fette, gehärtete Pflanzenfette

❼ Getränke

++ Mineralwasser oder Trinkwasser, Obst- und Gemüsesäfte, Früchte- und Kräutertee

+ Fruchtsaftgetränke, Milchmixgetränke, Milchkaffee, alkoholfreies Bier, zuckerarme Limonaden
– alle alkoholhaltigen Getränke, Kaffee, schwarzer Tee, Limonaden (Cola), stark gesüßte Fruchtgetränke (Nektar).

● Aufgabe

Wissen Sie noch, was Sie gestern den ganzen Tag über gegessen und getrunken haben? Notieren Sie alles nach Zeit, Art und Menge, auch die kleinen Naschereien nebenher (z. B. beim Fernsehen). Schreiben Sie dies auf ein Blatt Papier und vergleichen Sie Ihr Ergebnis mit den Empfehlungen der Deutschen Gesellschaft für Ernährung (DGE).

● Ergebnis

Dieser Vergleich sollte Ihnen aufzeigen, ob Sie im Alltag die Grundsätze einer ausgewogenen und vollwertigen Ernährung für sich selbst berücksichtigen.

Beachte

Bei Verzehr und Verwendung von Fertigprodukten und Fertiggerichten ist auf „versteckte" Fette sowie auf hohe Anteile von Salz und Zucker zu achten. Alkoholische Getränke haben aufgrund der versteckten Kalorien einen sehr hohen Energiegehalt.

Ernährung des alternden und kranken Menschen

Veränderter Energiebedarf

Neben einer gesunden Lebensweise und ausreichender Bewegung kann sich eine ausgewogene, der Lebenssituation angepasste Ernährung als prophylaktische Maßnahme gegen vorzeitiges Altern und Zivilisationskrankheiten auswirken. Auf eine angepasste Ernährung sollte aber nicht erst jenseits des 60. Lebensjahres geachtet werden. Vielmehr muss bereits vom 30. Lebensjahr an eine erste Ernährungsumstellung und vom 50. Lebensjahr an eine zweite erfolgen. Denn der Energiebedarf sinkt zwischen dem 33. und 55. Lebensjahr um etwa 10 %, dem 55. und 75. Lebensjahr um etwa 15 % und jenseits des 75. Lebensjahres um nochmals 10 %. Zwischen dem 33. und dem 75. Lebensjahr sinkt der Gesamtenergiebedarf um insgesamt 35 %. Es verringert sich allerdings nur der Fett- und Kohlenhydratbedarf. Der Eiweiß-, Vitamin- und Mineralstoffbedarf sowie der Flüssigkeitsbedarf bleiben unverändert.

Es kommt auf die Menge, Auswahl und Kombination der Lebensmittel an. Aus diesem Grunde sollte

- eine ausgewogene Ernährung gewählt werden: Bei einer Verringerung des Energiegehalts (Fett- und Kohlenhydratanteile) muss eine unverminderte Zufuhr an Eiweiß, Vitaminen und Mineralstoffen (auch Ballaststoffen) sichergestellt werden;
- auf ausreichende Flüssigkeitsaufnahme geachtet werden: Alte Menschen (oft auch Kranke) neigen häufig dazu, wenig zu trinken. Oft brauchen alte und kranke Menschen zum regelmäßigen und ausreichenden Trinken Ermunterung. Eine zu geringe Trinkmenge kann, besonders bei alten Menschen, die Körperfunktionen (z. B. Funktion der Nieren) beeinträchtigen und zu Verwirrtheitszuständen führen;
- auch auf genügend Ballaststoffe bei der Ernährung Wert gelegt werden: Ausreichende Bewegung, viel Flüssigkeit und genügend Ballaststoffe verhindern Verstopfungsprobleme (Obstipation).

Gerade älteren Menschen fällt es schwer, viel zu trinken, da das Durstempfinden im Alter nachlässt. Es empfiehlt sich, morgens den Tagesbedarf an Mineralwasser und Früchtetee bereitzustellen und über den Tag verteilt zu trinken. Melonen, Äpfel, Birnen, Tomaten, Gurken, Zucchini oder Blattsalate enthalten viel Flüssigkeit und sollten im Speiseplan nicht fehlen. Auch der alte Mensch sollte auf sein Körpergewicht achten und daher sein Gewicht regelmäßig kontrollieren.

Die Kost für den kranken Menschen

Beim kranken Menschen ist – entgegen der vielfach gehörten Meinung – nicht der Leistungsumsatz, sondern der Grundumsatz erhöht. Der tägliche Grundumsatz eines bettlägerigen Menschen beträgt:

- an Kohlenhydraten 400 g,
- an Fetten 55 g,
- an Eiweißen 1–2 g je Kilogramm Körpergewicht, davon etwa die Hälfte tierisches Eiweiß.

Eine Krankenkost sollte daher
- möglichst nach den Erfordernissen einer vollwertigen Kost zusammengestellt und so zubereitet sein, dass Eiweiß und Vitamine beim Kochen oder Braten möglichst nicht zerstört werden;
- leicht verdaulich und bekömmlich, aber auch ballaststoffreich sein, denn „bekömmlich" heißt nicht, auf Ballaststoffe zu verzichten;
- die Vorlieben des Kranken nach Möglichkeit berücksichtigen;
- dem Krankheitsbild oder der Behinderung angepasst sein. Doch sollte keine falsche „Rücksicht" genommen werden, z. B. um das Kauen zu erleichtern, nur zerkochtes und passiertes Essen servieren;
- in ihrer Menge dem Energiebedarf angepasst sein;
- frisch gepresste Obst- und Gemüsesäfte enthalten.

Schonkost

Es gibt Nahrungsmittel, die Beschwerden hervorrufen, z. B. Blähungen, Druck- oder Völlegefühl. Nachstehende Speisen sind schwer verdaulich und deshalb vermeiden:

Fleisch:	fettes Schweine- und Hammelfleisch,
Fisch:	geräucherte und marinierte Fische,
Eier:	hartgekochte Eier,
Fette:	Schmalz, Talg, Öle mit gesättigten Fettsäuren,
Gemüse:	Kraut, Kohl, Hülsenfrüchte, Pilze.

Die Schonkost will gezielt bestimmte Organe und deren Funktionen schonen. Es empfiehlt sich daher, panierte, gebratene und frittierte Speisen zu meiden und auf scharfe Gewürze zu verzichten.

Diät

Eine Diät ist notwendig, wenn bestimmte Organ- und Stoffwechselfunktionen gestört sind. Die Einhaltung einer bestimmten Diät stellt immer eine einschneidende Maßnahme für den Kranken dar. Sie wird in der Regel vom Arzt verordnet. Er kennt das Zusammenspiel von chemischen Vorgängen und Organtätigkeiten. Voraussetzungen für den Erfolg einer Diät sind eine gezielte Zusammenstellung sowie eine konsequent eingehaltene und über eine vorgeschriebene Zeit andauernde Anwendung. Die Zusammenstellung der Ernährung (Diätplan) sollte durch eine ernährungswissenschaftlich geschulte Fachkraft (z. B. Diätassistentin) vorgenommen oder unterstützt werden. Nach einem solchen Plan kann die Zubereitung dann auch von anderen Personen erfolgen.

Darreichung von Speisen und Getränken

Im Leben des Kranken spielen die Mahlzeiten oft eine wichtige Rolle. Sie geben dem Tag einen verlässlichen Ablauf und sind eine willkommene und angenehme Unterbrechung des täglichen Einerleis. Die Mahlzeiten sollten deshalb in einer gefälligen Anordnung und mit einer persönlichen Note angeboten werden.

Neben der Auswahl und Abstimmung der Speisen auf ihre Bekömmlichkeit hin, spielt auch deren Anordnung, farbliche Zusammenstellung und Darbietung eine wesentliche Rolle. Dazu gehört ebenso ein liebevoll gedeckter Tisch, eventuell mit Blumenschmuck und Servietten.

● Aufgabe

Sicher haben Sie sich schon einmal über ein wenig appetitlich zubereitetes und lieblos hingestelltes Essen geärgert. Oder Sie waren erfreut über eine Mahlzeit, die so angerichtet war, dass Ihnen schon beim bloßen Anblick „das Wasser im Munde zusammengelaufen" ist. Erinnern Sie sich, was Verärgerung oder Freude ausgelöst hat?

● Ergebnis

Nicht nur Mund, Zähne, Zunge und Nase sind am Essen beteiligt, sondern auch „die Augen essen mit".

Denken Sie also daran, dass
- auch Kranke „mit den Augen essen",
- Abwechslung geboten ist,
- der Appetitlosigkeit entgegengewirkt werden soll,
- Tageszeit und Häufigkeit, aber auch Regelmäßigkeit der Mahlzeiten beim Kranken eine Rolle spielen.

Achten Sie deshalb auf
- eine entsprechende Anordnung der Speisen und Getränke,
- vielfältige Auswahl,
- Zuspruch und Ermunterung,
- mehrere Mahlzeiten in kleineren Portionen.

Ausgewählte Ess- und Trinkhilfen

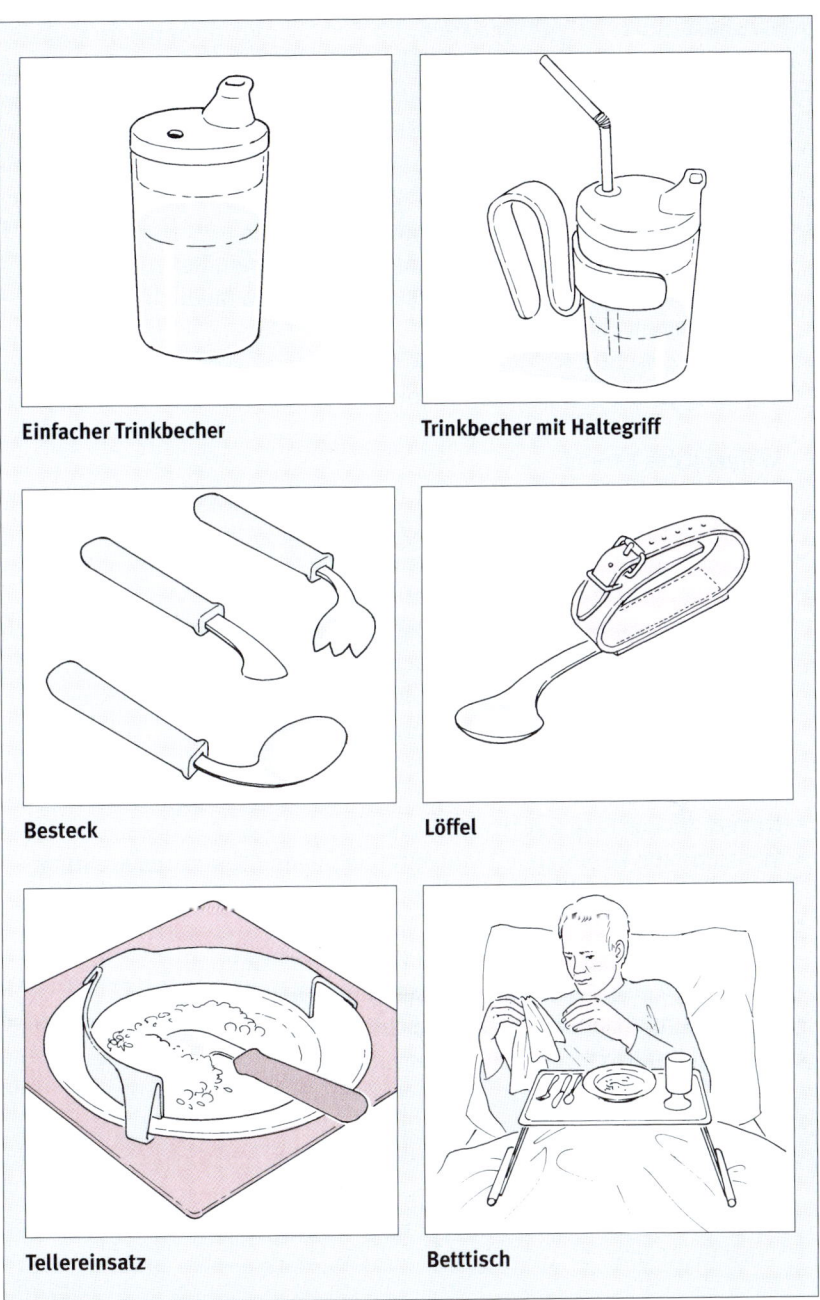

Einfacher Trinkbecher

Trinkbecher mit Haltegriff

Besteck

Löffel

Tellereinsatz

Betttisch

Essen und Trinken

Grundsätzlich ist zu überlegen, ob der Kranke gemeinsam mit der Familie die Mahlzeit am Tisch einnehmen kann oder ob er im Bett essen muss. Nimmt der Kranke seine Mahlzeiten im Bett ein, so sind unterschiedliche Gesichtspunkte zu berücksichtigen.

Vor dem Essen
- Sich genügend Zeit nehmen, Hygiene beachten,
- den Kranken aufsetzen und Hände waschen lassen, Betttisch bereitstellen, Serviette reichen, Getränke bereitstellen, Medikamente zurechtlegen.
- richtiges Geschirr wählen (Esshilfen), vollständiges Besteck mit Geschirr auf dem Tablett auflegen, keine „übervollen" Teller servieren.

Während des Essens
- Speisen erst vor den Augen des Kranken, wenn nötig, zerkleinern (Fleisch schneiden, Fisch entgräten),
- „Guten Appetit" wünschen und zum Essen ermuntern,
- Getränke während des Essens anbieten,
- wenn der Kranke nicht selbst essen kann: viel Zeit nehmen zum Darreichen des Essens, bei Schluckproblemen auf Verschlucken achten, nicht den Eindruck des „Abfütterns" aufkommen lassen, immer wieder zum Selbstessen ermuntern.

Nach dem Essen
- fragen, ob das Essen geschmeckt hat,
- Wünsche für kommende Mahlzeiten erfragen (Zusammenstellung, Zubereitung, Lieblingsspeisen, Essenszeiten),
- nicht zu hastiges Abräumen des Geschirrs,
- Wünsche nach Mund- und Zahnpflege berücksichtigen,
- Hände und evtl. Gesicht des Kranken waschen,
- den Kranken bequem lagern und
- gegebenenfalls Zimmer lüften.

Beachte

Essen und Trinken spielen für einen Kranken eine bedeutsame Rolle, denn sie sind möglicherweise eine der wenigen Unterbrechungen seines monotonen Tagesablaufs.
Bei Beiß- und Kauproblemen nicht die Nahrung anpassen (breiige Kost), sondern die Ursachen beseitigen (gegebenenfalls Zahnprothese verändern).

Trinken mit der Schnabeltasse

Kann der Kranke nicht allein trinken, empfiehlt sich der Gebrauch einer „Schnabeltasse". Einem Verschlucken kann durch folgende Handreichungen vorgebeugt werden:

- den Kranken aufrichten oder das Kopfteil hoch stellen oder den Kopf mit einer Hand stützen,
- mit der anderen Hand die Schnabeltasse zum Mund führen,
- sofern möglich, den Kranken bitten, die Tasse so zu halten, dass er selbst die Schluckmenge bestimmen kann,
- die Tasse kippen, um die Schluckmenge zu dosieren,
- beobachten, ob Schluckbewegungen beim Kranken erfolgen,
- je nach Wunsch mehrmaliges Trinken ermöglichen,
- den Mund abwischen,
- den Kranken bequem lagern.

Zusammenfassung

- Bei der Nahrungsaufnahme ist es wichtig, dass der Energiebedarf des menschlichen Körpers durch „Lebensmittel" gedeckt wird, die in einem ausgewogenen Verhältnis Energie liefernde und nicht Energie liefernde Nährstoffe enthalten.
- Eine ausreichende Flüssigkeitsaufnahme beugt Erkrankungen vor.
- Die Ernährung des kranken oder alternden Menschen unterliegt besonderen Bedingungen. So kann die Zubereitung von Schonkost und Diät zur Verbesserung des Befindens oder der Genesung beitragen. Auch die Art der Darreichung des Essens leistet dazu einen wichtigen Beitrag.
- Die selbstständige Nahrungsaufnahme wird durch gezielt ausgewählte Ess- und Trinkhilfen erleichtert. Die Sanitätsfachgeschäfte beraten bei der Auswahl.

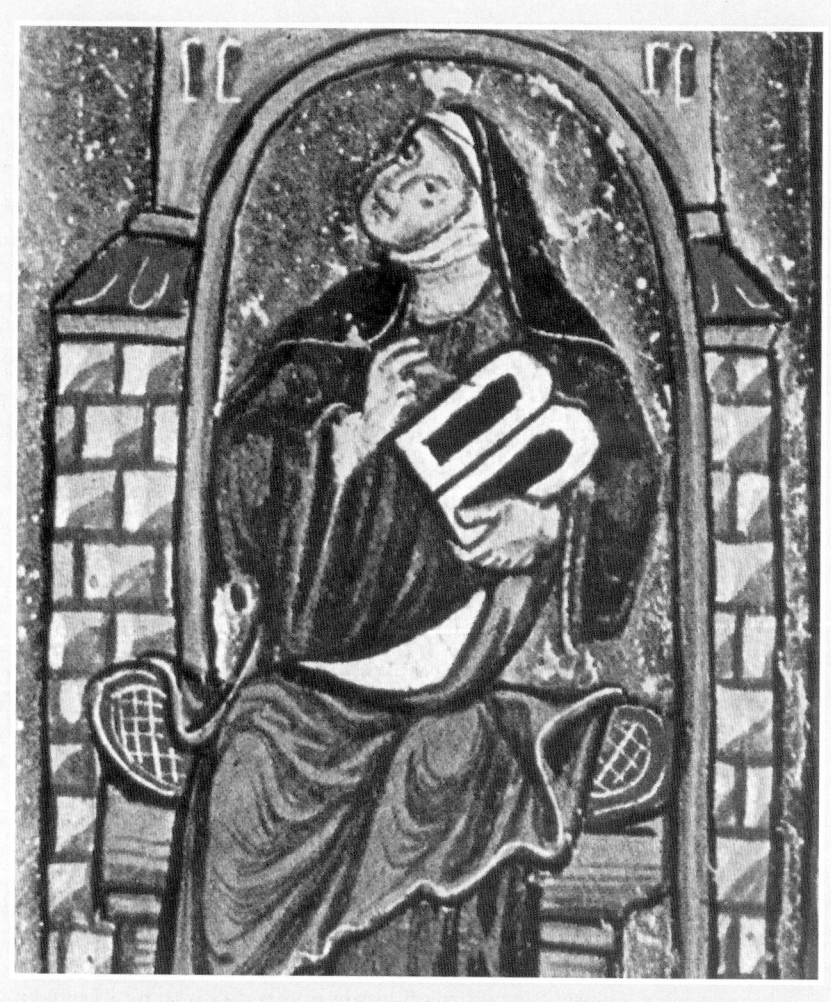

8

Heilmittel und Medikamente anwenden

Heilmittel der Natur

Kälte, Wärme und Wasser als Heilbehandlungen
Pflanzliche Heilmittel

Umgang mit Medikamenten

Arzneimittelformen
Gebrauchsinformationen
Haltbarkeit und Aufbewahrung
Nebenwirkungen

Hausapotheke

Heilmittel der Natur

Kälte, Wärme und Wasser als Heilbehandlungen

Heilbehandlungen in Form gezielter Temperaturanwendungen am Körper sind eine weit verbreitete Behandlungsform. Zu den so genannten physikalischen Maßnahmen zählen unterschiedliche Arten von Kälte-, Wärme- und Wasseranwendungen in Form von Bädern, Güssen, Umschlägen, Wickeln, Packungen, Inhalationen, u. a. Kälte oder Wärme können die Wirkung dieser Anwendungen verstärken.

Wärme bewirkt die Erweiterung von Gefäßen, erhöht also die Blutzufuhr im Gewebe. Dadurch wird eine bessere Versorgung mit Nährstoffen und Sauerstoff erreicht. Da gleichzeitig auch Schlackenstoffe schneller abtransportiert werden, wird das Gewebe „entgiftet"; es entspannt sich, und vorhandene Schmerzen lassen nach. Bei entzündlichen Prozessen mit Rötung, Schwellung oder Überwärmung kann eine Wärmeanwendung jedoch das Gegenteil erreichen und die Beschwerden verstärken.

Kälte entzieht dem Körper Wärme, bewirkt eine Verengung der Gefäße und verringert die Durchblutung des Gewebes. Bei Prellungen, Zerrungen oder Gelenkverletzungen wirken Kälteanwendungen schmerzlindernd und entzündungshemmend. Hautrötungen bei einem entstehenden Druckgeschwür sind jedoch nicht mit Kälte zu behandeln. Die ohnehin schon schlechte Blutversorgung des Gewebes würde noch mehr vermindert und eine zusätzliche Schädigung herbeigeführt werden.

Bäder, Güsse, Wickel, Umschläge, Packungen können Wärme- oder Kälteträger sein. Sie eignen sich aber auch für die äußere Anwendung von Heilmitteln, z. B. als Badezusätze aus Heilkräutern, Meersalz oder Schwefel, als Wickel und Umschläge mit warmen oder kalten Teezubereitungen bzw. medizinischen Lösungen und als Packungen mit Heublumen, Kamillenblüten oder Heilerde.

In der Behandlung vieler körperlicher Beschwerden und Krankheiten wird den physikalischen Maßnahmen seit dem Altertum und insbesondere seit den Wasseranwendungen des Pfarrers Sebastian Kneipp eine heilfördernde Wirkung zugeschrieben. Dabei gilt das Prinzip „kurz und kalt". Außerdem sind diese Anwendungen wegen ihrer unkomplizierten Handhabung in der Hauskrankenpflege gut einsetzbar. Bei akuten Krankheiten sowie bei Langzeitkranken, alten Menschen und Kindern sollte die Anwendung physikalischer Maßnahmen nur nach Rücksprache mit dem Arzt vorgenommen werden.

Arm- und Handbad

Es findet Anwendung bei Durchblutungsstörungen, Versteifungen, rheumatischen Beschwerden und nervösen Herzbeschwerden. Arme oder Hände können in kaltem Wasser (20°C) oder als Wechselbad in warmem (36 – 38°C) und kaltem Wasser (20°C) gebadet werden.

Bei der Durchführung wird zuerst der rechte, dann der linke Arm bis zur Mitte des Oberarms 10–30 Sekunden in das Wasser eingetaucht. Danach werden die Arme nicht abgetrocknet, das Wasser wird lediglich abgestreift.

Beim Wechselbad wird zuerst 5 Minuten lang warm gebadet, danach werden die Arme kurz (10 Sekunden) ins kalte Wasser eingetaucht. Das Bad kann wiederholt werden und muss mit dem Kaltbad enden.

Fußbad

Das Fußbad beeinflusst generell die Durchblutung. Es wird bei chronisch kalten Füßen, Kopfschmerzen, Versteifungen und rheumatischen Beschwerden angewandt. Die Durchführung erfolgt wie beim Arm- und Handbad.

Güsse

Güsse regen den Kreislauf an und fördern die Widerstandsfähigkeit des Körpers. Sie bewirken auch die Stärkung der Selbsthilfekräfte. Man unterscheidet Arm-, Bein- und Körpergüsse. Die Anwendung der Güsse ist nicht zu verwechseln mit dem Abbrausen oder Duschen. Es kommt vielmehr darauf an, mit dem dosierten Strahl (Wassertemperatur 20 °C) eine flächige Umspülung des Körperteils zu erreichen. Hierfür eignet sich ein Schlauch mit einem Innendurchmesser von 2 cm. Der Wasserdruck soll eine Wassersäule von ca. 10 cm (Handbreite) erzeugen.

Generell ist bei allen Güssen herzfern zu beginnen, d. h. der Wasserstrahl wird zuerst an der rechten Körperseite, am rechten Fuß oder an der rechten Hand von außen nach innen geführt.

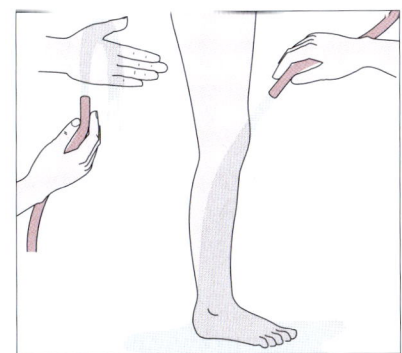

Kneippguss

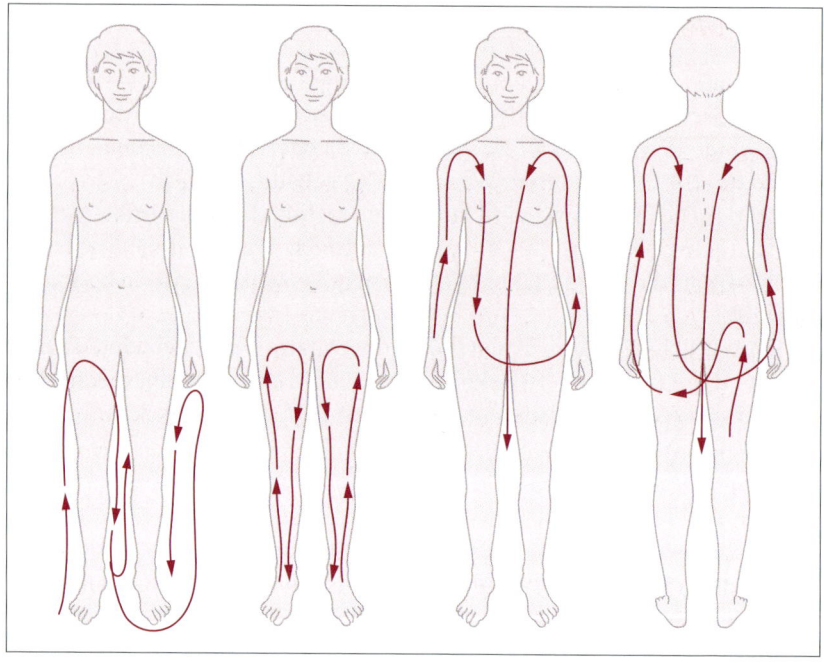

Führung des Wasserstrahls

Wie bei den Wechselbädern wird bei den Wechselgüssen eine Wassertemperatur von 36 – 38°C gewählt. Der Wasserstrahl bleibt so lange auf eine Körperregion gerichtet, bis diese gut umspült ist. Daran schließt sich der kalte Guss mit einer Dauer von 5 – 10 Sekunden an. Dieser Gesamtvorgang ist noch einmal zu wiederholen.

Wadenwickel

Die Wadenwickel sind ein altbewährtes Hausmittel zur Fiebersenkung, bei Venenentzündungen und bei müden Beinen. Auch als Einschlafhilfe sind Wadenwickel gut geeignet. Der Unterschenkel wird mit drei Tüchern (feuchtes Baumwolltuch, trockenes Handtuch, Wolltuch bzw. Wolldecke) umhüllt. Das Baumwolltuch wird ins kalte Wasser getaucht, leicht ausgedrückt und faltenfrei um den Unterschenkel gewickelt. Dann werden nacheinander das trockene Handtuch und das Wolltuch um den Unterschenkel gelegt. Die Wickel werden an beiden Unterschenkeln gleichzeitig angelegt. Wenn die Wickel sich zu erwärmen beginnen (ca. 10 – 15 Minuten), werden sie abgenommen. Zur Fiebersenkung wird die Anwendung öfter wiederholt (Dauer ca. 30 Minuten).

Pflanzliche Heilmittel

Die Heilkräfte der Natur wurden bereits im Altertum erkannt und für die Behandlung kranker Menschen verwendet. Im frühen Mittelalter sammelte die Äbtissin und Heilkundige Hildegard von Bingen (1098 – 1179) überlieferte Rezepturen, denen eine heilende Wirkung nachgesagt wurde. Heute wird den Heilmitteln, die aus Heilpflanzen zubereitet werden, ein hoher Wert beigemessen. Besonders die Heilkräuter finden wieder verstärkte Anwendung in Form von medizinischen Teezubereitungen. Die Arzneien aus Heilpflanzen gehören im Allgemeinen zu den Heilmitteln, die weniger stark wirken. Das heißt jedoch nicht, dass man mit pflanzlichen Heilmitteln unbedenklich umgehen kann. Verträglichkeit und Nebenwirkungen müssen sorgfältig beobachtet werden. Das Wissen um die Wirkung bestimmter Heilmittel der Natur gewinnt in Pharmazie und Medizin wieder zunehmend an Bedeutung und sollte auch in der Hauskrankenpflege beachtet werden. Nachfolgende Übersicht enthält ausgewählte Heilpflanzen, die schon immer als Tee zubereitet wurden. Ihre heilenden Kräfte können sie jedoch nur bei richtiger Zubereitung und gezielter Anwendung entfalten.

● **Teezubereitungen**

Pflanze	Wirkung	Dosierung	Anwendung
Pfefferminze	Galle bildend, entspannt auch die Muskulatur des Magens, krampflösend, appetitanregend	1–2 Teelöffel, heiß überbrühen, 10 Minuten ziehen lassen	bei Übelkeit und Brechreiz, Magenverstimmungen; mit Melisse ein guter Mischtee; besonders wirksam ist Tee von frischen oder getrockneten Blättern
Kamille	krampflösend, entzündungshemmend, wundheilungsfördernd, entspannend, beruhigend	2 Teelöffel getrocknete Blüten auf 1 Tasse siedendes Wasser	bei Magen- und Darmbeschwerden, Blähungen, Durchfall, Entzündungen im Mund-, Nasen- und Rachenraum; auch zum Gurgeln bei Halsentzündungen; Verwendung bei Dampfbädern, Inhalationen, Packungen

Pflanze	Wirkung	Dosierung	Anwendung
Baldrianwurzel	beruhigend	Kaltauszug: 2 Teelöffel zerkleinerte Wurzeln in $1/4$ l Wasser 12 Std. ziehen lassen oder 10 g Wurzeln auf $1/4$ l siedendes Wasser	bei Nervosität, Erschöpfungszuständen, Schlafstörungen. Der Tee ist der Tinktur manchmal vorzuziehen, auch wenn diese schneller zur Hand ist
Holunderblüten Fliederblüten	schweißtreibend	1 Esslöffel auf $1/4$ l Wasser, abkochen, 1-2 Tassen zum Schwitzen	bei Fieber, Grippe, Erkältungskrankheiten
Lindenblüten	schweißtreibend	1 Teelöffel auf $1/4$ l siedendes Wasser, 10 Minuten ziehen lassen	bei Fieber; nicht mehr als 3 Tassen täglich
Melisse	krampflösend, nervenberuhigend	1 gehäufter Teelöffel auf $1/4$ l siedendes Wasser	bei nervösen Magen- oder Herzbeschwerden, Unpässlichkeit, Erkältungskrankheiten; zweckmäßig als Mischtee mit Pfefferminztee; besonders wirksam bei Verwendung frischer oder eingefrorener Blätter
Wermut	gallefördernd, appetitanregend	2 Teelöffel auf $1/4$ l siedendes Wasser	bei Mundgeruch; auch zur Schnupfenvorbeugung; sehr gut als erste Hilfe bei Gallenbeschwerden
Salbei	entzündungshemmend, abschwellend	1 Teelöffel auf $1/4$ l siedendes Wasser, $1/2$ Std. ziehen lassen	bei Magen-Darm-Katarrh, Halsschmerzen; zum Gurgeln bei Halsentzündungen und bei Beschwerden in der Mundhöhle

Umgang mit Medikamenten

Arzneimittelformen

Ampullen enthalten flüssige Wirkstoffe. Sie werden in die Vene, unter die Haut oder in die Muskeln injiziert. Es gibt auch Arzneimittelformen in Ampullen, die unverdünnt einzunehmen sind (Trinkampullen).

Dragees sind Pillen mit einem lackartigen Überzug. Sie werden ganz mit Flüssigkeit geschluckt. Der Überzug bewirkt, dass die Wirkstoffe verzögert im Magen oder Dünndarm aufgelöst werden.

Kapseln haben eine geschmacksneutrale Hülle aus Stärke oder Gelatine. Sie sorgen dafür, dass die Wirkstoffe erst im Magen oder Darm frei werden. Sie werden in Flüssigkeit aufgelöst eingenommen.

Säfte sind Flüssigkeiten, in denen Wirksubstanzen aufgelöst sind. Säfte sind unverdünnt einzunehmen.

Tabletten sind in bestimmte Formen gepresste, pulverförmige Arzneien. Sie werden mit Flüssigkeit eingenommen, gelutscht, in Wasser aufgelöst oder zerkaut geschluckt.

Tropfen sind konzentrierte flüssige Arzneizubereitungen. Sie nimmt man ohne Zusatz oder mit Flüssigkeit verdünnt ein.

Zäpfchen sind bei Körpertemperatur schmelzende Substanzen. Sie werden ohne Hülle in den Darm eingeführt. Vaginalzäpfchen werden zur örtlichen Behandlung bestimmter Krankheiten in die Scheide eingeführt.

Salben sind streichfähige, fetthaltige Arzneizubereitungen mit fein verteilten Wirkstoffen. Sie werden auf die Haut aufgetragen oder eingerieben.

Cremes sind streichfähige Arzneizubereitungen mit hohem Wassergehalt. Sie werden auf die Haut aufgetragen oder eingerieben.

Gel ist eine halbfette Arzneimischung aus Wasser und Glyzerin. Es wird dünn auf die Haut aufgetragen und zieht schnell in die Haut ein.

Paste ist eine halb feste Arzneizubereitung mit Quellstoffen und einem hohen Anteil unlöslicher Pulver in einem salbenartigen Trägerstoff (Vaseline).

Puder ist eine pulverförmige Zubereitung von Wirkstoffen. Er wird auf die Haut gestäubt und eingerieben, bei Wundbehandlungen nur aufgestäubt.

Gebrauchsinformationen

Einnahme von Medikamenten

Die falsche Anwendung von Medikamenten kann von der gelegentlichen Unachtsamkeit bis hin zum Missbrauch reichen. Der Beipackzettel, den der Hersteller oder Apotheker dem Medikament beigibt, wird leider nicht immer gewissenhaft vom Kranken bzw. von der Pflegeperson gelesen und befolgt. Werden die Hinweise zur Einnahme missachtet, beeinflusst dies möglicherweise die Wirksamkeit des Medikaments.

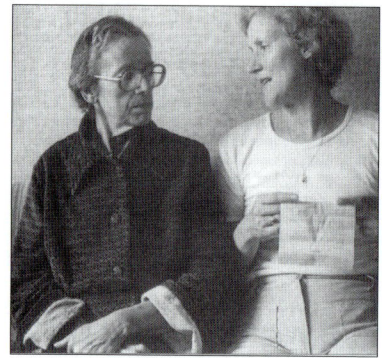

Lesen der Gebrauchsinformation

Beispiel 1

Auf dem Beipackzettel steht: Das Dragee ist unzerkaut einzunehmen. Die Absicht ist, die Substanz nicht schon im Magen, sondern erst im Dünndarm wirksam werden zu lassen. Aber der Kranke zerkleinert das Dragee, um es besser einnehmen zu können.

Die Folge könnte sein, dass die Arznei bereits durch die Magensäfte unwirksam gemacht wird, ehe sie im Dünndarm wirken kann.

Beispiel 2

Ein Arzt gibt in einem Rezept eine genaue Dosierung vor: 3 x 2 Kapseln sind 10 Tage lang einzunehmen. Der Kranke nimmt zunächst gewissenhaft die vorgeschriebene Dosis ein. Nach einigen Tagen bessert sich sein Zustand entscheidend. Er glaubt, die Krankheit sei bereits überwunden, und setzt eigenmächtig das Medikament ab. Tatsächlich sind die meisten Krankheitserreger durch das Medikament vernichtet worden.

Nach wenigen Tagen erkrankt er wieder mit den gleichen Symptomen, denn nicht alle Krankheitserreger waren erfolgreich bekämpft worden. Hätte der Kranke das Medikament weiter genommen, so wären sie alle vernichtet worden. So aber sind einige Krankheitskeime noch aktiv und können jetzt gegen dieses Medikament unempfindlich (resistent) sein. Vermehren sich die resistenten Krankheitserreger, so führt dies zu erneuten Erkrankungen, die dann nicht mehr mit demselben Medikament geheilt werden können.

Die Dosierung, die der Arzt bestimmt, hat Vorrang vor den Angaben der Gebrauchsinformation. Auch wenn die Anweisungen des Arztes klar und eindeutig sind, empfiehlt es sich dennoch, die Gebrauchsinformation auf dem Beipackzettel genau zu lesen, bevor man das Medikament anwendet. In der Gebrauchsinformation findet man genaue Angaben über Zusammensetzung, Wirkung, Anwendungsbereich, Dosierung und wichtige Hinweise auf Gegenanzeigen. Sie enthält gegebenenfalls auch Hinweise darüber, ob das Medikament vor, während oder nach dem Essen, oder ob es zusammen mit viel oder mit wenig Flüssigkeit eingenommen werden soll.

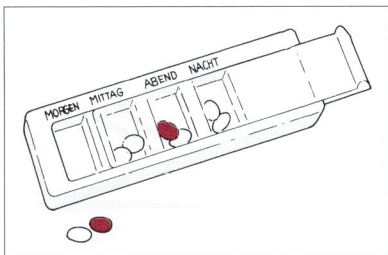

Dosiersystem für 24 Stunden

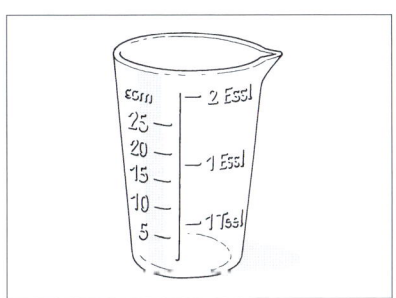

Messglas

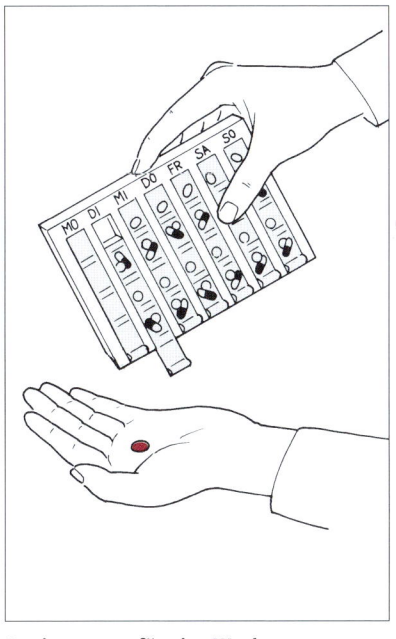

Dosiersystem für eine Woche

Die „richtige" Einnahme von Medikamenten kann durch Dosiersysteme für einen Tag oder eine Woche unterstützt werden.

Sehr oft werden Informationen über die Wirkungsweise der Medikamente in medizinischer Fachsprache formuliert. Dies erschwert dem medizinischen Laien das Lesen und Verstehen der Gebrauchsinformationen. Deshalb sind in der folgenden Auswahl häufig vorkommende Fachbegriffe alphabetisch aufgeführt und erklärt:

Beipackzettel-Lexikon

Abszess
Eiteransammlung
Adenitis
Drüsenentzündung,
Kurzbezeichnung für
Lymphknotenent-
zündung
Adenom
gutartige Ge-
schwulst
der Drüsen
Agglutination
Zusammenballung
von Zellen, z. B. im
Blut
Albuminurie
Eiweiß im Urin
Anämie
Blutarmut
Anurie
fehlende Harnaus-
scheidung
Anus praeter
künstlicher Darm-
ausgang
Apoplexie
Schlaganfall
Arteriosklerose
Verengung der
Arterien durch
Ablagerungen
Arthritis
Gelenkentzündung
Arthrose
Gelenkdeformation
**Basedow'sche
Krankheit**
Überfunktion
der Schilddrüse
Bilirubinurie
Gallenfarbstoff
im Urin

Bradykardie
langsame
Herztätigkeit
Colitis
Entzündung des
Dickdarms
Commotio (cerebri)
Gehirnerschütterung
Dermatitis
entzündliche
Hauterkrankung
Diabetes mellitus
Zuckerkrankheit
Diarrhoe
Durchfall
Diurese
Harnausscheidung
Endokarditis
Entzündung der
Herzinnenhaut
Enzephalitis
Entzündung
des Gehirns
Exanthem
breitflächige,
entzündliche Haut-
erscheinungen
Fluor
Ausfluss aus der
Scheide
Fraktur
Knochenbruch
Gangrän
absterbendes
Gewebe
Gastritis
Magenschleimhaut-
entzündung
Glaukom
Grüner Star;
Augenerkrankung
mit erhöhtem
Augeninnendruck

Hämatom
Bluterguss
Hämaturie
Blut im Urin
Hepatitis
Leberentzündung
Hernie
Bruch
Herpes simplex
Fieberbläschen
an den Lippen
Herpes zoster
Gürtelrose
Herzinsuffizienz
unzureichende
Funktion
des Herzens
Hypertonie
hoher Blutdruck
Hypoglykämie
Verminderung
des normalen
Blutzuckers
Hypotonie
niedriger Blutdruck
Indikation
Umstand,
der eine Anwendung
bestimmter Medi-
kamente oder
Behandlungs-
methoden erforder-
lich macht
Ikterus
Gelbsucht
Infarkt
durch Verschluss
einer Arterie abge-
storbener
Gewebebezirk
Insuffizienz
ungenügende
Leistung

intramuskulär
innerhalb
des Muskels
intravenös
innerhalb der Vene
Kachexie
schlechter körperlicher Zustand,
Kräfteverfall
Karzinom
Krebs
Katarakt
Grauer Star; Trübung
der Augenlinse
Klimakterium
Wechseljahre
Koma
Bewusstlosigkeit
Kontraindikation
Umstand, der die
Anwendung einer an
sich zweckmäßigen
therapeutischen
Maßnahme verbietet
Leukämie
bösartige Vermehrung der weißen
Blutkörperchen
Lipom
gutartige Fettgeschwulst der Haut
Meningitis
Hirnhautentzündung
Miktion
Harnlassen
Myokarditis
Herzmuskelentzündung
Myom
gutartige
Geschwulst des
Muskelgewebes

Nekrose
Absterben von
Zellen, örtlicher
Gewebstod
Nephritis
Nierenentzündung
Neuralgie
Nervenschmerz
Neuritis
Nervenentzündung
Obstipation
Verstopfung
Ödem
krankhafte Ansammlung von Flüssigkeit
zwischen den Zellen
Oligurie
Verminderung der
Harnausscheidung
Osteomyelitis
Knochenmarkentzündung
Osteoporose
Schwund des festen
Knochengewebes
Pankreatitis
Entzündung der
Bauchspeicheldrüse
Perforation
Durchbruch durch
die Haut bzw. in eine
Körperhöhle
Phlebitis
Venenentzündung
Pneumonie
Lungenentzündung
Polyarthritis
an mehreren Gelenken auftretende
Gelenkentzündung
Pruritus
Hautjucken, Juckreiz

Pyelitis
Entzündung des
Nierenbeckens
Rhinitis
Schnupfen
Stomatitis
Entzündung der
Mundschleimhaut
Struma
Vergrößerung der
Schilddrüse,
Anschwellung der
Halslymphknoten,
Kropf
Tachykardie
stark beschleunigte
Herztätigkeit
Tumor
krankhafte Anschwellung eines Organs
oder Organteils
Ulcus
Geschwür
Ulcus cruris
Unterschenkelgeschwür
Urämie
Harnvergiftung
des Organismus
Urtikaria
Nesselsucht
vegetativ
das Nervensystem
betreffend, das
willentlich nicht
beeinflussbar ist
vegetative Dystonie
nervöse Fehlregulation verschiedener
Organe
Zystitis
Blasenentzündung

Beachte

Um gesundheitsschädliche Folgen zu vermeiden, sind die Gebrauchsinformationen gründlich zu lesen und die Anordnungen des Arztes gewissenhaft einzuhalten. Medikamente sind immer mit ihren Beipackzetteln in der Originalverpackung aufzubewahren.

Haltbarkeit und Aufbewahrung

Medikamente sind nicht unbegrenzt haltbar. Überaltete Arzneimittel sind wirkungslos oder sogar gesundheitsschädlich. Darum ist es unbedingt notwendig, das zumeist auf der Packung aufgedruckte Verfallsdatum zu beachten. Medikamente ohne Verfallsdatum können über mehrere Jahre lang wirksam bleiben, wenn sie vorschriftsmäßig aufbewahrt werden. Bei solchen älteren Medikamenten ist vor der Anwendung auf äußere Veränderungen zu achten.

- Dragees und Tabletten zeigen durch Risse, Flecken oder Zerfall ihre Überalterung an.
- Wenn Salben eingetrocknet sind oder sich in ihre Bestandteile zersetzt haben, taugen sie nicht mehr.
- Tropfen dürfen nicht trüb, andere flüssige Zubereitungen nicht ausgeflockt sein.
- Pflaster prüft man auf ihre Klebefähigkeit.
- Sterilisierte Verbandstoffe sind nur steril in ungeöffneter Verpackung.
- Gummigewebe nützen nur, solange sie voll elastisch sind.

Medikamente sind kühl, trocken und lichtgeschützt zu lagern. Für viele Arzneimittel gibt es Hinweise zur besonderen Aufbewahrung. So sind bestimmte Tropfen, Säfte, Insulinpräparate und Salben bei einer Temperatur von 2° bis 10°C aufzubewahren.

● **Aufgabe**

In vielen Haushalten werden die unterschiedlichsten Medikamente in einem Schränkchen oder einer Schublade gesammelt. Wie gefährlich diese Art von Vorratshaltung ist, ahnen viele Menschen nicht.

Suchen Sie bitte alle Medikamente, die Sie in Ihrer Wohnung aufbewahren, zusammen und sortieren Sie diese nach folgenden Merkmalen:

- Medikamente, die Sie oder Ihre Angehörigen zur Zeit auf Anordnung des Arztes einnehmen müssen.
- Medikamente, die der Arzt Ihnen oder Ihren Familienmitgliedern einmal verschrieben hat, die aber jetzt nicht mehr einzunehmen sind.
- Medikamente, die Sie rezeptfrei in der Apotheke oder Drogerie gekauft haben.

● Ergebnis

- Medikamente sind für Kinder unzugänglich aufzubewahren.
- Medikamente werden vom Arzt aus einem bestimmten Anlass verordnet. Eine Weitergabe an andere Personen oder eine Einnahme bei ähnlichen Situationen ist gefährlich. Daher sollten Sie sich von diesen Medikamenten trennen.
- Lassen Sie sich von Ihrem Apotheker beraten, was zur Selbstmedikation geeignet ist und zur Grundausstattung einer Hausapotheke gehört. Trennen Sie sich von allen anderen Arzneimitteln.

Am sichersten ist es, wenn Sie sich ein- bis zweimal im Jahr Ihre Hausapotheke vornehmen und den Bestand überprüfen. Wenn Sie Zweifel an der Qualität Ihrer Arzneimittel haben, lassen Sie sich vom Apotheker beraten.

Beachte

Alle Arzneimittel sind für Kinder unzugänglich aufzubewahren. Am besten eignet sich zur Aufbewahrung ein verschließbares Medikamentenfach in der Hausapotheke. Medikamente sind kühl, trocken und lichtgeschützt zu lagern. Arzneimittel gehören nicht in den Hausmüll. In vielen Städten und Gemeinden sind Sammelstellen für zu vernichtende Medikamente eingerichtet worden. Wo solche Abgabestellen nicht vorhanden sind, gibt es Sammelaktionen zu bestimmten Abgabeterminen. Auch Apotheken nehmen die zu vernichtenden Medikamente zurück.

Nebenwirkungen von Medikamenten

Jede Arznei hat außer ihrer Hauptwirkung auch immer Nebenwirkungen. Im Allgemeinen gilt: Je stärker und schneller ein Arzneimittel wirkt, umso eher ist auch mit unerwünschten Nebenwirkungen zu rechnen. Wird z. B. ein Antibiotikum bei einer Lungenentzündung eingesetzt, werden die krankheitserregenden Bakterien schnell und wirksam vernichtet. Die Gefahr einer Schädigung der sich im Darm natürlicherweise befindlichen Bakterien kann aber nicht ausgeschlossen werden. Die Folge können unangenehme Durchfälle sein. Darum unterliegen auch alle stärker wirkenden Arzneimittel der Verschreibungspflicht. Ein Arzt wird bei der Verordnung eines Medikamentes Risiken und mögliche Behandlungserfolge abwägen. Das bedeutet jedoch nicht, dass die nicht-verschreibungspflichtigen Medikamente ungefährlich sind. Alle Arzneimittel greifen in Lebensvorgänge ein und ihre Wirkung ist nicht immer abzuschätzen. Medikamente, die der eine gut verträgt, können bei dem anderen zu unerwarteten Reaktionen führen. Wer nach der Anwendung von Arzneimitteln unangenehme Veränderungen an sich wahrnimmt, sollte die Dosis nicht ohne Rücksprache mit dem Arzt verändern oder Medikamente nicht eigenmächtig absetzen. Der Arzt muss über die Unverträglichkeiten informiert werden, damit er die richtigen Schlussfolgerungen für die weitere Behandlung ziehen kann.

Als wichtigste Grundregel zur Vermeidung unerwünschter oder gefährlicher Nebenwirkungen gilt: Grundsätzlich keine Medikamente zusammen mit Alkohol einnehmen. Bereits kleine Mengen Alkohol können die Wirkung mancher Arzneimittel vervielfachen oder auch einschränken.

Fast alle Beruhigungsmittel und Schlafmittel beeinträchtigen das Reaktions- und Koordinationsvermögen. Aufputschmittel, Blutdruck senkende Medikamente und Arzneimittel gegen Allergien können ähnlich wirken. Wenn mehrere Medikamente gleichzeitig eingenommen werden, kann es zu unerwünschten Wechselwirkungen kommen. Auf Unverträglichkeiten ist dann besonders zu achten.

Wer unter Schmerzen oder Schlaflosigkeit leidet und unkontrolliert oder zu häufig schmerzstillende oder schlaffördernde Arzneimittel einnimmt, läuft Gefahr, bei jeder Veränderung seines Befindens zur Tablette zu greifen und damit seiner Gesundheit zu schaden.

Beachte

Oft greifen Menschen bei Schmerzen zur Selbsthilfe und nehmen eines der vielen rezeptfreien Medikamente. Rezeptfreiheit ist jedoch nicht gleichzusetzen mit Gefahrlosigkeit.
Die ständige Selbstmedikation ohne Beteiligung des Arztes oder Apothekers kann die Früherkennung von Krankheiten erschweren oder verhindern.

Hausapotheke

Trotz des dichten Netzes von Arztpraxen und Apotheken ist eine Hausapotheke auch heute aus keinem Haushalt wegzudenken, weil nicht nur viele Beschwerden des Alltags, sondern auch häusliche Unfälle es notwendig machen, schnell zu helfen. Eine gut ausgestattete Hausapotheke sollte deshalb folgende Grundausstattung enthalten:

Verbandsmittel für Erste Hilfe

- Mullbinden 6 cm breit
- Mullbinden 8 cm breit
- Verbandspäckchen:
  klein, mittel, groß
- Rolle Heftpflaster
- Wundschnellverband in
  unterschiedlichen Breiten
- Dreiecktücher

- elastische Binden 8 cm
- Sicherheitsnadeln
- Verbandklammern
- Splitterpinzette
- Verbandschere
- Wund- und Brandgel
- Mittel zur Munddesinfektion
- Mittel nach Insektenstichen

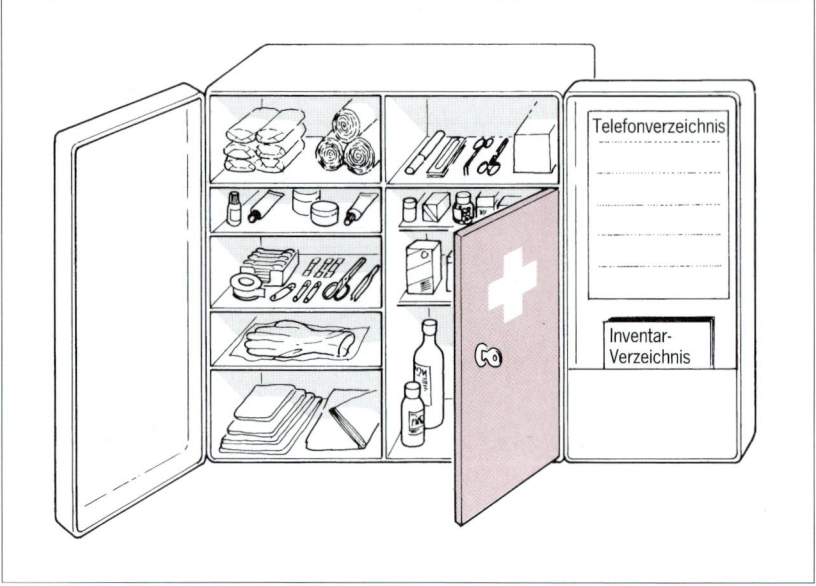

Hausapotheke

Arzneimittel

- Medikamente gegen Erkältungskrankheiten
- Medikamente gegen Halsschmerzen
- Schmerztabletten
- Medikamente, die ärztlich verordnet sind

Mittel zur Hauskrankenpflege

- Fieberthermometer
- Mundspatel
- Tupfer
- Schere

- Klemme
- Einmal-Handschuhe
- Watte
- Verbandmull

Im Inventarverzeichnis sind die einzelnen Gegenstände der Grundausstattung einzutragen, damit eine Überprüfung der Vollständigkeit der Ausstattung möglich ist. Es empfiehlt sich, bei Medikamenten das Kaufdatum zu notieren, sofern auf der Verpackung kein Verfallsdatum vermerkt ist.

Telefonverzeichnis

An der Innentür der Hausapotheke sind die Telefonnummern zu notieren, die für Notfälle wichtig werden können. Tragen Sie die Rufnummern dort ein. Vorschläge für ein solches Verzeichnis:

- Hausarzt _____
- Notarzt _____
- Zahnarzt _____
- Kranken-
  transport _____

- Feuerwehr_____
- Sozialstation _____
- Vergiftungs-
  zentrale _____
- _____

Beachte

Die „7 Richtigen" im Umgang mit Medikamenten:
- der richtige Kranke
- das richtige Medikament
- die richtige Dosierung
- der richtige Zeitpunkt

- die richtige Dauer
- die richtige Aufbewahrung
- die richtige Vernichtung

Zusammenfassung

- Wärme-, Kälte- und Wasseranwendungen sind in der Handhabung relativ einfach und im Vergleich zu anderen Behandlungen nicht kostenaufwendig. Sie haben dennoch eine große Wirkung.
- Zur Überwindung von Krankheiten oder zur Erhaltung des gesunden menschlichen Organismus werden vom Arzt Medikamente verschrieben, die in der häuslichen Krankenpflege besonders sorgfältig und gewissenhaft eingesetzt und aufbewahrt werden müssen. Dies setzt auch Kenntnisse voraus, die vom Lesen des Beipackzettels über die Beschreibung der Wirkung des Medikaments bis hin zu seiner Haltbarkeit und Aufbewahrung reichen.
- In jedem Haushalt ist die Hausapotheke für eine übersichtliche und gesicherte Aufbewahrung von Medikamenten und Pflegehilfsmitteln von großer Bedeutung.

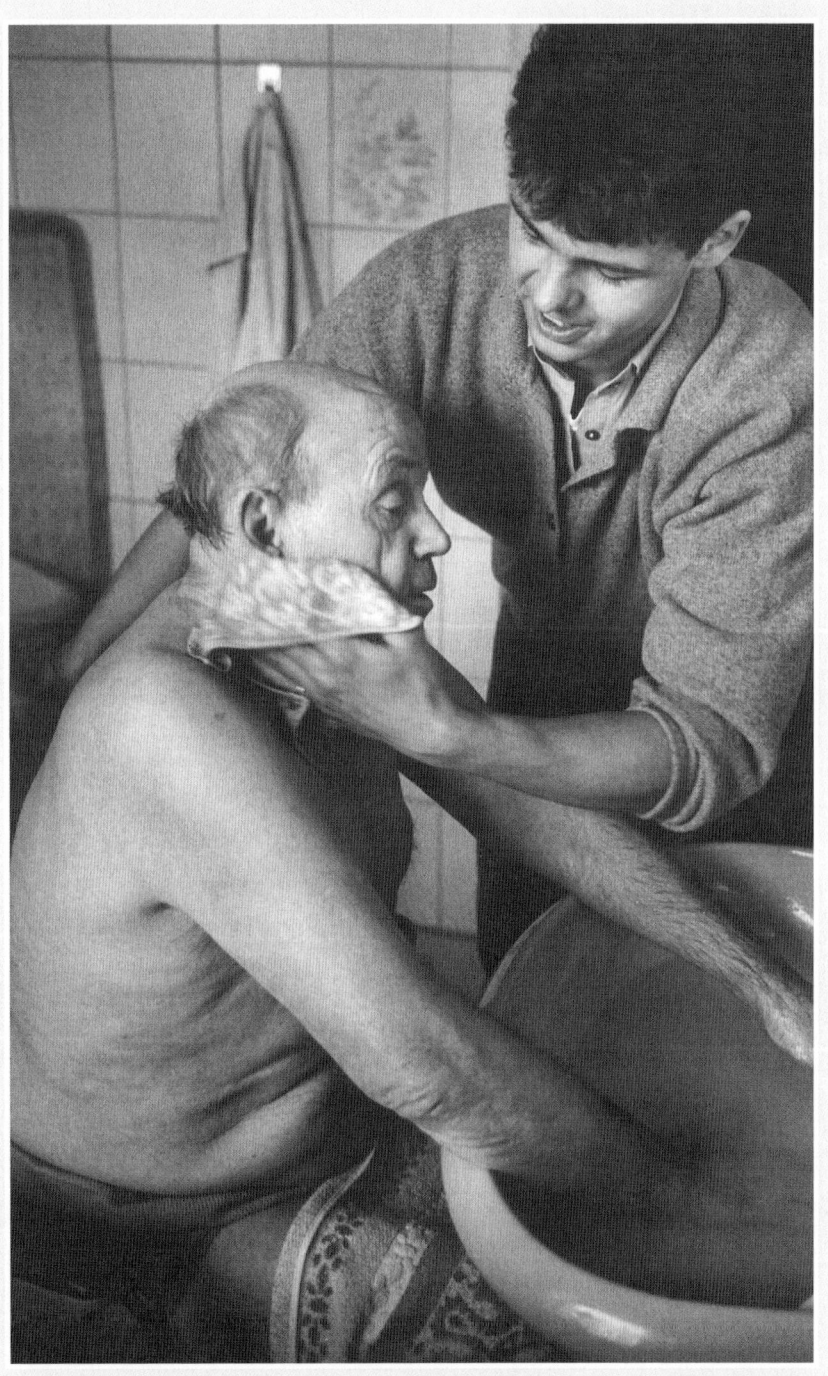

9 Sich dem Langzeitkranken zuwenden

Zuwendung bei der Pflege

Individuelle Körperpflege
Bereitstellung von Pflegemitteln
Ganzkörperpflege im Bett
Mund- und Zahnpflege
Haarpflege
Fußbad im Bett
Handbad im Bett
Baden und Duschen
Sich kleiden
Hilfestellungen bei Ausscheidungen

Hilfe für inkontinente Menschen
Urin- und Stuhlinkontinenz
Hilfen bei Inkontinenz

Technische Hilfsmittel zur Pflege
Ausgewählte Pflegehilfsmittel
Checkliste zum Einsatz von Hilfsmitteln

Zuwendung bei der Pflege

In der Hauskrankenpflege besteht die Chance, Pflege und persönliche Zuwendung miteinander zu verbinden. Bei der Pflege Langzeitkranker ist Zuwendung besonders dringlich, denn bei ihnen kommt zu den Leiden der Krankheit der oft schmerzliche Verlust von Beziehungen hinzu. Das bedeutet, dass man für die Pflege genügend Zeit aufwenden muss, um die pflegerischen Handlungen sachgerecht und ohne Hast vorzunehmen. Der Kranke spürt dann, dass die Pflegeperson sich für ihn Zeit nimmt und für ihn da ist.

Die Pflege eines Langzeitkranken stellt an den Pflegenden vielfältige Anforderungen. Neben der fach- und sachgerechten Durchführung von Pflegemaßnahmen ist die Hinwendung zum kranken Menschen von großer Bedeutung. Beide Faktoren beeinflussen die konkrete Pflege. Daraus ergeben sich folgende Grundsätze:

1 Information und Motivation vor Beginn der Pflegemaßnahmen
2 Förderung der Eigenaktivität des Kranken
3 Am Kranken orientiertes Pflegehandeln
4 Einfühlungsvermögen gegenüber dem Kranken
5 Verständnis und Zuwendung bei der Pflege
6 Achtung und Anerkennung der Menschenwürde
7 Berücksichtigung der äußeren Gegebenheiten der Pflege
   (wie Raumtemperatur oder Zugluft)

● Aufgabe

Welche Grundsätze werden bei den folgenden Pflegesituationen verletzt? Ordnen Sie die Grundsätze den einzelnen Beispielen zu. Tragen Sie die Zahl des für Sie wichtigsten Grundsatzes in das jeweilige Kästchen ein.

Pflegesituation

Beispiel 1   Bei einem Kranken wird eine Ganzwäsche durchgeführt.
              Ein Familienmitglied tritt unerwartet hinzu. Der Kranke ist
              den Blicken des Eintretenden schutzlos ausgeliefert.

Beispiel 2   Ein Kranker wird über den Flur in das Badezimmer geführt.
              Das Flurfenster steht offen und verursacht Durchzug.

Beispiel 3 Die Pflegeperson nimmt dem Kranken täglich am Abend
die Zahnprothese aus seinem Mund und legt diese in
einen Becher. ☐

Beispiel 4 Die Pflegeperson tritt unvermittelt an das Krankenbett und
beginnt, ohne die Hilfsmittel bereitgelegt zu haben, mit
den Vorbereitungen zur Haarwäsche. ☐

Beispiel 5 Ein Kranker wird auf den Rand der Badewanne gesetzt
und klammert sich ängstlich an den Oberarm der Pflegeperson. Diese reagiert darauf ärgerlich. ☐

Beispiel 6 Nach dem Reinigungsbad wird der Kranke abgetrocknet,
einige Körperfalten und die Achselhöhle bleiben feucht. ☐

Beispiel 7 Bei der Ganzwaschung entfernt die Pflegeperson die Bettdecke mehr als notwendig und lässt den Kranken beim
Waschen nackt liegen. ☐

Vergleichen Sie nun die Richtigkeit Ihrer Angaben. Zusätzlich erfahren Sie unter der Spalte „Empfehlungen", was Sie im Einzelfall tun können, um den Pflegegrundsätzen zu entsprechen.

● **Ergebnis**

Beispiele	Grundsätze	Empfehlungen
Beispiel 1	6	für Sichtschutz sorgen
Beispiel 2	7	für gleich bleibende Temperatur in allen Räumen sor-gen; Türen und Fenster schließen, Zugluft vermeiden
Beispiel 3	2	Einbeziehung der Selbsthilfe bei Mund- und Zahn-pflege
Beispiel 4	1	Informieren über die Notwendigkeit der Pflegemaß-nahmen; Vorbereitung der Pflegemittel
Beispiel 5	5	durch Zuspruch und Ermutigung ein Gefühl der Sicherheit vermitteln
Beispiel 6	3	sorgfältig abtrocknen
Beispiel 7	4	Bettdecke nur so weit wie nötig zurückfalten

Die Pflege eines Langzeitkranken führt zu körperlichen und seelischen Belastungen. Die über Monate oder Jahre anhaltende Pflege kann nur durchgehalten werden, wenn die Pflegeperson

- sich mit der Pflegeaufgabe identifiziert und bereit ist, die Rolle als Pflegeperson zu übernehmen und bei Anerkennung ihrer Pflichten die Sorge für sich selbst nicht vernachlässigt,
- sich mit dem Kranken solidarisiert und sich in dessen Situation einfühlt, um seine Wünsche besser zu erspüren und ungerechtfertigte Kritik nicht persönlich zu nehmen,
- sich im Pflegehandeln qualifiziert hat und somit in der Lage ist, Entscheidungen verantwortungsvoll zu treffen und Pflegemaßnahmen gewissenhaft durchzuführen.

Beachte

Bei der Hauskrankenpflege können durchaus Überforderungssituationen eintreten, durch die eine Pflegeperson selbst körperlich und seelisch gefährdet wird. In solchen Fällen hat sie auf die Erhaltung ihrer eigenen Gesundheit und ihrer persönlichen Würde zu achten.

Individuelle Körperpflege

Menschen pflegen ihren eigenen Körper nach Gewohnheiten, die sie seit ihrer Kindheit verinnerlicht und tagtäglich durchgeführt haben. Dadurch tragen sie zur Erhaltung und Förderung der eigenen Gesundheit bei. Diese Gewohnheiten, die für den einzelnen Menschen selbstverständlich zu seinem Leben gehören, sind aufgrund der familiären Erziehung und der gesellschaftlichen Einflüsse sehr unterschiedlich. Solange Menschen ihre Körperpflege unabhängig und selbstständig durchführen, gehört sie zu den alltäglichen Verrichtungen, denen man mehr oder weniger Beachtung schenkt. Tritt eine Krankheit oder Behinderung ein, gestaltet sich die tägliche Körperpflege oft problematisch. Sie muss daher sorgfältig geplant und Pflegemittel umsichtig bereitgestellt werden.

Mehr als bei anderen Lebensaktivitäten ist im Bereich der Körperpflege die Selbstständigkeit und Mobilität des Kranken von Bedeutung. Bereits durch eine gezielte Förderung in Teilbereichen der Körperpflege, z. B. beim Waschen der Hände oder des Gesichts sowie des Intimbereichs, kann das Selbstwertgefühl des Langzeitkranken erhalten und gesteigert werden. Das teilweise Erreichen seiner Eigenständigkeit führt auch zu einer Entlastung der Pflegeperson.

Bereitstellung von Pflegemitteln und Gegenständen

Für die nachstehenden Pflegemaßnahmen, die im Bett durchgeführt werden müssen, sind bestimmte Mittel und Gegenstände erforderlich:

Ganzkörperpflege
- zwei Waschlappen,
- drei Handtücher (ein Handtuch als Abdecktuch),
- Waschschüssel,
- Wasser,
- Waschlotion,
- Hautpflegemittel, Kosmetika,
- Kamm, Bürste, Spiegel,
- evtl. Rasierzeug,
- Unterwäsche, Kleidung.

Mund- und Zahnpflege
- Zahnglas mit Wasser,
- Zahnbürste,
- Zahnpaste,
- Nierenschale,
- Handtuch,
- gegebenenfalls Klemme und Tupfer,
- Mundpflegemittel.

Haarwäsche
- Haarwaschgarnitur (alternativ: zwei Gummitücher und Waschschüssel),
- Eimer,
- Schüssel mit Wasser gefüllt,
- Schöpfgefäß,
- zwei Handtücher,
- Waschlappen,
- Wäscheklammer,
- Shampoo,
- Kamm, Bürste, Spiegel, Fön,
- Lagerungskissen zur Unterstützung von Nacken und Kniekehlen.

Fußbad
- Waschschüssel,
- Waschlappen,
- Waschlotion,
- Handtuch,
- Körperlotion.

Handbad
- Waschschüssel,
- Seife,
- Handtuch,
- Handcreme,
- Nagelbürste.

Bad
- Wanne mit Wasser,
- Badezusatz,
- zwei Handtücher,
- zwei Waschlappen,
- Badebürste,
- Hautpflegemittel,
- Besteck für Maniküre und Pediküre,
- Unterwäsche und Kleidung.

Beachte

Aus hygienischen Gründen empfiehlt es sich, täglich frische Handtücher und Waschlappen zu verwenden. Müssen Körperpflegemaßnahmen im Bett durchgeführt werden, sollte ein zusätzliches Handtuch als Nässeschutz dienen.

Die unterschiedlichen Richtungen der Waschbewegungen sind durch Pfeile angedeutet. Waschbewegungen können sich belebend oder beruhigend auswirken.

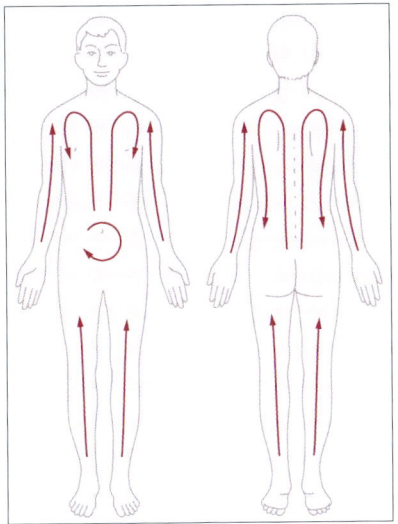

Belebende Waschbewegungen bei der Körperpflege

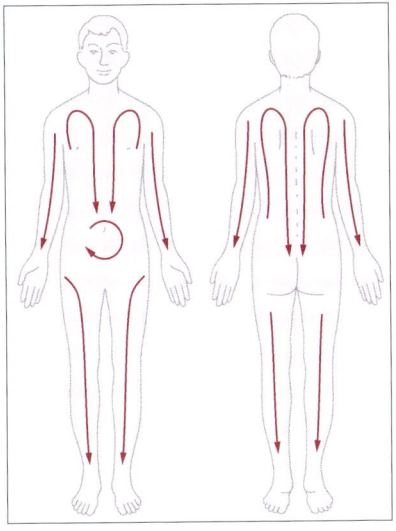

Beruhigende Waschbewegungen bei der Körperpflege

Ganzkörperpflege im Bett

Handlungsschritte

- Bettdecke bis zur Taille zurückfalten,
- evtl. ein Kopfkissen entnehmen,
- dem Kranken das Nachthemd oder die Schlafanzugjacke ausziehen und auf den Oberkörper legen,
- kreisförmig Augen von außen (äußere Augenwinkel) nach innen (Nasenpartie) und dann nach außen waschen,
- das Gesicht, Ohren und Hals waschen und trocknen,
- Handtuch unter Kopf und Schultern entfernen, der Länge nach unter einen Arm legen,
- auf der Innenseite Unterarm, Oberarm, Achselhöhle und über die Schulter zum äußeren Unterarm waschen und trocknen,
- Hand ins Wasser tauchen lassen und waschen,
- abtrocknen, besonders zwischen den Fingern,
- Handtuch entfernen,

- dieselben Handlungen am anderen Arm durchführen,
- Bettdecke bis zum Intimbereich zurückfalten, Nachthemd oder Schlafanzugjacke von der Brust entfernen,
- Brust und Bauch waschen und trocknen,
- evtl. Hautfalten pudern (dünn auftragen und verreiben),
- Bettdecke wieder ganz auf den Oberkörper des Kranken legen und anschließend längs auf ein Drittel falten und auf die gegenüberliegende Seite legen,
- den Kranken auf die zusammengelegte Bettdecke zur Seite drehen,
- Handtuch der Länge nach dicht an den Rücken des Kranken legen (Bett vor Nässe schützen),
- Rücken bis zur Taille waschen, abtrocknen und die Haut pflegen,
- Handtuch vom Rücken an das Gesäß ziehen,
- Gesäß, Gesäßfalte und After waschen und gut abtrocknen (auf Hautveränderungen achten),
- Gesäß und Steißbein mit Körperlotion einreiben,
- Handtuch entfernen,
- den Kranken in Rückenlage zurückdrehen,
- Nachthemd/Schlafanzugjacke anziehen,
- den Kranken zudecken,
- Wasser mit Waschlotion, Handtuch und Waschlappen wechseln,
- Bettdecke bis zu den Knien zurücklegen.

Intimpflege bei Frauen
- Beine der Kranken anwinkeln und spreizen,
- Leistenbeugen waschen und trocknen (auf Hautveränderungen achten),
- Schamlippen spreizen und vom Schambein bis zum After waschen und trocknen (auf Ausfluss achten),
- Intimbereich der Kranken mit Handtuch abdecken.

Intimpflege bei Männern
- Beine des Kranken anwinkeln und spreizen,
- Leistenbeugen waschen und trocknen (auf Hautveränderungen achten),
- das Glied von der Harnröhrenmündung ausgehend waschen, dabei gegebenenfalls die Eichel vom Sekret säubern, Vorhaut wieder ganz nach vorne schieben,
- Hoden und Leistenbeuge waschen und trocknen (auf Hautveränderungen achten),
- Intimbereich des Kranken mit Handtuch abdecken.

- Bettdecke ganz zurücklegen,
- Handtuch unter ein Bein legen,
- Unterschenkel und Oberschenkel von der Ferse über Kniekehle zum Oberschenkel, von diesem über das Knie und Schienbein zurück waschen und trocknen,
- Fuß waschen,
- Fuß- und Zehenzwischenräume gut trocknen,
- Handtuch unter das andere Bein legen,
- Unterschenkel und Oberschenkel von der Ferse über Kniekehle zum Oberschenkel, von diesem über das Knie und Schienbein zurück waschen und trocknen,
- Fuß waschen,
- Fuß- und Zehenzwischenräume gut trocknen,
- Füße und Beine eincremen,
- Handtuch entfernen,
- Bettdecke auf den Kranken zurücklegen,
- Pflegemittel aufräumen und versorgen.

Je nach Pflegesitutation ist zu entscheiden, ob Mund- und Zahnpflege, Haar- und Nagelpflege oder ob das Herrichten des Bettes vor, während oder nach der Ganzkörperpflege durchgeführt werden.

Beachte

Für die Ganzkörperpflege im Bett gelten folgende Grundsätze:
- individuelle Bedürfnisse und Gewohnheiten des Kranken beachten,
- seine Selbständigkeit erhalten bzw. fördern,
- Pflegehandlungen schrittweise erklären,
- Entscheidungen über die Temperatur des Wassers und die Verwendung der Pflegemittel den Kranken möglichst selbst treffen lassen,
- ihn nicht unnötig entblößen,
- sorgfältig abtrocknen,
- Zugluft vermeiden,
- auf körperliche und psychische Veränderungen des Kranken achten.

Mund- und Zahnpflege

Zur alltäglichen Körperpflege gehört selbstverständlich auch eine regelmäßige Zahnpflege, mindestens zweimal täglich. Sie umfasst die Reinigung der Mundhöhle, der Zunge und der Zähne. Die Reinigung der Zähne nach jeder Mahlzeit verhindert eine für Zähne und Zahnfleisch schädliche Säurebildung. Dabei sind besonders die Kauflächen der Zähne, die Außenflächen und die Innenflächen zu reinigen. Zahnprothesen sind nach jeder Mahlzeit abzuspülen und zu reinigen. Eine solche gezielte Mundhygiene bewirkt eine saubere und feuchte Mundschleimhaut, eine belagfreie Zunge und einen borkenfreien Rachenraum. Sie fördert auch das Wohlbefinden des Pflegebedürftigen und verhindert bei ihm unangenehme und schmerzhafte Infektionen der Mundschleimhaut (Soor). Bereits geringe Veränderungen der Mundschleimhaut und der Zunge, z. B. Rötungen, Beläge oder Borken, beeinträchtigen den Geschmack beim Essen und Trinken und können insbesondere bei Schwerkranken und Bewusstlosen zu einer Erkrankung der Mundhöhle führen. Besonders gefährdet sind

- alte Menschen oder Kranke mit eingeschränkter Kaufähigkeit,
- Diabetiker,
- Kranke mit hohem Fieber,
- Schwerkranke oder Bewusstlose, die durch den Mund atmen.

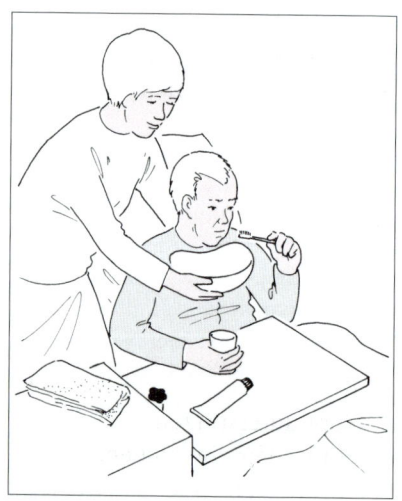

Mund- und Zahnpflege

Kann sich der Kranke die Zähne noch selbst putzen, wird man ihm die notwendigen Hilfsmittel bereitstellen. Wenn nötig, gibt die Pflegeperson erforderliche Hilfestellungen.

Mund- und Zahnpflege bei hilfebedürftigen Kranken

Durchführung
- Den Kranken mit „Stützgriff allein" aufrichten (siehe Seite 148),
- Kopfteil des Pflegebettes höher stellen,
- Handtuch um den Hals des Kranken legen,

- Kopf im Nacken unterstützen,
- die Zähne mit Zahnbürste und Zahnpasta reinigen:
  Die Pflegeperson beginnt rechts an den hintersten Backenzähnen und bürstet die äußere Zahnseite vom Zahnfleisch weg zu den Zahnspitzen hin. Dadurch werden auch die Zahnzwischenräume erfasst. Sie führt danach mit der Zahnbürste kleine kreisende Bewegungen auf den Kauflächen der Backenzähne durch.
  Sie reinigt anschließend die linke obere Zahnreihe. Auch die Zahninnenseiten werden von „Rot nach Weiß" gebürstet. Die gleiche Verrichtung wiederholt sie bei den unteren Zähnen.
- dem Kranken Wasser zum Ausspülen reichen,
- Nierenschale halten und ihn ausspucken lassen,
- den Mund abwaschen, das Gesicht trocknen und evtl. die Lippen pflegen,
- den Kranken bequem lagern,
- Pflegemittel reinigen und wegräumen.

Mund- und Zahnpflege bei Schwerstkranken

Vorbereitungen
- Handtuch bereitlegen,
- Der Mulltupfer wird so in eine Klemme/Pinzette eingespannt, dass ihre Spitze gepolstert ist und Verletzungen verhindert werden.
- Becher oder Glas mit Lösungen bereitstellen, z. B. Kamillentee, Zitronenwasser oder Kochsalzlösung,
- Nierenschale für gebrauchte Tupfer,
- fettende Salbe für die Lippen, z. B. Vaseline oder Lippenfettstift.

Durchführung
- Handtuch unter den Kopf des Kranken legen,
- Kopf des Kranken auf die Seite drehen, evtl. mit einer Hand den Kopf unterstützen,
- Mulltupfer eintauchen,
- mit dem angefeuchteten Mulltupfer Mundhöhle und Zunge und besonders den Raum zwischen Zahnreihe und Wange gut reinigen (je nach Bedarf den Tupfer wechseln),
- Lippen, besonders bei Kranken, die durch den Mund atmen, einfetten,
- Kopf des Kranken bequem lagern,
- Pflegemittel reinigen und wegräumen.

> **Beachte**
>
> Zahnprothesen mit einer Bürste reinigen und unter fließendem Wasser abspülen. Gegebenenfalls nachts die Zahnprothesen in einer Reinigungslösung (Reinigungstablette) aufbewahren. Vor dem Tragen sind alle Reste des Gebissreinigers gründlich abzuspülen, denn die reinigenden Substanzen können die Mundschleimhaut reizen und entzünden.

Haarpflege

Haarpflege und Frisur haben für jeden Menschen eine individuelle Bedeutung. Dementsprechend sollten auch in der Pflege zu Hause Frisur und Haarpflege wie gewohnt vorgenommen werden. Persönliche Gewohnheiten sind beim Kämmen, Bürsten und Frisieren, beim Schneiden und Waschen der Haare zu berücksichtigen. Solange der Kranke noch in der Lage ist, sich selbst zu frisieren, sollte die Pflegeperson ihn dazu motivieren. Wenn nötig, kann die Pflegeperson ihm dabei den Spiegel halten. An solchen unscheinbaren Verrichtungen kann der Kranke seine Teilhabe am Leben erfahren und dadurch Selbstwertgefühl gewinnen. Die Haarpflege bereitet einem Kranken erst dann Probleme, wenn er sich nicht mehr oder nur eingeschränkt bewegen kann bzw. an das Bett gefesselt ist. Im Allgemeinen sollte bei bettlägerigen Personen die Haarwäsche wöchentlich durchgeführt werden. Es empfiehlt sich, das Haarewaschen zusammen mit dem Baden oder Duschen vorzunehmen.

Bei der Haarwäsche im Bett ist zu beachten, dass

- alle notwendigen Hilfsmittel vor Beginn der Pflegemaßnahme bereitstehen,
- der Lendenbereich, die Schultern und der Nacken der pflegebedürftigen Person mit Lagerungskissen und/oder Rückenstütze abgestützt sind,
- die Matratze, das Kissen und das Betttuch durch ein Gummischutztuch vor Nässe geschützt werden.

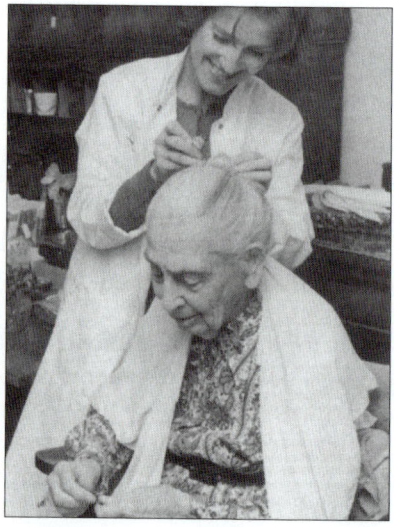

Haarpflege

Vorbereitungen

- Haarwaschbecken,
- Schüssel gefüllt mit temperiertem Wasser, leerer Eimer,
- Schöpfgefäß,
- zwei Handtücher,
- ein kleines Handtuch oder Taschentuch zum Abwischen der Augen,
- Shampoo mit neutralem pH-Wert,
- Fön,
- Kamm und Bürste,
- Spiegel,
- evtl. Haarpackung, Haarfestiger, Lockenwickler, Trockenhaube.

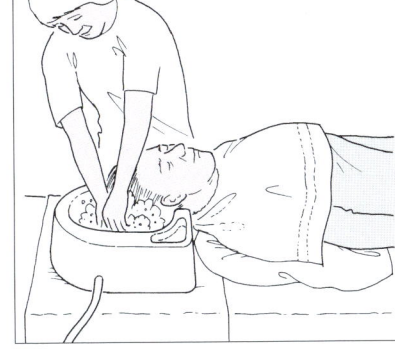

Haare waschen

Durchführung

- Bettdecke bis zur Taille zurückfalten,
- den Kranken aufrichten,
- ein Kopfkissen entfernen,
- Handtuch um Hals und Schultern des Kranken legen,
- Haarwaschbecken einlegen, Nacken- und Lendenbereich durch Kissen unterstützen,
- den Kopf des Kranken auf den Auflagerand des Beckens lagern,
- Abflussschlauch in den leeren Eimer neben dem Bett führen,
- dem Kranken einen Waschlappen zum Abdecken der Augen reichen,
- Haare anfeuchten, Shampoo auftragen und auf dem Haar verteilen,
- Haare waschen,
- Shampoo gründlich aus den Haaren spülen und die nassen Haare ausdrücken,
- Handtuch um die nassen Haare legen,
- den Kranken aufsetzen, Haarwaschbecken entnehmen, evtl. Kopfteil hochstellen,
- gegebenenfalls Haarfestiger auftragen; bei Frauen Haare, wenn erforderlich, auf Lockenwickler aufrollen,
- Haare gut trocknen, fönen und kämmen,
- Spiegel reichen,
- Kissen aufschütteln und einlegen, den Kranken bequem lagern,
- Krankenzimmer aufräumen und Pflegehilfsmittel reinigen und wegräumen.

> **Beachte**
>
> Sollte kein Haarwaschbecken zur Verfügung stehen, kann dieses durch eine Wanne oder eine Schüssel als Auffangvorrichtung ersetzt werden. Das Bett ist dann durch ein Gummituch zu schützen.

Fußbad im Bett

Fußbad und Nagelpflege empfindet auch der Langzeitkranke als wohltuend und „belebend".

Vorbereitungen

- Waschschüssel, in der beide Füße Platz haben, mit warmem Wasser bereitstellen,
- Badezusatz,
- Gummituch,
- Handtuch,
- Nagelzange und Nagelfeile,
- Hautpflegemittel.

Durchführung

- Den Kranken mit „Stützgriff allein" (siehe Seite 148) aufrichten,
- Kopfteil des Krankenbettes höherstellen und Kranken bequem lagern,
- Knie des Kranken durch Knierolle unterstützen (evtl. bei dreiteiliger Matratze den Teil am Fußende entnehmen),
- Gummituch am Fußende einlegen,
- Waschschüssel mit Wasser und eventuell Badezusatz ans Fußende stellen,
- Füße des Kranken im Wasser baden und waschen,
- nach dem Fußbad Handtuch um die Füße des Kranken legen (die Dauer des Badens soll der Kranke bestimmen),
- Waschschüssel aus dem Bett nehmen,
- Füße, besonders zwischen den Zehen, gut abtrocknen,
- Gummituch und Knierolle entfernen (gegebenenfalls entnommenes Matratzenteil einlegen),
- Kopfteil des Krankenbettes herunterstellen,
- Kranken bequem lagern und zudecken,
- Pflegemittel reinigen und wegräumen.

Bei Bedarf wird nach dem Fußbad die Nagelpflege durchgeführt. Die Nägel werden *gerade* geschnitten. Dabei achtet die Pflegeperson besonders darauf, dass die Haut nicht verletzt wird. Die Behandlung von Hühneraugen, extremer Hornhautbildung und eingewachsener Nägel gehört zur speziellen Fußpflege. Sie sollte deshalb von einer ausgebildeten Fußpflegerin durchgeführt werden.

Handbad im Bett

Auch außerhalb der Ganzkörperpflege kann ein Handbad durchgeführt werden. Es wirkt besonders erfrischend und führt bei Kranken nach einem Schlaganfall oder mit deformierten Gelenken zu einer besseren Beweglichkeit der Finger.

Vorbereitungen
- Waschschüssel, in der beide Hände Platz haben, mit warmem Wasser füllen,
- Badezusatz,
- Gummituch,
- Handtuch,
- Nagelzange und Nagelfeile,
- Hautpflegemittel.

Durchführung
- Den Kranken bequem lagern,
- evtl. mit „Stützgriff allein" (siehe Seite 148) aufrichten und Kopfteil des Krankenbettes höher stellen,
- auf dem Bettrand zum Schutz des Bettes ein Gummituch legen,
- Waschschüssel darauf stellen,
- eine Hand des Kranken im Wasser baden,
- den Kranken die Hände selbst waschen lassen, nur wenn erforderlich, die Hände des Kranken waschen,
- nach dem Bad Handtuch um die Hand legen und abtrocknen,
- Gummituch auf die gegenüberliegende Bettseite legen und die Schüssel umstellen,
- die andere Hand, wie beschrieben, baden und trocknen,
- Waschschüssel aus dem Bett nehmen und abstellen,
- Hände des Kranken besonders zwischen den Fingern gut nachtrocknen,
- Hände eincremen lassen,
- Gummituch aus dem Bett entfernen,
- den Kranken bequem lagern,
- Pflegemittel aufräumen und versorgen.

Bei Kranken mit gelähmten Händen oder deformierten Fingern übernimmt die Pflegeperson das Abtrocknen und Eincremen der Finger und Hände. Dabei achtet sie auf eventuelle Druckstellen zwischen den Fingern.

> **Beachte**
>
> Ist ein Betttisch vorhanden, kann der Kranke beide Hände gleichzeitig baden, was als besonders angenehm empfunden wird.

Baden und Duschen

Bereits in früheren Zeiten ist die wohltuende und heilende Wirkung des Wassers immer wieder zur Förderung der Gesundheit genutzt worden. Auch bei der täglichen Körperpflege eines Kranken kann sich eine gezielte Anwendung positiv auswirken. Duschen und Baden sind daher einer Ganzkörperpflege im Bett vorzuziehen, sofern der Gesundheitszustand dies erlaubt. Auch bewegungseingeschränkte Pflegebedürftige können in den Genuss eines Wannen- oder Duschbades kommen, wenn Bad und Dusche entsprechend ausgestattet sind. Haltegriffe, z. B. an der Wand und am Wannenrand, sichern den Ein- und Ausstieg. Sitze und Sitzhocker ermöglichen auch geschwächten Kranken ein Duschen und Baden im Sitzen. Badewannensitze mit Absenkvorrichtungen können gegebenenfalls den Kranken von fremder Hilfe unabhängig machen. Gehhilfen, Rollstühle oder Krankenlifter unterstützen die Mobilität. Alle Hilfsmittel tragen zur aktiven Pflege bei und entlasten die Pflegeperson.

Vorbereitungen

- Den Kranken informieren und vorbereiten,
- Fenster schließen,
- Raumtemperatur bei ca. 24 °C konstant halten,
- Handtücher, Waschlappen und Wäsche bereitlegen,
- Sitzgelegenheit zurechtstellen, dabei ist die Höhe des Badewannenrandes zu berücksichtigen,
- rutschfeste Matte vor und in die Badewanne legen,
- gegebenenfalls Badewannensitz oder einen Hocker in die Bade- oder Duschwanne stellen,
- einen Teil des Badewassers bei einer Temperatur von 37 °C einlaufen lassen (wenn keine Mischbatterie vorhanden: zur Vermeidung von Dampfentwicklung zuerst kaltes Wasser, dann warmes Wasser einlaufen lassen).

Durchführung

- Den Kranken entkleiden,
- ihn beim Aufrichten unterstützen,
- zunächst auf den Wannenrand setzen und dann vorsichtig in die Wanne gleiten lassen,
- Badewanne bis zur gewünschten Höhe mit Wasser füllen,
- den Kranken entsprechend der Hinweise zu den Waschbewegungen (siehe Seite 233) duschen oder waschen,
- Wasser aus der Wanne ablaufen lassen,
- dem Kranken aus der Wanne helfen und ihn sich auf einen Stuhl setzen lassen,
- abfrottieren und ihn ankleiden,
- falls die Haare gewaschen wurden, diese trocknen und frisieren,
- gegebenenfalls Nagelpflege durchführen,
- den Kranken in sein Zimmer zurückführen bzw. zurückfahren und ihm eine Ruhepause gönnen.

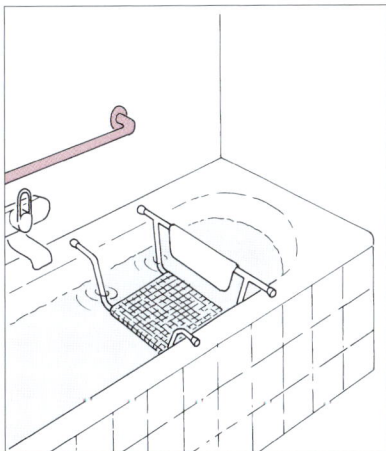

Badewannensitz

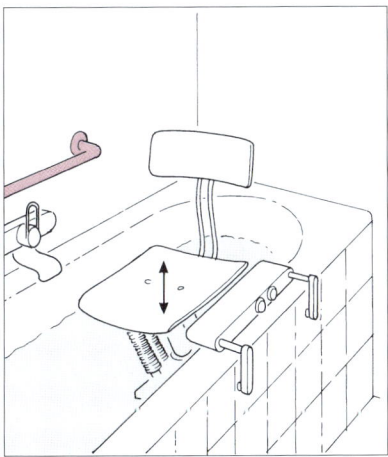

Absenkbarer Badewannensitz

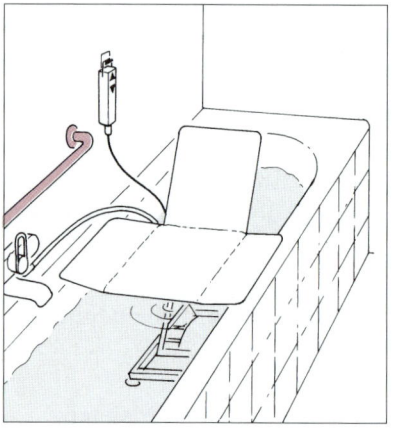 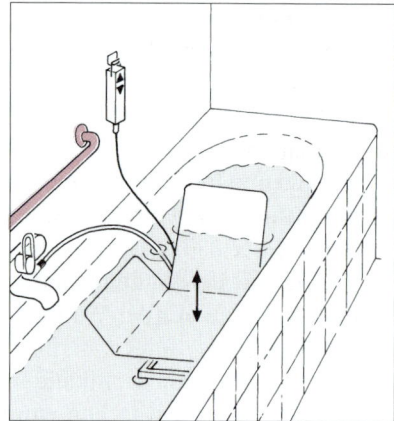

Absenkbarer Badewannensitz mit Anschluss an Wasserhahn

Beachte

Herzkranke und sehr geschwächte Menschen sollten nur nach Rücksprache mit dem Arzt gebadet werden. Wenn ein Vollbad für den Kranken zu anstrengend ist, sind die empfohlenen Hilfsmittel zu nutzen und ein Duschbad vorzuziehen.
Vor allem sollte beachtet werden:

• den Kranken nicht unmittelbar nach dem Essen zu baden,
• dem Kranken vor dem Baden das Wasserlassen zu ermöglichen,
• den Kranken während des Badens zu beobachten,
• bei Kreislaufschwäche und/oder Übelkeit das Wasser sofort abfließen zu lassen.

Sich kleiden

Zu den alltäglichen Dingen, die Menschen ganz selbstverständlich durchführen, gehört neben der Körperpflege das Sich-Kleiden. Wie der Mensch sich kleidet, ist von seinem Selbstverständnis, gesellschaftlichen Normen und Konventionen sowie von seinen finanziellen Möglichkeiten, der Mode und Stimmungen geprägt. Auch Jahreszeit und Witterung, Beruf und Freizeit haben Einfluss auf Auswahl und Art der Kleidung.

Im Zusammenhang mit Krankheit oder Pflegebedürftigkeit wird das Sich-Kleiden häufig unter dem Aspekt der Zweckmäßigkeit gesehen. Dabei wird oft übersehen, dass über die Kleidung auch eine Selbstdarstellung erfolgt. Persönliche Gewohnheiten verlieren nicht automatisch ihre Gültigkeit, wenn ein Mensch erkrankt oder pflegebedürftig ist.

Statt der Festlegung auf die „uniforme" Kleidung Nachthemd oder Schlafanzug – die kranke und pflegebedürftige Menschen eher dazu veranlasst, auch tagsüber die meiste Zeit im Bett liegend zu verbringen – sollten Kranke motiviert werden, sich am Morgen umzukleiden. Sofern medizinische Gründe nicht ausdrücklich dagegen sprechen, ist der Kranke zu ermuntern, sich seine tägliche Kleidung nach eigenen Vorstellungen von Behaglichkeit, Bewegungskomfort und farblichen Vorlieben auszuwählen. Beim An- und Auskleiden können Anziehhaken, Knöpfhilfe, Strumpfanzieher, Schuhanzieher mit verlängertem Stiel u. a. die Selbstständigkeit unterstützen.

Damit die Kleidung sich nicht nachteilig auf die Hautfunktionen auswirkt, sollten die Textileigenschaften bei der Auswahl mitbedacht werden.

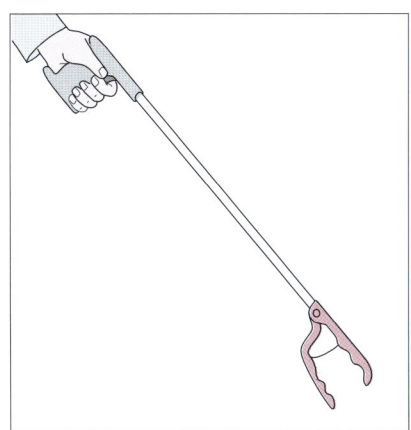

Greifhilfe

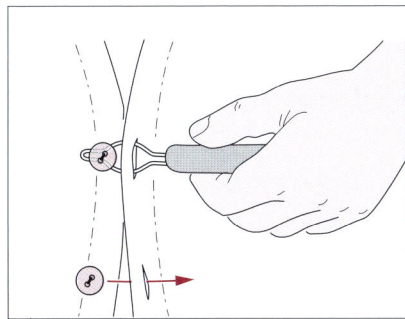

Knöpfhilfe

Textilrohstoffe	Herkunft	Eigenschaften
Baumwolle	Baumwollpflanze	strapazierfähig, gut waschbar, sogar kochbar, luftdurchlässig, hautfreundlich, kann viel Feuchtigkeit aufnehmen, trocknet langsam, wärmt wenig
Leinen	Flachsstroh	kochecht, fusselt nicht, knittert saugfähig, kühlend
Schurwolle	Schafwolle	dehnbare Fasern, gute Wärmeisolation, luftdurchlässig, wasserabweisend, geringes Eigengewicht

Textilrohstoffe	Herkunft	Eigenschaften
Seide	Kokon der Maulbeerspinnerraupe	reißfest, gute Feuchtigkeitsaufnahme, trocknet sehr schnell, sehr geringes Eigengewicht, wärmt im Winter, kühlt im Sommer
Viskose	Holzzellstoff	hohe Feuchtigkeitsaufnahme, wenig atmungsaktiv, trocknet langsam, läuft ein, nicht kochecht, kann sich elektrostatisch aufladen
Polyester, Polyacryl, Polyamid, Elasthan	Chemiefasern auf der Basis von Erdöl	nehmen kaum Feuchtigkeit auf, wärmend, trocknen sehr schnell, hitzeempfindlich, knitterarm, pflegeleicht und bügelfrei, elektrostatisch aufladbar
Mikrofasern	Spezialgewebe	sehr strapazierfähig
Gore-Tex	mikroporöse Teflonmembran	winddicht, wasserabweisend, atmungsaktiv
Sympatex	porenlose Polyestermembran	geringes Eigengewicht, pflegeleicht

Hilfestellungen bei Ausscheidungen

Der Umgang mit Steckbecken („Schieber") und Urinflasche erfordert Einfühlungsvermögen und Umsicht. Wenn der Kranke bei diesen Handlungen noch mithelfen kann, bereiten sie der Pflegeperson kaum Schwierigkeiten.

Umgang mit dem Steckbecken

Bei den folgenden Handlungsabläufen wird davon ausgegangen, dass der Kranke kaum mithelfen kann und sein Bett in der Ecke des Krankenzimmers steht.

Vorbereitungen

- Steckbecken auf einen Stuhl am Bett stellen.
- Auf dem Nachttisch werden bereitgestellt:

Toilettenpapier oder Zellstoff, Waschschüssel, Waschlappen, Seife, Handtuch, Pflegemittel.
- Wenn das Bett nicht an der Wand steht, Bettgitter an der Seite befestigen, auf die der Kranke gedreht werden soll.

Durchführung
- Die Pflegeperson faltet die Decke zurück.
- Sie legt den Deckel des Steckbeckens, mit der Innenseite nach oben, auf den Stuhl.
- Der Kranke wird von der Pflegeperson zur Seite gedreht: das Bein des Kranken auf Seite der Pflegeperson anwinkeln und den Arm auf den Brustkorb legen.
- Die Pflegeperson umfasst den Kranken mit beiden Händen und dreht das Gesäß und den Rücken zur Seite.
- Sie schiebt so weit wie möglich den Rand des Steckbeckens unter das Gesäß.
- Der Kranke streckt sein Bein, legt seinen Arm zurück und rollt dadurch auf das Steckbecken.
- Die Pflegeperson achtet darauf, dass das Gesäß auf dem Steckbecken zu liegen kommt.
- Der Kranke spreizt die Beine und streckt diese aus; bei Männern wird zusätzlich die Urinflasche angelegt.
- Wenn der Kranke sicher auf dem Steckbecken liegt, deckt sie ihn zu und stellt den Kopfteil des Bettes höher.
- Die Pflegeperson legt ihm die Klingel bereit und verlässt das Zimmer.

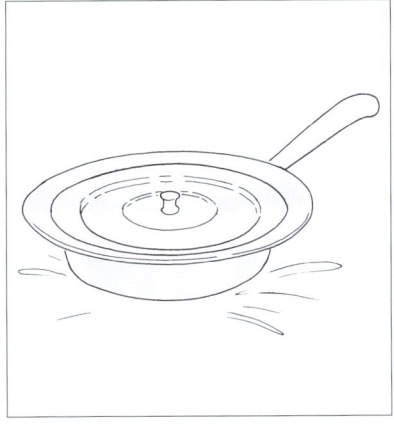

Steckbecken

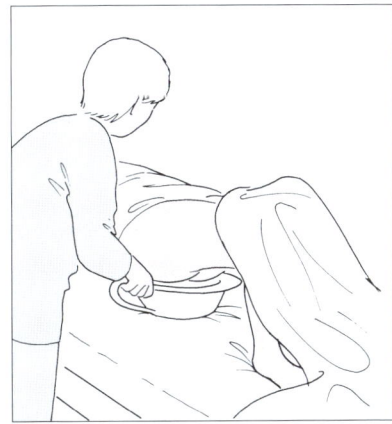

**Der Kranke kann noch eine „Brücke"
bauen**

- Nach dem Klingelruf des Kranken senkt sie den Kopfteil ab und faltet die Decke der Länge nach zur Seite (bei Männern entnimmt sie die Urinflasche).
- Der Kranke winkelt das Bein auf der Seite der Pflegeperson an und legt seinen Arm auf den Brustkorb.
- Die Pflegeperson hält mit der einen Hand das Steckbecken fest und dreht mit der anderen Hand den Kranken zur Seite.
- Sie zieht das Steckbecken vom Gesäß weg und reinigt Genitalien, After und Gesäß mit Toilettenpapier.
- Das Steckbecken wird zugedeckt und auf dem Stuhl abgestellt.
- Die Pflegeperson legt ein Handtuch in Höhe des Gesäßes in das Bett ein und reinigt Genitalien, After und Gesäß mit warmem Wasser.
- Die Pflegeperson trocknet und pflegt die Haut sorgfältig, insbesondere die Hautfalten.
- Anschließend lagert sie den Kranken und deckt ihn zu.
- Sie lüftet den Raum, entsorgt die Ausscheidungen und reinigt das Steckbecken.

Urinflasche

Männer benutzen zum Wasserlassen eine Urinflasche, die einfach zu handhaben ist. In der Regel ist eine Hilfestellung durch die Pflegeperson nicht notwendig.

Die Urinflasche soll
- verschließbar sein,
- regelmäßig geleert, gereinigt (Flaschenbürste) und desinfiziert werden,
- griffbereit am Krankenbett (in einer Halterung) aufbewahrt werden.

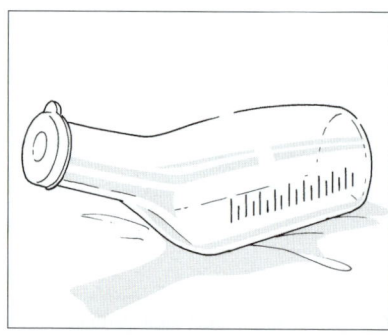

Urinflasche für Männer

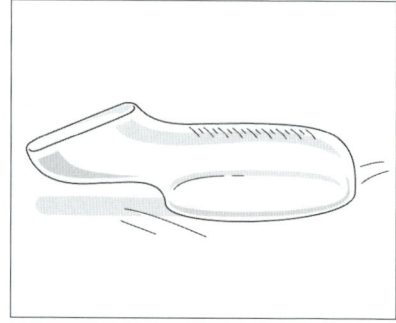

Urinflasche für Frauen

Toilettenstuhl

Für Kranke, die nicht mehr die Toilette aufsuchen können, ist es angenehmer, Urin und Stuhl auf dem Toilettenstuhl sitzend zu verrichten. Nur wenn der Kranke das Bett nicht mehr verlassen kann bzw. darf, sind Steckbecken und Urinflasche zu verwenden.

Im Fachhandel werden unterschiedliche Toilettenstühle angeboten:

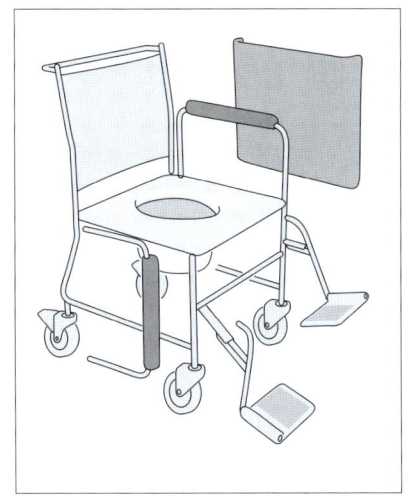

Toilettenstuhl

- mit Rädern
- ohne Räder
- mit beweglichen Arm- und Fußstützen
- mit und ohne Polsterung.

Sinnvoll ist daher eine individuelle Beratung vor der Anschaffung. Es ist erstaunlich, dass trotz dieses vielfältigen Angebots sehr viele Kranke und Behinderte nur unzureichend mit solchen Hilfsmitteln versorgt sind. Ein Beweis dafür, dass auch heute noch der Umgang mit Ausscheidungen in unserer Gesellschaft tabuisiert ist. Steckbecken, Urinflaschen für Männer oder Frauen und Toilettenstuhl ersetzen bewegungseingeschränkten Kranken die Toilette in der Wohnung.

Hilfe für inkontinente Menschen

Unter Inkontinenz versteht man das Unvermögen, Urin und Stuhl zu halten bzw. kontrolliert abzugeben (Urin-, Stuhlinkontinenz). Über fünf Millionen Menschen in Deutschland – überwiegend ältere, aber auch viele jüngere – leiden unter Harninkontinenz, Frauen etwa doppelt so häufig wie Männer. Entbindungen, konstitutionelle Bindegewebeschwächen, Gebärmuttersenkungen und der Hormonmangel in und nach den Wechseljahren schwächen den Schließmechanismus der Harnwege, insbesondere die Haltefunktion des Beckenbodens. Dieser Körperbereich ist ein von der Natur bemerkenswert kompliziert konstruiertes und funktionierendes Muskelgewölbe, das man durchaus trainieren kann und dessen einwandfreie „Arbeitsweise" für die Blasenkontrolle unerlässlich ist.

Eine Gesellschaft, die „Jugendlichkeit", „Mobilität", „Erfolg" und das Leben schätzt, wenn es gesund ist und funktioniert, wird ein gesundheitlich eingeschränktes Leben negativ sehen oder gar „totschweigen". Dazu gehört auch das Leben mit Inkontinenz.

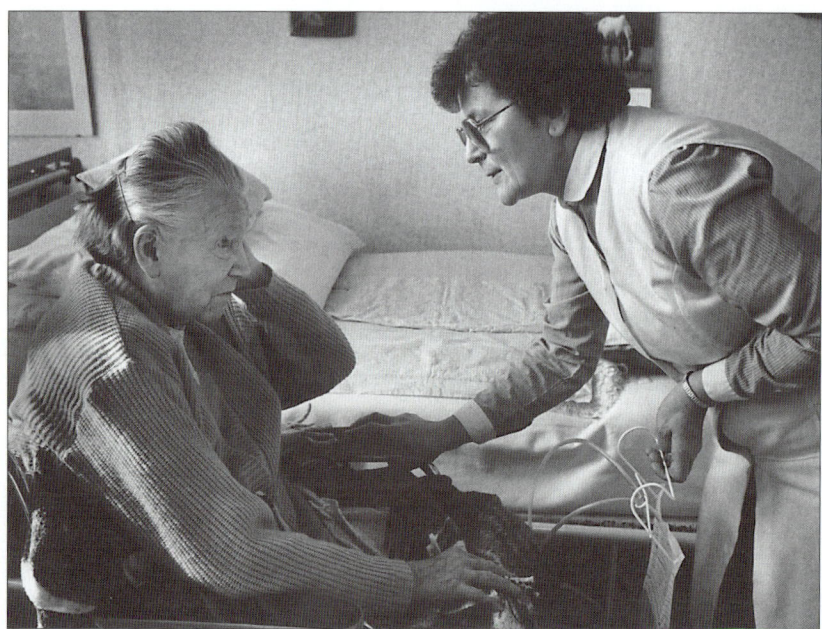

Beratung bei Inkontinenz

Aus Scham und Angst verschweigen viele Betroffenen ihre Blasenschwäche. Sie empfinden ihr „Leiden" als entwürdigend, versuchen mit unzureichenden Mitteln mit diesem Problem zu leben, entwickeln Schuldgefühle und ziehen sich häufig in die Isolation zurück.

Die Konfrontation mit Inkontinenz erzeugt bei den Betroffenen wie bei den Angehörigen vielfach Abwehr, Tabuisierung und Verdrängung. Von früher Kindheit an haben die meisten Menschen erfolgreich gelernt, Blase und Darm so zu trainieren, dass sie ihre Entleerung mitbestimmen können und es ihnen gelingt, Urin und Stuhl unter Ausschluss der Öffentlichkeit auszuscheiden. Das Unvermögen, Urin und Stuhl bis zur gewünschten Ausscheidung zurückhalten zu können, macht diese eher intime Lebensaktivität ungewollt „öffentlich" und führt oft zu sozialen Problemen. Ungewollter Urinverlust gilt immer noch als ein Tabu, über das die Betroffenen nicht einmal mit ihrem Arzt sprechen. Dies ist bedauerlich, da mittlerweile eine Reihe von Untersuchungs- und Behandlungsmöglichkeiten zur Verfügung stehen, um die verschiedenen Ursachen der Inkontinenz diagnostizieren und behandeln zu können.

Inkontinenz ist keine „unheilbare Krankheit". In vielen Fällen ist sie so zu beeinflussen, dass die Betroffenen in relativem Wohlbefinden mit dieser Störung leben, weil sie die damit verbundenen Einschränkungen und Belastungen kompensieren können.

Urin- und Stuhlinkontinenz

Formen und Ursachen der Urin-Inkontinenz

Stress-Inkontinenz: Diese Art zeigt sich an unfreiwilligem tropfenweisem Abgang von Urin und tritt bei körperlichen und psychischen Belastungen (Husten, Niesen, Lachen) infolge einer schwachen Beckenbodenmuskulatur vor allem bei Frauen auf.

Drang-Inkontinenz: Diese Inkontinenzart wird entweder durch eine Infektion der Blase und der Harnwege oder der Schädigung des Gehirns hervorgerufen. Sie zeigt sich in einem starken Harndrang, verbunden mit der Unfähigkeit, Blasenentleerung zurückzuhalten.

Überlauf-Inkontinenz: Diese Form von Inkontinenz findet sich vor allem bei Männern und zeigt sich ebenfalls durch tropfenweises Verlieren kleiner Urinmengen. Im Gegensatz zur Stress-Inkontinenz ist die Blase aber gefüllt und wird durch Behinderungen des Abflusses, z. B. Engstellen an der Harnröhre nach einer Operation oder durch Prostata-Vergrößerung verursacht.

Reflex-Inkontinenz (Neurogene Inkontinenz): Sie tritt bei Schädigung des Nervensystems (z. B. bei einer Querschnittlähmung) oder bei Multiple Sklerose auf und zeigt sich durch eine reflektorische Blasenentleerung, d. h. eine Entleerung, die ohne Steuerung des Gehirns vor sich geht.

Psychosozial bedingte Inkontinenz: Sie kann auftreten bei Verlust nahe stehender Menschen, Verlassen der gewohnten Umgebung oder dem Bedürfnis nach Zuwendung.

Stuhlinkontinenz

Bei dieser Form von Inkontinenz leidet der Betroffene unter der Unfähigkeit, Stuhl oder Blähungen zurückzuhalten. Ursachen können chronische Verstopfung, Karzinome des Mastdarms oder entzündliche Darmerkrankungen sein. Im Vergleich zur Harninkontinenz ist die Stuhlinkontinenz seltener, aber für die Betroffenen nicht weniger belastend.

Hilfen bei Inkontinenz

Außenstehende können kaum erahnen, wie schwierig die Situation der Betroffenen sein kann. Jede Pflege bei Inkontinenz bedeutet ein Eindringen in die Intimsphäre eines Menschen. Deshalb wird von den Angehörigen ein hohes Einfühlungsvermögen verlangt. Wichtige Gesichtspunkte sind die

- Achtung der persönlichen Würde und die Wahrung der Intimsphäre,
- Stabilisierung des Selbstwertgefühls durch vertrauensbildende und offene Gespräche,
- Aufklärung und Information der Familienangehörigen,
- Kontakte mit Gleichbetroffenen (Selbsthilfegruppen),
- unauffällige sorgfältige Handhabung der Pflegehilfsmittel.

Die Inkontinenz kann zu verschiedenen Zeiten (auch nachts) in unterschiedlicher Stärke auftreten. Darauf sind Pflege, Ausgestaltung der Wohnung und hygienische Erfordernisse abzustimmen. Je nach Art und Ursache der Inkontinenz wird der Arzt seine Therapie planen und entsprechende Maßnahmen empfehlen, z. B. Beckenbodentraining, Blasen- und Toilettentraining und gegebenenfalls den Einsatz von Inkontinenzhilfsmitteln.

Maßnahmen bei Inkontinenz

Wohnsituation
- Entfernung und Erreichbarkeit der Toilette beachten,
- Hindernisse auf dem Weg zur Toilette entfernen (Stufen, Möbel, Teppiche),
- Haltegriffe zur Sicherheit anbringen,
- eventuell Steckbecken, Urinflasche und Toilettenstuhl anschaffen und einsetzen.

Raumhygiene
- regelmäßig lüften,
- Wohnung reinigen und ggf. luftverbessernde Düfte verwenden,
- urindurchnässte und kotverschmutze Wäsche möglichst umgehend waschen.

Zweckmäßige Kleidung
- Klettverschlüsse statt Knöpfe annähen,
- statt Gürtel Gummizug im Hosenbund einnähen,
- pflegeleichte Kleidung wählen.

Hautpflege
- Intimbereich mehrmals täglich mit Wasser und pH-hautneutraler Waschlotion reinigen,
- Haut mit Lotion pflegen,
- saubere Kleidung und Bettwäsche verwenden.

Kontinenztraining
- Blasentraining: Das Fassungsvermögen der Blase soll erweitert und die Blase vollständig entleert werden.
- Toilettentraining: Die Toilettengänge werden an das individuelle Ausscheidungsverhalten angepasst, die zeitlichen Abstände durch Üben verlängert.
  Das Kontinenztraining hat zum Ziel, dass der Betroffene die Toilette erreicht, bevor er ausscheidet. Die Durchführung des Trainings bedarf der Anleitung durch Arzt oder Pflegefachkraft.

Informationen sind über die „Gesellschaft für Inkontinenzhilfe e.V.", 34119 Kassel, Friedrich-Ebert-Straße 124, zu erhalten.

Materialien und Hilfsmittel bei Inkontinenz

Aufsaugende Systeme

Je nach Auftreten (Zeit, Intensität) der Inkontinenz werden aufsaugende Materialien in verschiedener Größe und Form angeboten, um den Urin bzw. den Stuhl zuverlässig aufzufangen: als Auflagen für das Bett, als Endloswindeln, als gebrauchsfertige Tag- und Nachteinlagen, die zum Teil körpergerecht geformt sind, bis hin zu Inkontinenz-Slips. Die Fixierung der körpergerechten Einlagen ist mit einem Schlüpfer oder einer Netzhose möglich.

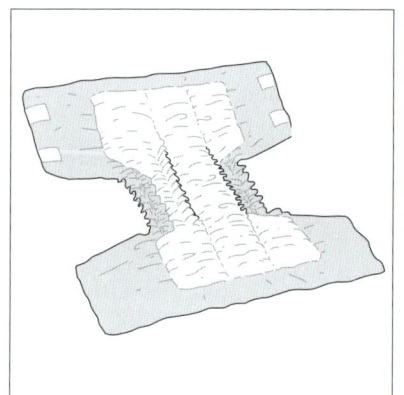

Inkontinenz-Slip

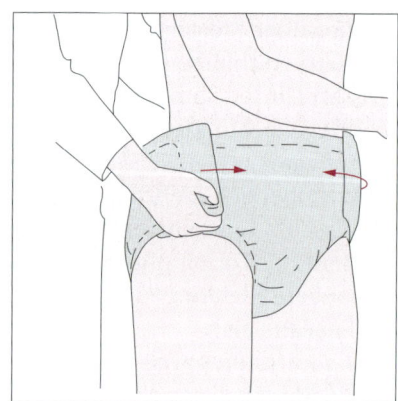

Fixierung des Slips

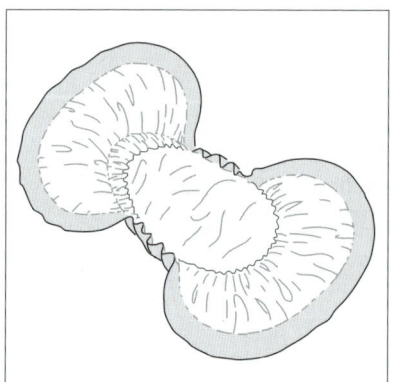

Körpergerechte Inkontinenzeinlage

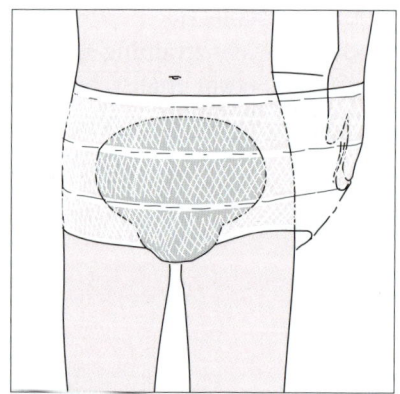

Fixierung mit Netzhose

Ableitende Systeme

Bei Männern, die mobil sind, lassen sich Kondom-Urinale mit Bein-beuteln verbinden, die am Ober- oder Unterschenkel befestigt werden. Während der Nacht kann an den Beinbeuteln problemlos ein Nachtbeu-tel angeschlossen werden. Beim Bettlägerigen wird nur ein Bettbeutel verwendet.

Bei Frauen wird über einen Blasenkatheter der Urin in den Bein- und/oder Bettbeutel abgeleitet.

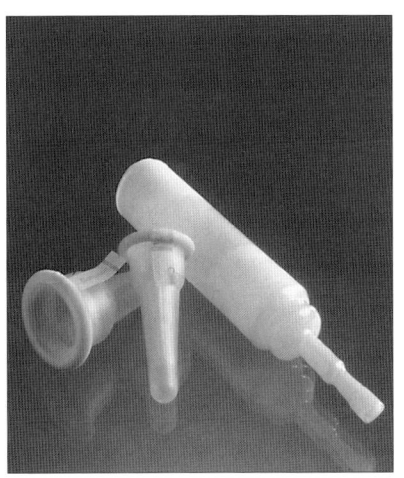

Kondom-Urinal

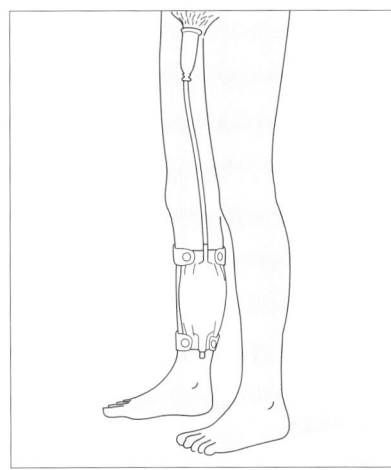

Kondom-Urinal

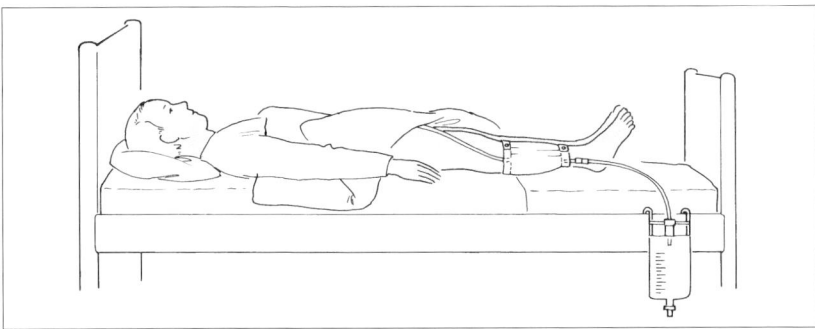

Urinableitungssystem bei immobilen Kranken

Kostenerstattung für Inkontinenz-Hilfsmittel

Moderne Inkontinenz-Hilfsmittel, unabhängig, ob es sich dabei um Einmal-Einlagen, Einmal-Slips oder großflächige Einmal-Unterlagen für das Bett handelt, zeichnen sich durch eine hohe Saugfähigkeit und Geruchsbindung aus. Allerdings haben diese hochwertigen Inkontinenz-Hilfsmittel auch ihren Preis. Eine Kostenübernahme durch die Krankenkasse ist möglich, wenn diese Hilfsmittel zur Behandlung einer Folgeerkrankung der Blasenschwäche notwendig sind.

Den Versicherten einer gesetzlichen Krankenkasse kann der Arzt Inkontinenz-Hilfsmittel verordnen. Je nach individuellem Bedarf des Patienten hat der Arzt aus den verordnungsfähigen Produkten die sinnvollste Versorgungslösung auszuwählen. Entscheidungskriterien sind dabei: Häufigkeit des Urinabgangs, Ausscheidungsmenge, Anlegemöglichkeit und Sicherheitsbedürfnis des Patienten.

Krankenversicherte haben Anspruch auf die Verordnung von aufsaugenden Inkontinenzprodukten, wenn

- Blasenschwäche Hauterkrankungen hervorruft, z. B. Dekubitus und Ekzeme, und deren Behandlung unterstützt wird,
- Pflegebedürftigkeit vermieden werden kann,
- Blasenschwäche in absehbarer Zeit voraussichtlich zu einer Krankheit führen würde,
- Betroffene durch den Gebrauch von Inkontinenzhilfen ermutigt werden, wieder am Leben in der Gemeinschaft teilzunehmen.

Ist eine dieser Voraussetzungen erfüllt, besteht eine Leistungspflicht der gesetzlichen Krankenkasse, unabhängig davon, ob sich der Betroffene in häuslicher Umgebung aufhält oder in einer Pflegeeinrichtung lebt.

Sind solche Anspruchsvoraussetzungen nicht gegeben, tritt bei Pflegebedürftigen die Pflegekasse in die Leistungspflicht. Der Antrag für die Kostenübernahme ist bei der Pflegekasse zu stellen. Eine ärztliche Verordnung ist nicht erforderlich. Allerdings begrenzt die Pflegekasse die Aufwendungen für alle zum Verbrauch bestimmten Pflegehilfsmittel, zu denen auch die Inkontinenzhilfen gehören, auf einen Betrag bis zu 31,00 EUR monatlich.

Beachte

Eine auf die individuelle Inkontinenz abgestimmte Versorgung ist Teil einer ganzheitlichen Pflege und unterstützt die Aktivierung inkontinenter Kranker.

Die sorgsame Auswahl von geeigneten Hilfsmitteln ist für die erfolgreiche Pflege eines inkontinenten Menschen wichtig.

Informationen zum Anlegen der Inkontinenz-Produkte sind beim Fachhandel oder bei der Apotheke erhältlich. Alle Herstellerfirmen bieten Beratung an, z. B. durch die Inkontinenz-Hotline zum Nulltarif: 0130-2656.

Technische Hilfsmittel zur Pflege

„Pflegetechniken" und „technische Hilfsmittel" zur Pflege werden manchmal abwertend eingeschätzt. Dabei wird leider übersehen, dass es seit jeher zur Kultur der Menschen (lateinisch cultura = Pflege) gehört, mit Verfahren und Kunstgriffen das Leben in dieser Welt zu gestalten. Nur dort, wo die Technik sich vom Menschen entfernt und losgelöst hat, ist sie problematisch. Technische Hilfen sind häufig zur Verbesserung der Pflegesituation unverzichtbar. So kann z. B. die Verwendung eines Toilettenstuhls eine große Erleichterung für den Kranken sein. Die Pflegeperson soll deshalb erkennen, dass der Einsatz von technischen Hilfsmitteln die Pflegesituation entscheidend verbessern und sie sich selbst dadurch entlasten kann. Langzeitkranke Menschen können sogar manchmal auf fremde Hilfe verzichten, wenn geeignete Hilfsmittel vorhanden sind. Sie haben eine vielfache Bedeutung und können dazu beitragen,

- Beschwerden zu lindern,
- Behandlungen zu sichern,
- Behinderungen auszugleichen,
- Selbstständigkeit zu fördern,
- Fähigkeiten zu erhalten oder zu verbessern,
- Pflege zu erleichtern,
- Sicherheit zu vermitteln.

Es kommt bei der häuslichen Pflege aber nicht auf die Vielzahl der vorhandenen Pflegehilfsmittel an, sondern darauf, dass sie eine ganz bestimmte Funktion erfüllen. Nur aus der jeweiligen Pflegesituation heraus lässt sich der Einsatz von Hilfsmitteln begründen. Hilfsmittel sind dann geeignet, wenn sie vorhandene Fähigkeiten unterstützen, fehlende Körperfunktionen ausgleichen und nicht zur Inaktivität des Kranken führen.

Ausgewählte Pflegehilfsmittel

Für typische Pflegesituationen werden Pflegehilfsmittel vorgestellt, die je nach Anspruchsvoraussetzung von der Kranken- oder Pflegekasse zur Verfügung gestellt werden (siehe Seite 275ff.).

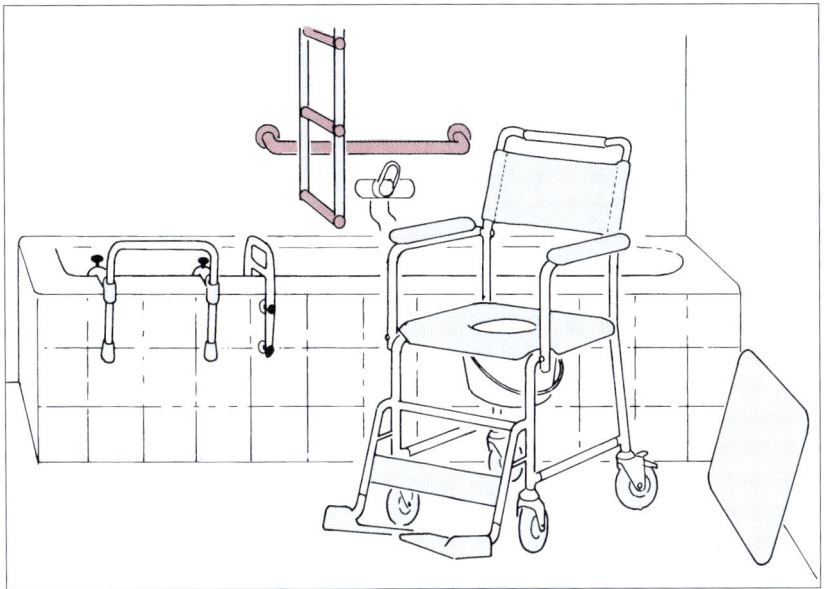

Halte- und Sicherheitsgriffe im Bad

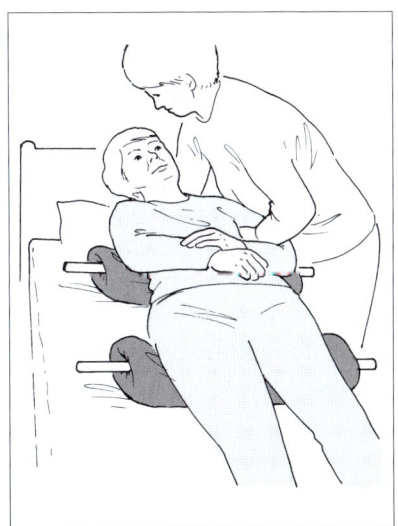

Gleitende Hebekissen

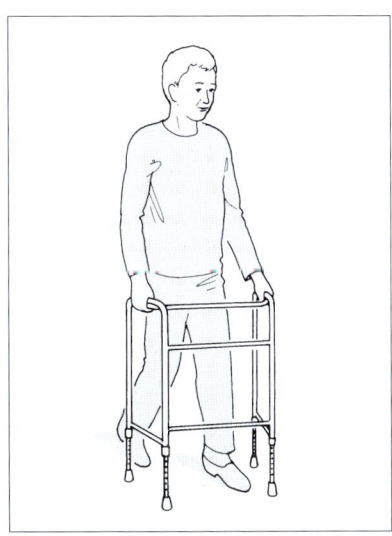

„Große" Gehhilfe

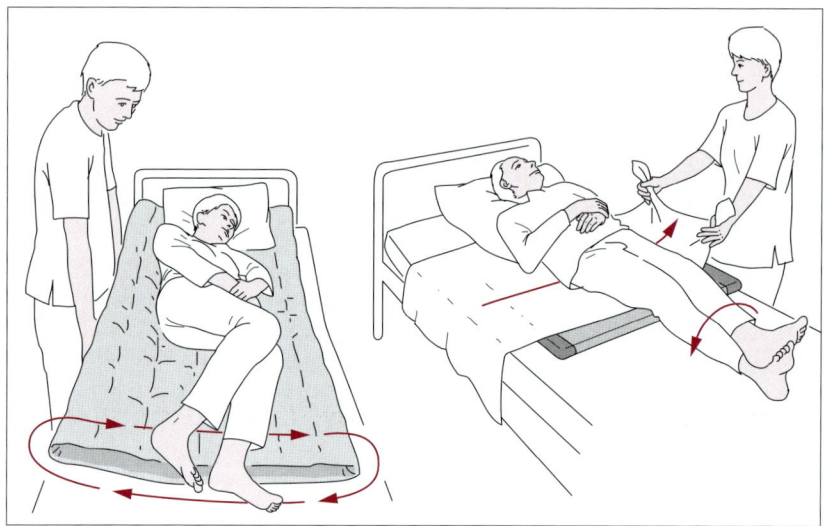

Gleitauflage   **Gleitmatte**

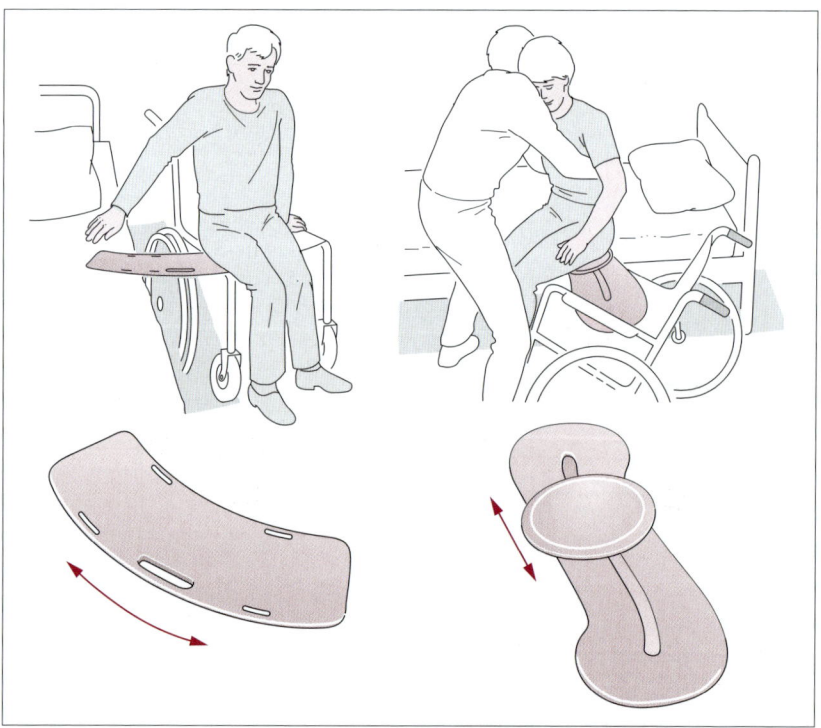

Rutschbrett   **Glideboard**

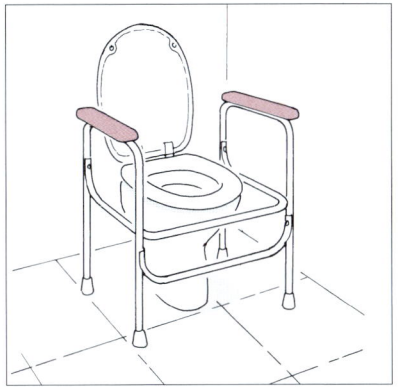

Toilettenstützgestell

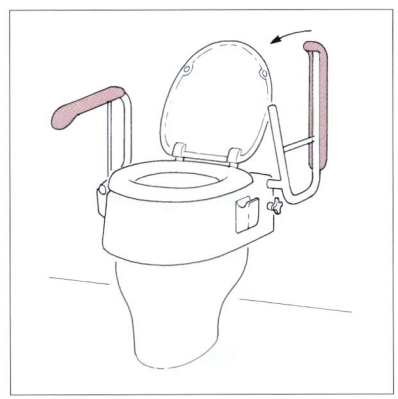

Toilettensitzerhöhung mit Armlehnen

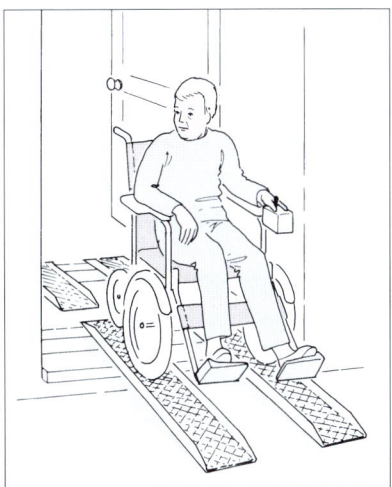

Teleskop-Rampe

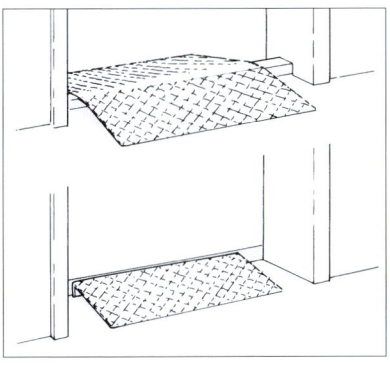

Türschwellenbrücken

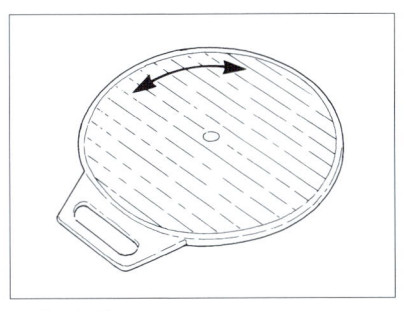

Drehscheibe

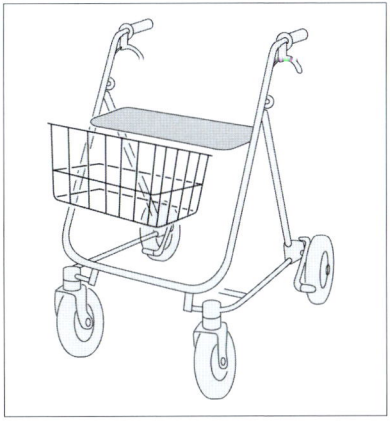

Rollator

Checkliste zum Einsatz von Pflegehilfsmitteln

Bei der Auswahl geeigneter Hilfsmittel sind neben der Behinderung des Kranken auch die räumlichen Gegebenheiten der Wohnung von Bedeutung. Deswegen sollte man vor der Anschaffung von mehr oder weniger aufwendigen Pflegehilfsmitteln einige Vorüberlegungen anstellen. Die Beantwortung der aufgelisteten Fragen soll die Entscheidung für die Anschaffung bzw. den Einsatz von Hilfsmitteln erleichtern:

- Welche Schwierigkeiten ergeben sich für die pflegebedürftige Person oder die Pflegeperson?
- Was soll durch das bzw. die Pflegehilfsmittel erreicht werden?
- Stellen Sanitätshäuser oder ambulante Pflegedienste die Hilfsmittel leihweise zur Verfügung?
- Ist der Einsatz durch die räumlichen Gegebenheiten in der eigenen Wohnung auch möglich?
- Kann der Pflegebedürftige bzw. der Pflegende mit dem Hilfsmittel auch umgehen oder ihre Handhabung erlernen?
- Bringt das Hilfsmittel für den Pflegebedürftigen und/oder den Pflegenden den gewünschten Nutzen?
- Übernimmt die Krankenkasse oder die Pflegekasse die Kosten?

Sanitätsfachhandel, Sozialstation, ambulante Dienste für Behinderte sowie Pflegedienste bieten üblicherweise eine Hilfsmittelberatung an. Information und gute Beratung sind für Pflegebedürftige und Pflegende gleichermaßen wichtig. Wenn man nicht sicher ist, ob das Hilfsmittel auch zur Entlastung führt, kann man vereinbaren, dass es vorerst nur leihweise überlassen wird. Auch sollte man sich ausführlich anleiten lassen, wie das Hilfsmittel fach- und sachgerecht eingesetzt wird. Weiter ist darauf zu achten, dass eine verständliche Gebrauchsanleitung mitgeliefert wird (siehe Seite 283).

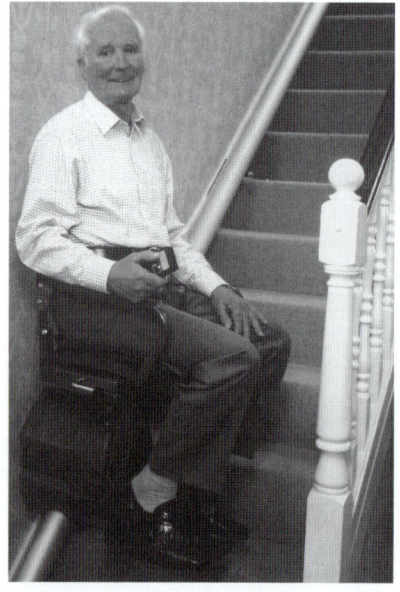

Technisches Hilfsmittel, der Treppenlift

Beim Einsatz technischer Hilfsmittel in der Pflege gilt generell:
- Die Pflegeperson beachtet die besondere Situation des Kranken und plant ihre Pflegemaßnahmen vorausschauend.
- Die Pflegeperson überprüft vor dem Einsatz das Gerät auf seine Funktionstüchtigkeit und Sicherheit.
- Die Pflegeperson erklärt dem Kranken die Funktion des Hilfsmittels und überzeugt ihn vom beiderseitigen Nutzen.

Zusammenfassung

- Zu Hause besteht für die Angehörigen die Chance, mit der Pflege die persönliche Zuwendung zum Kranken stärker zu verbinden. Zu den Belastungen der Krankheit und Pflegebedürftigkeit kommt häufig der Verlust der sozialen Beziehungen hinzu; daher kann die persönliche Zuwendung für die Bewältigung der Lebenssituation des Kranken förderlich sein.
- Die Pflegeperson soll auf den Erhalt ihrer eigenen Gesundheit und ihrer persönlichen Freiheit und Würde achten, damit die Pflege nicht zu ihrer Überforderung und körperlichen Schädigung führt.
- Die Pflege des Langzeitkranken erfordert umfangreiche Pflegemaßnahmen: Ganzkörperpflege und spezielle Pflegehandlungen.
- Durch die Auswahl geeigneter Hilfsmittel lässt sich das Befinden des inkontinenten Kranken verbessern und für die Umgebung erträglicher gestalten.

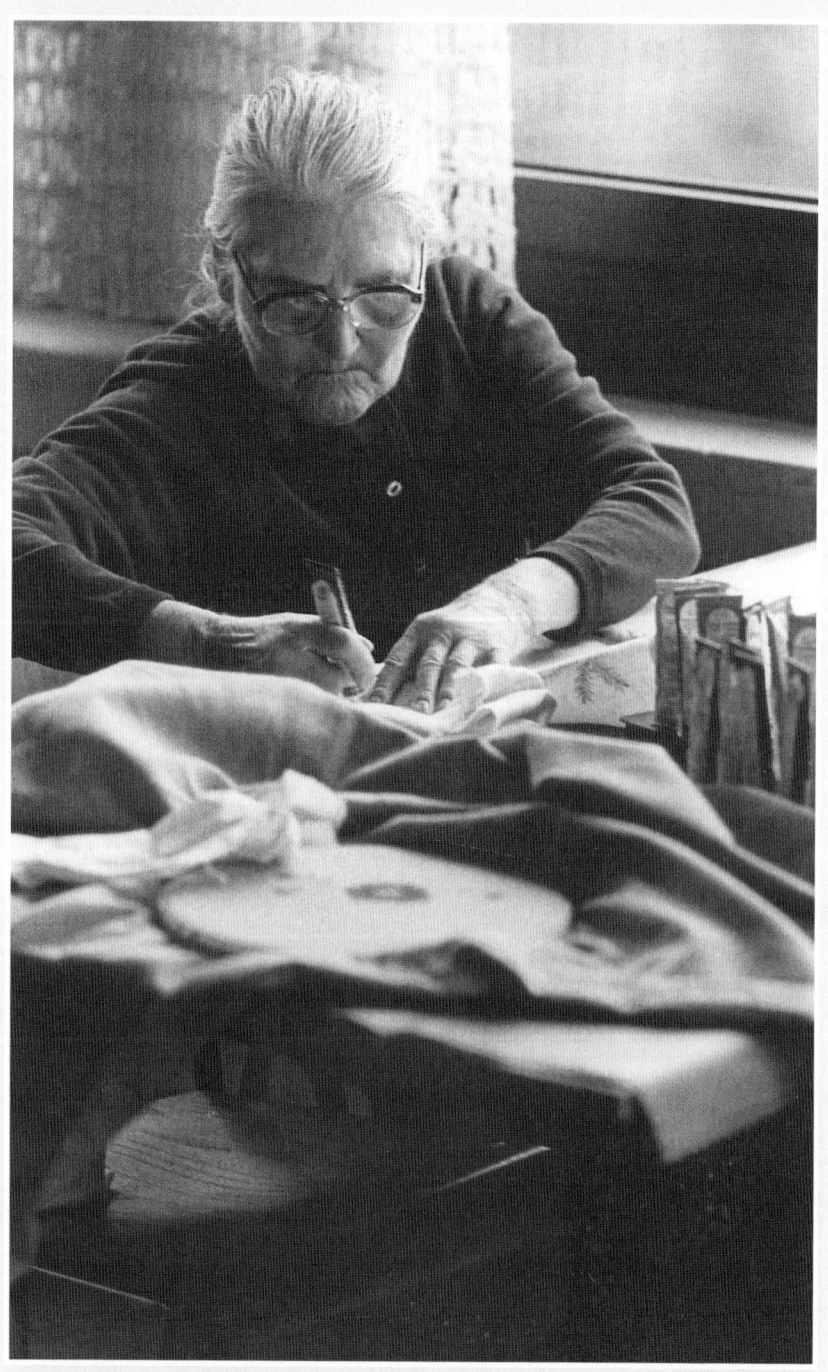

10 Selbst gestaltetes Leben im Alter

Leben älterer Menschen
Demographische Entwicklungen
Aktives Alter
Menschenwürde

Vorsorge und Verfügungen
Vollmachtserklärungen
Vorsorgevollmacht
Betreuungsverfügung
Patientenverfügung

Gesetzliche Hilfen
Gesetzliche Krankenversicherung
Pflegeversicherung
Sozialhilfe
Betreuungsgesetz

Institutionelle Hilfen
Freie Wohlfahrtspflege
Dienste und Einrichtungen

Leben älterer Menschen

Demographische Entwicklungen

Häufig ist nicht im Blick, dass die Lebensphase Alter hier zu Lande eine Zeitspanne von 20 bis 30 Jahren umfasst. Es gibt sie nicht, „die Lebenssituation" älterer Menschen und „das Alter". Die Lebenswirklichkeiten älterer Menschen unterscheiden sich ganz erheblich aufgrund ihrer materiellen, gesundheitlichen, geistigen und sozialen Gegebenheiten, der biografischen Verläufe und der gesellschaftlichen Teilhabe. Bessere Lebensverhältnisse sowie die gesundheitlichen Voraussetzungen führen dazu, dass immer mehr Menschen ein immer höheres Alter erreichen. Bereits im mittleren Erwachsenenalter werden die Grundlagen für ein hohes Alter in Gesundheit gelegt. Das persönliche Verhalten und eine gesundheitsbewusste Lebensführung nehmen ganz entscheidend Einfluss darauf, wie man sozial und gesundheitlich altert. Gesundheitliche Vorsorge von Jugend an und rechtzeitige Alterssicherung während der Berufstätigkeit tragen zur größeren Selbstständigkeit im Alter bei.

Vielen Menschen gelingt es, sich nach dem eigenen Ausscheiden oder dem des Ehepartners aus dem Beruf neu zu orientieren und den Alltag neu zu gestalten. Der neue Lebensabschnitt bringt neue Möglichkeiten, Chancen, Herausforderungen und Verpflichtungen. 80 Prozent der über Siebzigjährigen sind zu einer weitgehend selbstständigen Lebensführung in der Lage und meistern selbstverantwortlich die Anforderungen im Alter. Auch wer auf die Hilfe zur Bewältigung des Alltags angewiesen ist, sollte Entscheidungen über die Gestaltung des eigenen Lebens nicht anderen überlassen. Die Verantwortung sich selbst gegenüber ist nicht nur Last, sondern birgt auch Chancen, und Hilfe zur Selbsthilfe halten viele Stellen bereit (siehe Adressen Seite 358).

In Deutschland leben mehr als achtzehn Millionen Menschen, die älter sind als 60 Jahre. Der Anteil der Hochbetagten wächst sehr stark. So leben derzeit 2,2 Millionen über 80-Jährige, davon nahezu 410 000 über 90-Jährige in Deutschland.

Fünfundneunzig Prozent davon wohnen zu Hause, nur fünf Prozent in Alten- und Pflegeheimen. Dieses Zahlenverhältnis spiegelt den Wunsch alter Menschen wider, so lange wie möglich daheim zu sein, in vertrauter Umgebung zu leben.

Aktives Alter

Mit zunehmendem Alter fällt es Menschen schwerer, die Dinge des täglichen Lebens selbst zu gestalten. Obwohl sie auf Unterstützung und Hilfe angewiesen sind, haben sie vielfältige Möglichkeiten,

- sich selbst neue Ziele zu setzen und diese auch zu verfolgen,
- Neues zu lernen,
- Kontakte zu suchen und zu pflegen.

Konkret bedeutet dies:

- Flexible Handhabung der Altersruhegrenze
→ ermöglicht berufliche Aktivitäten im Alter.

- Schaffung von Kontaktmöglichkeiten
→ führt zu neuen Beziehungen und Erlebnissen.

- Selbstbestimmung und eigenverantwortliche Gestaltung des Lebens.
→ fördern Selbstständigkeit und das Selbstwertgefühl.

- Beteiligung älterer Menschen an der Weiterbildung
→ stärkt Lernbereitschaft und Lernaktivität.

- Erhaltung und Verbesserung der Wohnsituation
→ ermöglichen Selbstständigkeit, Aktivität und Unabhängigkeit.

- Miteinanderleben von Jung und Alt
→ führt zu einer stärkeren Bindung an die Familie und zum Erleben sozialer Beziehungen.

- Rückblick auf geglückte und missglückte Ereignisse, auf Verdienste und Schuld
→ bietet Chance zur Sinnfindung.

● Aufgabe

Lesen Sie die Fragen und Feststellungen durch. Machen Sie sich Gedanken über die Bedeutung der vorgeschlagenen Aktivitäten für einen alten Menschen. Prüfen Sie, ob diese Vorschläge geeignet sind, einen alten Menschen aktiv am Leben teilnehmen zu lassen.

Fragen und Feststellungen	Aktivitäten
Wann waren Sie das letzte Mal spazieren?	Spaziergang, Schaufensterbummel
Wer weniger wiegt, hat mehr vom Leben.	Bewegung, bewusste Ernährung
Wechselbäder bringen Ihren Kreislauf in Schwung.	Baden, Duschen, Kneippen
Auch Ihre Haut freut sich über regelmäßige Pflege.	Haut- und Körperpflege; Interesse an gepflegtem Aussehen
Bleiben Sie in Bewegung!	Schwimmen, Gymnastik, Sport
Je mehr Sie Ihren Kopf trainieren, desto länger und besser bleiben Sie geistig fit.	Gesellschaftsspiele, Rätsel lösen, Lesen
Mit Ihrem „Steckenpferd" nehmen Sie auch im Alter viele Hürden.	Hobbys: Gartenarbeit, Handarbeit, Malen
Auch für Sie gibt es viele Möglichkeiten, nette Leute kennen zu lernen.	Café, Seniorenclubs, Museen, Seniorenstudium, Ausstellungen, Telefonketten
Gestalten Sie Ihre Abende abwechslungsreicher.	Fernsehen, Theater, Konzerte, Vorträge, Kino, Weiterbildung
Gehen Sie mit gutem Beispiel voran: schreiben Sie oder rufen Sie an.	Briefwechsel, Fotoaustausch, Telefon, Telefonkette
Ein neues Wohngefühl: mehr Platz, mehr Wohnung, mehr Bequemlichkeit.	Umräumen und/oder Modernisieren der Wohnung
Leute, die sich Ruhe und Zeit für sich nehmen, machen wichtige Erfahrungen.	Rück- und Ausblick ins eigene Leben, Meditation, Gebet
Wann haben Sie das letzte Mal einen Friedhof besucht?	Besuch der Gräber von Eltern, Freunden und Bekannten
Die Kirche macht auch für Sie Angebote.	Teilnahme an Altengottesdiensten, Einkehr- und Besinnungstagen, Wallfahrten; Altenbegegnungen
Wer sich auch Zeit für andere nimmt, hat viele interessante Möglichkeiten.	Eigene Erfahrungen und Kompetenzen ehrenamtlich einsetzen
Wer sich gründlich informiert, kann auch andere informieren.	Zeitung, Illustrierte, Bibliotheken
Urlaub auch für Sie!	Gesellschaftsreisen, Altenerholung, Altenurlaub, Studienfahrt

● Ergebnis

Die geschilderten Beispiele sind als Anregungen zu verstehen, das Leben selbst zu gestalten. Sich auf das Alter vorzubereiten und sich früh mit der Situation nach dem Berufsleben auseinanderzusetzen, sind wichtige Voraussetzungen dafür. So sinnvoll Aktivität im Alter auch ist, sie setzt jedoch nicht das Recht und die Freiheit außer Kraft, die jeweiligen Aktivitäten selbst zu bestimmen oder sich zurückzuziehen. Nicht jeder, der die Ruhe sucht, ist ein vereinsamter und isolierter Mensch, den man mit möglichst vielen Angeboten der Erwachsenenbildung oder der Altenhilfe in die Aktivität locken muss. Die Ruhe, die einen Rückblick auf das Erlebte und eine Verarbeitung der Eindrücke erlaubt, ist ebenso wichtig wie das Sammeln neuer Erfahrungen im Zusammensein mit allen Altersgruppen.

Die persönliche Verantwortung des Menschen für sein Alter steht in Wechselwirkung zu der gesellschaftlichen Verantwortung für ein menschenwürdiges Leben im Alter. Zu den Anforderungen, die das Alter an die Gesellschaft stellt, gehören der Ausbau kultureller und sozialer Angebote sowie die Erhaltung und Weiterentwicklung der sozialen Sicherungssysteme – vor allem die Renten-, Kranken- und Pflegeversicherung und die Rechtsordnung. Auch die Lebensverhältnisse der älteren Menschen und die Chancen einer autonomen Lebensführung werden ganz entscheidend durch die Rechtsordnung bestimmt. Älteren Menschen dabei zu helfen, möglichst lange selbstständig leben zu können und in das gesellschaftliche Leben integriert zu sein, folgt nicht nur dem Wunsch der meisten alten Menschen, sondern orientiert sich an den durch die Verfassung zugesicherten Grundrechten wie die unantastbare Würde des Menschen, das Recht auf Leben und körperliche Unversehrtheit und das Recht des Menschen auf freie Entfaltung seiner Persönlichkeit.

Menschenwürde

Jeder Mensch ist einmalig, einzigartig und hat seine eigene Lebensgeschichte. Er muss mit seiner Herkunft, seinem Temperament, seiner Begabung, mit seinem Leben, seinen Schwierigkeiten, mit seinen Schmerzen, seiner Krankheit und mit seinem Tod fertig werden. Sein Fühlen, Denken und Handeln sind durch allgemein anerkannte Grundwerte bestimmt, z. B.

- Ehrfurcht vor dem Leben,
- Gleichheit vor dem Gesetz,
- Freizügigkeit,
- Meinungsfreiheit.

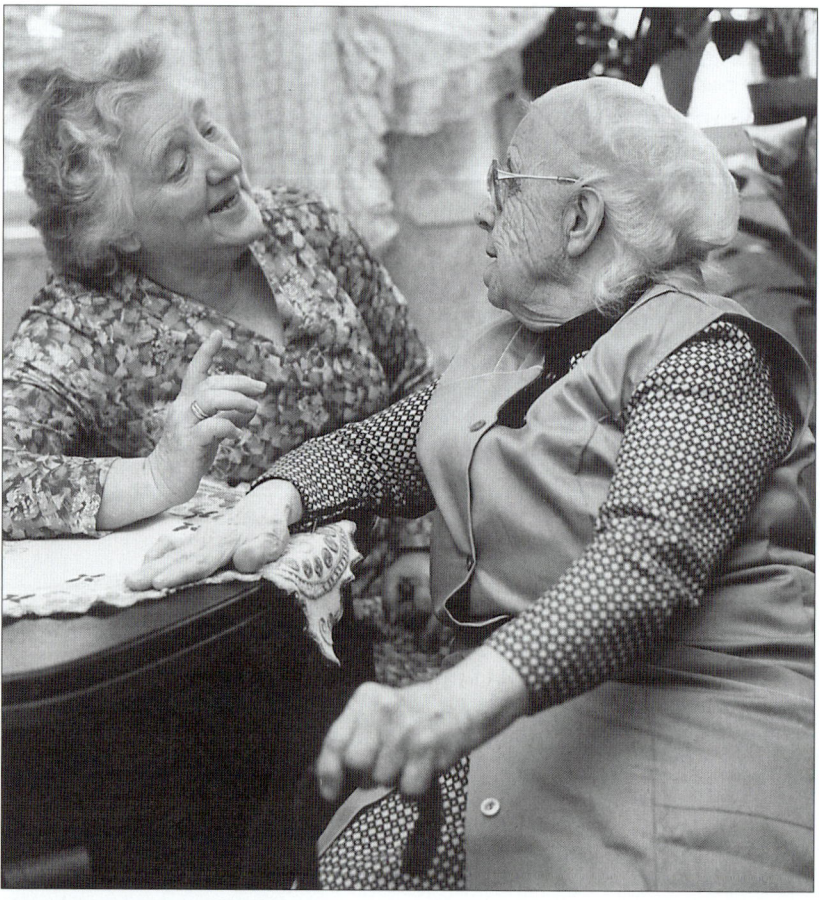

Ältere Menschen im Gespräch

Jeder Mensch hat Recht und Anspruch darauf, dass seine Wertvorstellungen, sofern sie nicht die Rechte anderer verletzen, von jeder anderen Person und vom Staat respektiert werden. Das Grundgesetz, das die Grundrechte für das gesamte deutsche Volk festschreibt, betont in Artikel 1 die Menschenwürde und die Verpflichtung des Staates, sie zu schützen. „Die Würde des Menschen ist unantastbar. Sie zu achten und zu schützen, ist die Verpflichtung aller staatlichen Gewalt." Es sieht die freie menschliche Persönlichkeit und ihre Würde als höchsten Rechtswert an. Jedem wird in den Grundrechten die gleiche Würde zugesprochen, unabhängig von Geschlecht, Nationalität, Religion, sozialem Status und körperlicher, psychischer und geistiger Verfassung, und die staatliche Gewalt ist verpflichtet, sie zu achten und zu schützen. Staat und Gesellschaft haben die Verpflichtung, die Belange älterer Menschen hinreichend zu berücksichtigen und Rahmenbedingungen für eine menschenwürdige Hilfe in Notsituationen und Krankheit zu schaffen sowie Hilfsangebote bereitzustellen, wo eigene Möglichkeiten und familiäre Unterstützung zur Bewältigung unzureichend sind.

Nach dem Grundgesetz haben auch alte, kranke und behinderte Menschen ein Recht auf Selbstbestimmung. Ein umfassendes Hilfekonzept beschränkt sich nicht darauf, körperliche Defizite auszugleichen oder zu beheben, sondern nimmt auch die sozialen Bezüge und die Lebensgeschichte des betroffenen Menschen in den Blick und entspricht somit auch psychischen, sozialen und geistigen Bedürfnissen. Der alte und der alte kranke Mensch kann, gesichert durch zahlreiche Rechtspositionen, in hohem Maß selbst- und mitbestimmen, wie er seinen Alltag gestaltet, auch in Krankheit und Behinderung. Er muss um seine Rechte wissen, um diese verantwortungsvoll in Anspruch nehmen zu können. Rechtsberatung und die sozialen Dienste der Kommunen und Wohlfahrtsverbände können ihn dabei unterstützen.

Vorsorge und Verfügungen

Selbstverantwortung und Mitgestaltung sind wesentliche Voraussetzungen, das Leben im Alter selbstbestimmt und human zu gestalten. Sie haben auch Einfluss auf Entscheidungen über die individuelle Vorsorge, über Vermächtnisse zum Lebensende und über den Umgang mit schweren Erkrankungen. Bei jedem Menschen kann durch Krankheit, Behinderung oder Unfall ein Zustand der Hilflosigkeit entstehen, in dem der von diesem Schicksal betroffene Mensch wichtige Angelegenheiten nicht mehr selbst regeln kann. Wer selbstbestimmtes Leben im Alter will, wer seine Wertvorstellungen auch in der letzten Phase des Lebens zur Geltung bringen will, der sollte in klärenden Gesprächen mit Menschen seines Vertrauens und in einer schriftlich abgefassten Verfügung oder in einer Vollmacht und einem Testament seinen Willen kundtun. In den letzten Jahren wurden hierzu zahlreiche Informationen von Ministerien, Kirchen und Wohlfahrtsverbänden veröffentlicht. Sie bieten Rat und Hilfe in verständlicher Sprache (siehe Seite 363). Die Broschüren behandeln die Bedeutung von Vollmachtserklärungen, Vorsorgevollmachten, Betreuungsverfügungen, Patientenverfügungen und Testamenten und geben Hinweise zur Erstellung dieser Dokumente.

Vollmachtserklärungen

In allen Lebensbereichen gilt, dass man andere mit Besorgungen beauftragen kann. Geht es dabei um Erledigungen bei Behörden, Banken, Versicherungen oder sonstige Geschäftsvorgänge, muss die beauftragte Person eine schriftliche Vollmacht vorlegen.

Eine solche Vollmacht könnte zum Beispiel lauten: „Frau Ida Casa ist berechtigt, den von mir beantragten Personalausweis abzuholen." Datum und Unterschrift sind auf einer Vollmacht unbedingt erforderlich.

Eine Vollmacht bezieht sich üblicherweise auf einen ganz konkreten Auftrag, der kurz zu beschreiben ist. Für Besorgungen, die sich ständig wiederholen, kann auch eine Dauervollmacht erteilt werden, die jederzeit widerrufbar ist.

Vorsorgevollmacht

Jede geschäftsfähige Person kann als Vorsorge für den Fall der eigenen Geschäftsunfähigkeit einer oder mehreren vertrauenswürdigen Personen, die bereit sind, im Bedarfsfall zu handeln, Vollmachten für die Erledigung bestimmter Angelegenheiten erteilen. Die Vollmacht gebende Person entscheidet selbst, was und wie lange der von ihr Bevollmächtigte für sie die Angelegenheiten erledigt. Die Vollmachtserteilung erfolgt unter der Bedingung, dass der Vollmachtgeber die Angelegenheit nicht mehr selbst regeln kann. Dadurch unterscheidet sie sich von sonstigen Vollmachtserklärungen. Eine Vorsorgevollmacht wird also erst zu einem späteren Zeitpunkt wirksam. Mit einer Vorsorgevollmacht als Generalvollmacht kann die Vollmacht für nahezu alle Rechtsgeschäfte erteilt werden. Eine Einzelvollmacht kann sich jeweils auf die Verwaltung von Bankkonten, Vermögensangelegenheiten, Wohnungsangelegenheiten, auf eine Heimaufnahme oder sonstige persönliche Regelungsbereiche beziehen. Jede Vollmacht kann vom Vollmachtgeber jederzeit widerrufen werden.

Betreuungsverfügung

Können Menschen aufgrund eines Unfalls oder einer Erkrankung oder aufgrund nachlassender geistiger Kräfte im Alter ihre Angelegenheiten nicht mehr regeln und haben sie keine Vorsorgevollmacht erteilt, wird beim Vorliegen bestimmter Voraussetzungen die Bestellung eines gesetzlichen Vertreters („Betreuers") durch das Vormundschaftsgericht erforderlich (siehe Seite 288). Mit einer Betreuungsverfügung kann eine Person bestimmen, wer im Fall der Betreuungsbedürftigkeit die Betreuung mit welchen Angelegenheiten übernehmen soll. Durch eine Betreuungsverfügung können auch Personen ausgeschlossen werden, die keinesfalls mit der Betreuung beauftragt werden sollen. Das Vormundschaftsgericht muss die Betreuungsverfügung beachten. Der „Betreuer" handelt bei den durch eine Betreuungsverfügung übertragenen Aufgaben als gesetzlicher Vertreter des Betroffenen. Der Inhalt der Betreuungsverfügung hängt von der individuellen Lebenssituation und den persönlichen Bedürfnissen des Betroffenen ab. Anders als bei der Vorsorgevollmacht, bei der die Betroffenen selbst und alleine bestimmen, wer was für sie erledigen soll, wird der „Betreuer" im Rahmen staatlicher Fürsorge tätig und vom Vormundschaftsgericht überwacht.

Patientenverfügung

Jede Behandlung einer Krankheit ist rechtlich nur erlaubt, wenn der Betroffene in die erforderliche Behandlungsmaßnahme eingewilligt hat. Eine volljährige Person kann alleine darüber entscheiden, ob die jeweils erforderliche Behandlung durchgeführt wird oder nicht, solange sie in der Lage ist, die eigene Situation richtig zu erkennen und einzuschätzen, über sich selbst zu bestimmen und auch die Folgen des eigenen Handelns richtig einzuschätzen. Das Selbstbestimmungsrecht des Patienten hat Vorrang vor dem Behandlungsauftrag. Eine Missachtung des Patientenwillens bei der Behandlung kann als Körperverletzung gedeutet und strafrechtlich verfolgt werden.

So beschreibt der 1999 von der Bundesärztekammer verabschiedete Entwurf einer Charta der Patientenrechte u.a. folgende Patientenrechte:
- Recht auf medizinische Versorgung,
- Recht auf Selbstbestimmung,
- Recht auf Aufklärung und Beratung,

- Recht der Einsichtnahme in die Krankenakte,
- Recht auf Vertraulichkeit,
- Recht auf Vorausverfügungen.

Ärztliches Handeln wird in dieser Charta ausdrücklich an die allgemein anerkannten Menschenrechte gebunden.

In einer Patientenverfügung kann eine volljährige Person im Voraus für den Fall der eigenen Entscheidungsunfähigkeit ihren Willen im Hinblick auf die näher beschriebene Krankheitssituation und hinsichtlich einer in Betracht kommenden medizinischen Maßnahme festlegen. Auf diese Weise kann der Kranke trotz aktueller Entscheidungsunfähigkeit Einfluss auf die medizinische Behandlung nehmen und damit sein Selbstbestimmungsrecht wahren. Ärzte haben nur zeitnahe und konkrete krankheitsbezogene Patientenverfügungen zu beachten und sind rechtlich nicht verpflichtet, ohne weitere Prüfung nach einer Patientenverfügung zu handeln. Diese ist jedoch für den Arzt eine wichtige Entscheidungshilfe, wenn es darum geht, den mutmaßlichen Willen eines nicht mehr entscheidungsfähigen Patienten zu ermitteln. Die Selbstbestimmung des kranken Menschen wird durch zahlreiche Empfehlungen zur Patientenaufklärung und durch die Beschreibung von Patientenrechten unterstützt.

In diesem Anliegen haben die Deutsche Bischofskonferenz und der Rat der Evangelischen Kirche in Deutschland Empfehlungen zu einer „Christlichen Patientenverfügung" herausgegeben, die das Leben und die einzigartige Würde des Menschen als Gottes unantastbare Gabe auch im Sterben wertschätzen (siehe Seite 363).

Beachte

Alle Verfügungen sollten mit Ort, Datum und vollständiger eigenhändiger Unterschrift versehen werden. Der Aufbewahrungsort ist Angehörigen oder Vertrauenspersonen bekannt zu geben.

- Eine Vollmacht ist die bei einem Rechtsgeschäft erteilte Vertretungsmacht. Sie wird im Regelfall durch eine schriftliche Erklärung gegenüber dem Bevollmächtigten erteilt.
- In einer Patientenverfügung wird im Voraus für den Fall einer eigenen Entscheidungsunfähigkeit der Wille bezüglich der Art und Weise einer medizinischen Behandlung niedergelegt.
- Bei der Abfassung einer Vorsorgevollmacht oder Verfügung empfiehlt sich der Rat eines Rechtsanwalts oder Notars.

Gesetzliche Hilfen

Den Menschen die Hilfe zukommen zu lassen, die sie benötigen, ist eines der Hauptanliegen des Gesetzgebers. Besonders im sozialen Rechtsstaat bleibt die Sorge für ältere, kranke und behinderte Menschen ein ständiger Auftrag. Mit der Sozialversicherung (Krankenversicherung, Pflegeversicherung, Rentenversicherung der Arbeiter und Angestellten, Unfallversicherung, Arbeitslosenversicherung) und der Sozialhilfe wurde ein soziales Netz geschaffen, das Menschen vor Not schützen soll.

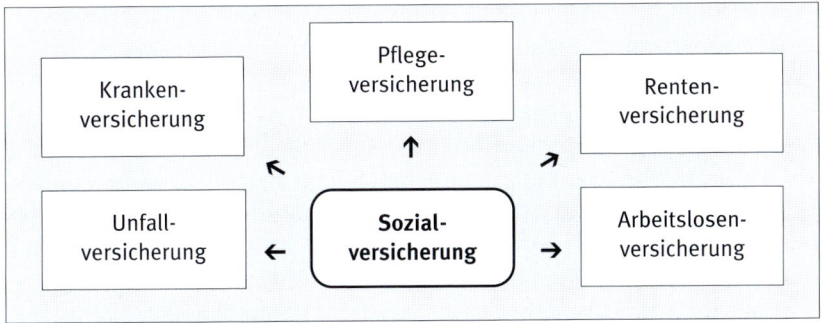

Bereiche der Sozialversicherung

Die Risiken bei Krankheit und Pflegebedürftigkeit werden insbesondere durch die Krankenversicherung und Pflegeversicherung abgedeckt. In Deutschland sind 88,5 % der Bürger gesetzlich kranken- und pflegeversichert, rund 8,9 % privat kranken- und pflegeversichert und 2,6 % nicht versichert.

Gesetzliche Krankenversicherung

Die gesetzliche Krankenversicherung hat die Aufgabe, die Gesundheit der Versicherten zu erhalten, wiederherzustellen oder ihren Gesundheitszustand zu bessern. Versicherte sind für ihre Gesundheit mitverantwortlich. Durch eine gesundheitsbewusste Lebensführung, frühzeitige Beteiligung an gesundheitlichen Vorsorgemaßnahmen sowie durch aktive Mitwirkung an Krankenbehandlung und Rehabilitation sollen sie dazu beitragen, den Eintritt von Krankheit, Behinderung und Pflegebedürftigkeit zu vermeiden oder deren Folgen zu überwinden. Die Krankenkassen haben den Versicherten dabei durch Aufklärung, Beratung und Bereitstellung von Leistungen zu helfen.

Versicherte haben gemäß § 27 des Fünften Sozialbesetzbuches (SGB V) Anspruch auf Krankenbehandlung, wenn sie notwendig ist, um eine Krankheit zu erkennen, zu heilen, eine Verschlimmerung zu verhüten oder Krankheitsbeschwerden zu lindern. Die Krankenbehandlung umfasst

- ärztliche Behandlung,
- zahnärztliche Behandlung, einschließlich der Versorgung mit Zahnersatz,
- Versorgung mit Arznei-, Verband-, Heil- und Hilfsmitteln,
- häusliche Krankenpflege und Haushaltshilfe,
- Krankenhausbehandlung,
- medizinische und ergänzende Leistungen zur Rehabilitation sowie Belastungserprobung und Arbeitstherapie.

Häusliche Krankenpflege

Versicherte haben innerhalb der gesetzlichen Krankenversicherung auf die häusliche Krankenpflege einen Rechtsanspruch, wenn eine behandlungsbedürftige Krankheit vorliegt, Krankenhausbehandlung geboten, aber nicht ausführbar ist oder wenn eine Krankenhausbehandlung durch häusliche Krankenpflege vermieden oder verkürzt wird.

Darüber hinaus besteht ein Anspruch auf häusliche Krankenpflege als Behandlungspflege, zur Sicherung des Ziels der ärztlichen Behandlung.

Voraussetzungen

- Anspruch auf häusliche Krankenpflege haben Versicherte in ihrem Haushalt oder in dem ihrer Familie, wenn sie krank sind und neben der ärztlichen Behandlung der häuslichen Krankenpflege durch eine geeignete Pflegekraft bedürfen.
- Die zu erbringenden Maßnahmen der häuslichen Krankenpflege müssen einen Beitrag leisten zur Heilung der Krankheit oder zur Verhütung einer Verschlimmerung oder zur Linderung der Krankheitsbeschwerden.
- Im Haushalt lebende Angehörige können den Kranken in dem erforderlichen Umfang nicht pflegen und versorgen.
- Häusliche Krankenpflege muss vom behandelnden Arzt verordnet werden. Mit der ärztlichen Verordnung ist bei der zuständigen Krankenkasse die Kostenübernahme für die notwendigen Leistungen zu beantragen.

Leistungen

Die häusliche Krankenpflege zur Vermeidung oder zur Verkürzung von Krankenhausbehandlung umfasst die im Einzelfall erforderliche Grund- und Behandlungspflege sowie hauswirtschaftliche Versorgung. Der Anspruch besteht bis zu vier Wochen je Krankheitsfall. In begründeten Ausnahmefällen kann die Krankenkasse die häusliche Krankenpflege für einen längeren Zeitraum bewilligen, wenn der Medizinische Dienst der Krankenkasse dies für erforderlich hält.

Grundpflege: Dazu gehören beispielsweise Hilfen bei der Körperpflege und bei den Ausscheidungen, bei Betten und Lagern, Unterstützung bei der Nahrungsaufnahme.

Behandlungspflege: Dazu zählen medizinische Hilfeleistungen wie Injektionen verabreichen, Medikamenteneinnahme und Infusionen überwachen, Blutzucker und Blutdruck messen, Verbände wechseln, medizinische Salben einreiben oder auftragen, Katheter legen und wechseln.

Hauswirtschaftliche Versorgung: Sie ist Teil der häuslichen Krankenpflege, soweit die hauswirtschaftlichen Tätigkeiten auf die Versorgung der erkrankten Person ausgerichtet sind, und umfasst insbesondere das Einkaufen, die Zubereitung von Mahlzeiten, die Reinigung des Geschirrs, das Waschen der Wäsche und die hygienischen Reinigungsarbeiten in der Wohnung.

Art, Umfang und Häufigkeit der von der gesetzlichen Krankenkasse sicherzustellenden häuslichen Krankenpflege sind einerseits abhängig von der jeweils vorliegenden Krankheit und andererseits von den nicht ausreichenden Selbsthilfemöglichkeiten des kranken Menschen und einer im Haushalt lebenden Person.

Der Leistungsanspruch der häuslichen Krankenpflege lässt sich deshalb immer nur in der jeweils individuellen Krankheitssituation bestimmen und begründen.

Dem behandelnden Arzt dienen die „Richtlinien zur häuslichen Krankenpflege" als Verordnungsgrundlage (ausführliches Leistungsverzeichnis siehe Anhang Seite 364 ff.). Die Krankenkassen gewähren den Versicherten nur die Leistungen, die vom zugelassenen Arzt schriftlich verordnet wurden. Die Erstverordnung des Arztes soll einen Zeitraum von bis zu 14 Tagen nicht überschreiten. Reicht der verordnete Zeitraum nicht aus, kann der Arzt eine Folgeverordnung für eine längere Dauer ausstellen, wenn der Vertragsarzt die Notwendigkeit begründet. Die Folgeverordnung hat der Vertragsarzt in den letzten 3 Werktagen vor Ablauf des verordneten Zeitraums auszustellen. Rückwirkende Verordnungen sind grundsätzlich nicht zulässig; Ausnahmefälle sind besonders zu begründen.

Widerspruch und Klage

Eine Ablehnung der Kostenübernahme ärztlich verordneter Leistungen müssen Versicherte nicht zwangsläufig hinnehmen. Bei Ablehnung der Kostenübernahme von ärztlich verordneten Leistungen sollte unbedingt auf eine schriftliche Begründung durch die Krankenkasse bestanden werden. Dies erleichtert den Widerspruch.

Beispiel

Situation

Herr Klein, 83 Jahre alt, verwitwet, lebt allein in seinem Haushalt. Seit 25 Jahren leidet er an Diabetes, der seit 12 Jahren mit Insulin behandelt wird. Zudem hat er einen erhöhten Blutdruck, Herz- und Kreisprobleme und diabetesbedingte Veränderungen des Augenhintergrunds. Herr Klein kann sich aber – bis auf das tägliche Insulinspritzen, die Blutzuckermessungen und die Blutdruckkontrollen – ohne fremde Hilfe innerhalb seiner Wohnung versorgen. Bisher hat seine Krankenkasse die Kosten für diese Leistungen selbstverständlich übernommen. Mit Verweis auf die neuen Richtlinien ist die Krankenkasse nun nicht mehr bereit, diese notwendigen Behandlungsleistungen zu finanzieren. Herr Klein hat sich mit seiner Tochter beraten und entschieden, den ablehnenden Bescheid seiner Krankenkasse nicht hinzunehmen. Herr Klein widerspricht schriftlich.

Widerspruchschreiben

An
Krankenkasse XX
Postfach
10001 Berlin

Absender:
Eberhard Klein
Paul-Robeson-Str. 30
10439 Berlin
Vers.Nr. 123 456 7890

Widerspruch gegen die Ablehnung der Kostenübernahme

Berlin, 29.05.2002

Sehr geehrte Damen und Herren,

Sie haben mir die medizinisch notwendigen Blutzucker- und Blutdruckmessungen nicht mehr weiter genehmigt, da nach Ihrer Auffassung „keine medizinische Notwendigkeit" bestünde.

Ich bin 83 Jahre alt, insulinpflichtiger Diabetiker und habe arterielle Hypertonie. Aufgrund von hochgradiger Einschränkung der Sehfähigkeit und der Grob- und Feinmotorik ist es mir nicht möglich, notwendige Kontrollmessungen selbst durchzuführen. Auch verschreibt mir mein behandelnder Hausarzt aus genau diesen Gründen keine Geräte zur Selbstkontrolle. Bis zur Arztpraxis habe ich einen Fußweg von ca. 30 Minuten, mit öffentlichen Verkehrsmitteln ist diese nicht erreichbar. Infolge meiner Herzinsuffizienz und der geringen körperlichen Leistungsfähigkeit kann ich mir den täglichen Fußweg zum Arzt nicht mehr zumuten, aber Sie erwarten ihn von mir, und zwar ausgerechnet dann, wenn es mir gesundheitlich sehr schlecht geht, denn sonst bestünde ja „die medizinische Notwendigkeit" für die erforderlichen Kontrollmessungen nicht.

Bis jetzt hatte ich immer die Beruhigung, dass die Krankenschwestern eine Veränderung meiner Blutdruck- und Blutzuckerwerte rechtzeitig feststellen und über mögliche Krankheitsverschlechterungen meinen Arzt informieren konnten. Das soll nun nicht mehr der Fall sein. Jede Verunsicherung über meinen Zustand ist für mich mit großer Aufregung verbunden, sodass ich davon ausgehe, dass sich aufgrund meiner Krankheitssituation jetzt meine Krankenhausaufenthalte häufen werden. Der Notarzt hat meine Situation schon immer anders eingeschätzt als die Krankenkasse. Eigentlich hatten Sie sich das Ziel gesetzt, „ambulant vor stationär" zu leisten. In meinem Fall wird das aber auf den Kopf gestellt und ein Krankenhausaufenthalt der ambulanten Krankenpflege vorgezogen.

Die neuen Richtlinien schreiben Ihnen nicht starr vor, alle Kontrollmessungen abzulehnen. Sie haben weiterhin die Möglichkeit, solche Leistungen zu genehmigen.

Als Versicherter der gesetzlichen Krankenversicherung habe ich nach § 27 SGB V auch Anspruch auf Krankenbehandlung, wenn sie notwendig ist, um die Verschlimmerung einer Krankheit zu verhüten oder Krankheitsbeschwerden zu lindern. Die ärztlich verordneten Maßnahmen dienen ausdrücklich diesen Zielen. Daher lege ich Widerspruch gegen Ihre Ablehnung der Leistungen ein und erwarte weiterhin die Kostenübernahme.

Ich bin gern bereit, eine ergänzende medizinische Begründung für die ärztlich verordneten Behandlungsleistungen der häuslichen Krankenpflege von meinem Hausarzt zu erbitten.

Mit freundlichen Grüßen
Unterschrift

In seinem Schreiben begründet Herr Klein seinen Widerspruch mit seiner Krankheitssituation und dem gesetzlichen Anspruch auf angemessene Krankenbehandlung, zu der auch die häusliche Krankenpflege gehört. Herr Klein ist entschlossen, auch dann nicht aufzugeben, wenn der Widerspruch von der Krankenkasse abgelehnt wird. Er will dann Klage beim zuständigen Sozialgericht in Berlin erheben.

Damit die Versicherten dennoch zu den notwendigen Leistungen kommen, ist zu beachten:

- Die Krankenkasse lehnt die Kostenübernahme ab:
  Nach § 35 Abs. 1 Sozialgesetzbuch (SGB) X ist die Krankenkasse verpflichtet, ihre wesentlichen tatsächlichen und rechtlichen Gründe für diese Entscheidung schriftlich mitzuteilen.
- Die Krankenkasse stellt durch ihre Ablehnung die Leistungserbringung nicht sicher:
  Der Versicherte muß sich die medizinisch notwendige, meist nicht aufschiebbare Leistung selbst beschaffen.
- Die erbrachte Leistung wird dem Versicherten in Rechnung gestellt:
  Der Versicherte kann sie zur Kostenerstattung nach § 13 SGB V bei seiner Krankenkasse einreichen. Die Begleichung der Rechnung durch den Versicherten kann von der Sozialstation gestundet werden, bis die Krankenkasse gezahlt hat.

Dieser aufwändige Ablauf ist notwendig, da nur der Versicherte selbst gegen seine Krankenkasse den Anspruch auf Kostenerstattung hat. Wenn der Versicherte nicht in der Lage ist, seine Ansprüche gegenüber der gesetzlichen Krankenkasse geltend zu machen, kann er seine Forderung an die Sozialstation abtreten. Die Abtretung ermächtigt die Sozialstation, den geschuldeten Betrag bei der Krankenkasse einzufordern und ggf. mit Unterstützung eines Rechtsanwalts bei einem Sozialgericht geltend zu machen.

Pflegeversicherung

Unter dem Dach der gesetzlichen Krankenversicherung wurde die Pflegeversicherung als fünfter eigenständiger Zweig der Sozialversicherung eingeführt. Die Pflegeversicherung soll dazu beitragen, die Absicherung des Risikos der Pflegebedürftigkeit umfassend zu verbessern und die aus der Pflegebedürftigkeit entstehenden finanziellen Belastungen zu mildern. Hilfe sollen die Pflegebedürftigen erfahren, die wegen der

Schwere der Pflegebedürftigkeit auf solidarische Unterstützung angewiesen sind.

Leistungen der Pflegeversicherung sind Dienst-, Sach- und Geldleistungen. Art und Umfang der Leistungen richten sich nach dem Umfang der Pflegebedürftigkeit. Ausschlaggebend ist auch, ob häusliche, teilstationäre oder vollstationäre Pflege in Anspruch genommen wird. Mit der Pflegeversicherung wird die Situation der pflegebedürftigen Menschen im häuslichen wie auch im stationären Bereich deutlich verbessert. Eine umfassende Versicherung, die bedarfsdeckende Leistungen vorsieht, ist die Pflegeversicherung allerdings nicht.

Pflegestufen

Pflegebedürftige im Sinne der Pflegeversicherung sind Personen, die wegen einer körperlichen, geistigen oder seelischen Krankheit oder Behinderung für die normalen und regelmäßig wiederkehrenden Verrichtungen des Alltags auf Dauer, voraussichtlich für mindestens sechs Monate, in erheblichem oder höherem Maße der Hilfe bedürfen.

Pflegestufe	Hilfebedarf in den pflegerischen Bereichen: Körperpflege, Ernährung, Mobilität	Hilfebedarf bei der hauswirtschaftlichen Versorgung	Zeitaufwand für den Hilfebedarf wöchentlich im Tagesdurchschnitt
I erheblich Pflegebedürftige	mindestens 1 x täglich bei mindestens 2 Verrichtungen aus einem oder mehreren Bereichen	mehrfach in der Woche	mindestens 90 Minuten, davon pflegerischer Aufwand mehr als 45 Minuten
II Schwerpflegebedürftige	mindestens 3 x täglich zu verschiedenen Tageszeiten	mehrfach in der Woche	mindestens 3 Stunden, davon pflegerischer Aufwand mindestens 2 Stunden
III Schwerstpflegebedürftige	rund um die Uhr, auch nachts	mehrfach in der Woche	mindestens 5 Stunden, davon pflegerischer Aufwand mindestens 4 Stunden

Der Hilfebedarf bezieht sich auf folgende Verrichtungen:
- **Körperpflege:** Waschen, Duschen/Baden, Zahnpflege, Kämmen, Rasieren, Darm- und Blasenentleerung;
- **Ernährung:** mundgerechtes Zubereiten der Nahrung, Aufnahme der Nahrung;
- **Mobilität:** selbstständiges Aufstehen und Zu-Bett-Gehen, An- und Auskleiden, Gehen, Stehen, Treppensteigen, Verlassen und Wiederaufsuchen der Wohnung;
- **Hauswirtschaftliche Versorgung:** Einkaufen, Kochen, Reinigen der Wohnung, Spülen, Wechseln und Waschen der Wäsche und Kleidung, Beheizen.

Leistungen bei häuslicher Pflege

Die Leistungen in der häuslichen Pflege orientieren sich nach dem Grad der Pflegebedürftigkeit (Pflegestufen). Außerdem richten sie sich danach, ob der Versicherte Sach- oder Geldleistung in Anspruch nimmt. Die Pflegestufen sind ausschlaggebend für die Leistungen der Pflegeversicherung: Bei häuslicher Pflege stellt die Pflegekasse monatlich folgende Leistungen bereit:

Leistungen bei häuslicher Pflege

Pflegestufe	Sachleistung	Pflegegeld	Tages- und Nachtpflege
Stufe I	bis zu 384,00 EUR	205,00 EUR Pflegeeinsatz halbjährlich	bis zu 384,00 EUR
Stufe II	bis zu 921,00 EUR	410,00 EUR Pflegeeinsatz halbjährlich	bis zu 921,00 EUR
Stufe III	bis zu 1432,00 EUR	665,00 EUR Pflegeeinsatz vierteljährlich	bis zu 1432,00 EUR

In besonderen Härtefällen kann die Sachleistung für Schwerstpflegebedürftige bis zu 1918,00 EUR betragen. Pflegegeld und Pflegesachleistungen können auch kombiniert in Anspruch genommen werden. Bei Verhinderung der Pflegeperson übernimmt die Pflegekasse einmal jährlich die Kosten bis zu 1432,00 EUR für eine Ersatzpflegeperson.

Soziale Sicherung der Pflegeperson

Pflegepersonen in der häuslichen Pflege sind im Sinne der Pflegeversicherung Personen, die nicht erwerbsmäßig einen Pflegebedürftigen wenigstens 14 Stunden wöchentlich in einer häuslichen Umgebung pflegen.

Um die Pflegebereitschaft der Angehörigen zu fördern und ihren hohen Einsatz anzuerkennen, wurde die soziale Sicherung der Pflegepersonen verbessert. Für Personen, die wegen der häuslichen Pflege nicht mehr erwerbstätig sein können, zahlt die Pflegeversicherung Beiträge zur gesetzlichen Rentenversicherung. Dabei richtet sich die Höhe der Beiträge nach den Pflegestufen und dem zeitlichen Umfang der Pflegetätigkeit. Allerdings darf die häusliche Pflegeperson nicht mehr als 30 Stunden in der Woche erwerbstätig sein.

Seit 1. April 1995 sind häusliche Pflegepersonen zudem automatisch in der gesetzlichen Unfallversicherung versichert. Die dadurch entstehenden Kosten tragen die Kommunen. Voraussetzung ist aber, dass die Pflegetätigkeit nicht erwerbsmäßig ausgeübt wird.

Versorgung mit Pflegehilfsmitteln

Pflegebedürftige haben einen Anspruch auf Versorgung mit Pflegehilfsmitteln, wenn diese geeignet sind,

- die Pflege zu erleichtern,
- die Beschwerden der Pflegebedürftigkeit zu lindern oder
- eine Überforderung der Pflegebedürftigen und der Pflegeperson zu verhindern oder
- eine selbstständigere Lebensführung zu ermöglichen.

Zu den Pflegehilfsmitteln gehören die zum Verbrauch bestimmten Hilfsmittel (z. B. Inkontinenzhilfen, Unterlagen, Desinfektionsmittel, Einmalhandschuhe) und technische Hilfsmittel (z. B. Pflegebetten, Hausnotrufgeräte, Geh- und Hebehilfen, Badehilfen).

In der Pflegeversicherung ist eine ärztliche Verordnung der Hilfsmittel nicht vorgesehen. Ob die Versorgung mit Pflegehilfsmitteln notwendig ist, überprüft die Pflegekasse in Zusammenarbeit mit dem Medizinischen Dienst der Krankenversicherung oder einer Pflegefachkraft. Bei der Auswahl der Pflegehilfsmittel ist zu prüfen, welche Mittel für den Pflegebedürftigen aufgrund seiner individuellen Situation geeignet sind. Die Versorgung mit Pflegehilfsmitteln innerhalb der Pflegeversicherung kommt nur in Betracht, soweit es sich nicht um Hilfsmittel handelt, die wegen Krankheit oder Behinderung von der Krankenversicherung bereitzustellen sind.

Technische Hilfsmittel sind vorrangig leihweise zu überlassen. Versicherte haben nach Vollendung des 18. Lebensjahres eine Zuzahlung von 10 %, höchstens jedoch von 25,00 EUR zu leisten.

Weitere Leistungen:
* Zuschüsse zu pflegebedingtem Umbau der Wohnung (z. B. rollstuhlgerechte Verbreiterung von Türen, bodengleiche Dusche, Haltegriffe, Treppenlift, Rampen) bis zu 2557,00 EUR je Maßnahme.
* Unentgeltliche Pflegekurse für Angehörige und ehrenamtliche Pflegepersonen oder Anleitung in der häuslichen Umgebung des Pflegebedürftigen.
* Betreuungsbetrag von bis zu 460,00 Euro pro Kalenderjahr für Pflegebedürftige mit erheblichem Bedarf an allgemeiner Beaufsichtigung und Betreuung bei häuslicher Pflege.

Leistungen bei der vollstationären Pflege
Bei stationärer Pflege übernimmt die Pflegeversicherung die pflegebedingten Aufwendungen bis zu 1432,00 EUR monatlich.

Stufe I   1032,00 EUR
Stufe II 1279,00 EUR
Stufe III 1432,00 EUR

Für Schwerstpflegebedürftige stehen zur Vermeidung von besonderen Härtefällen stationär 1688,00 EUR zur Verfügung.

Über das Bürgertelefon des Bundesministeriums für Gesundheit erhalten Interessierte Informationen zur Pflegeversicherung 08 00 – 19 19 19 0, Mo.–Do. von 8–20 Uhr zum Nulltarif.

Beachte

Wenn Menschen infolge Krankheit oder Pflegebedürftigkeit auf Hilfe und Unterstützung in ihrer eigenen Wohnung angewiesen sind, erfahren sie häufig, wie kompliziert die Absicherung solcher Lebenssituationen ist. Eine rechtzeitige Information und Beratung über Anspruch und Umfang der Leistungen in der Kranken- und Pflegeversicherung empfiehlt sich daher auch in gesunden Tagen.

Sozialhilfe

Das Bundessozialhilfegesetz (BSHG) sieht Hilfen in sämtlichen Lebenssituationen vor. Nach § 1 BSHG ist es Aufgabe der Sozialhilfe, dem Hilfeempfänger die Führung eines Lebens zu ermöglichen, das der Würde des Menschen entspricht. Ein nicht immer erreichtes Ziel der Sozialhilfe ist, den Hilfeempfänger zu befähigen, unabhängig von ihr zu leben. Das Eintreten der Sozialhilfe ist abhängig vom Vorliegen einer Notlage – gleichgültig, ob selbst verschuldet oder nicht – und der Realisierung aller Möglichkeiten der Selbsthilfe (Einsatz von Einkommen und Vermögen, Arbeitskraft, Leistungsansprüche gegenüber anderen). Deshalb ist das Sozialamt verpflichtet, die Einkommens- und Vermögensverhältnisse des Hilfesuchenden zu prüfen. Auch muss festgestellt werden, ob Leistungsansprüche gegenüber anderen Sozialleistungsträgern (z. B. Kranken- und Pflegeversicherung) oder Versicherungen bestehen und ob es unterhaltspflichtige Angehörige gibt. Viele ältere Menschen sind von Notlagen betroffen, z. B. wegen geringer Rente, Pflegebedürftigkeit, Behinderungen. kann die Notlage nicht aus eigenen Kräften bewältigt werden, besteht ein Anspruch auf Sozialhilfe. Diese wird als persönliche Hilfe sowie als Sach- und Geldleistung gewährt. Unter persönlicher Hilfe ist insbesondere die Beratung der Hilfesuchenden in Fragen der Sozialhilfe und anderer sozialer Anliegen zu verstehen. Ältere Menschen sollten den „Weg" zum Sozialamt nicht scheuen, wenn sie in eine Notlage geraten sind. Die Sozialämter sind zur Beratung in Fragen der Sozialhilfe gesetzlich verpflichtet. Auch andere Beratungsstellen, z. B. die der Wohlfahrtsverbände und Kirchen, können in Fragen der Sozialhilfe Auskunft geben.

Unterschieden wird im BSHG zwischen der Hilfe zum Lebensunterhalt und der Hilfe in besonderen Lebenslagen.

Hilfe zum Lebensunterhalt

Die Hilfe zum Lebensunterhalt umfasst die
- Sicherstellung des notwendigen Lebensunterhaltes,
- Übernahme von Krankenversicherungsbeiträgen und Beiträgen zur Alterssicherung,
- Hilfen zur Sicherung der Unterkunft,
- Übernahme von Bestattungskosten.

Aufgabe der Hilfe zum Lebensunterhalt ist es, die allen Menschen eigenen Grundbedürfnisse des täglichen Lebens zu decken, z. B. Nahrung, Unterkunft, Kleidung, Körperpflege, Hausrat, Strom und Heizung.

Hilfe in besonderen Lebenslagen

Hilfen in besonderen Lebenslagen können Personen erhalten, die in einer bestimmten Lebenssituation (z. B. Krankheit, Behinderung, Pflegebedürftigkeit, Alter) auf eine weitergehende Unterstützung angewiesen sind, als die Hilfe zum Lebensunterhalt vorsieht. Hilfen in besonderen Lebenslagen können sein:

Hilfe zur Pflege: Sie umfasst häusliche Pflege, Hilfsmittel, teilstationäre Pflege, Kurzzeitpflege und vollstationäre Pflege sowie Pflegegeld. Die Hilfe richtet sich vor allem an die Pflegebedürftigen, die nicht im Sinne der Pflegeversicherung als „pflegebedürftig" anerkannt sind oder bei denen die Leistungen der Pflegeversicherung nicht ausreichen, die Aufwendungen der Pflege auszugleichen. Hilfe zur Pflege umfasst auch den angemessenen Ausgleich der Aufwendungen für eine Pflegeperson.

Hilfe zur Weiterführung des Haushalts: Sie wird Personen mit eigenem Haushalt gewährt, wenn keiner der Haushaltsangehörigen den Haushalt führen kann und die Weiterführung des Haushalts als vorübergehende Leistung notwendig ist.

Krankenhilfe: Zur Krankenhilfe gehören neben der ärztlichen Behandlung, Versorgung mit Arzneimitteln, Krankenhausbehandlung auch zahnärztliche Behandlung und Zahnersatz. Dabei besteht freie Arztwahl.

Blindenhilfe: Diese Hilfe erhalten Blinde und Personen, deren Sehschärfe wesentlich beeinträchtigt ist, um ihre durch die Blindheit bedingten Mehraufwendungen auszugleichen.

Eingliederungshilfe für Behinderte: Diese können auch ältere Menschen bei Behinderung beanspruchen. Sie umfasst u. a. ärztliche Behandlung, Versorgung mit orthopädischen Hilfsmitteln zur „Minderung der Behinderung".

Altenhilfe: Über die beschriebenen Hilfearten hinaus hat das BSHG in einem besonderen Abschnitt „Altenhilfe" eine Reihe von Sonderbestimmungen zusammengefasst. Sie sollen dazu beitragen, Schwierigkeiten, die durch das Alter entstehen, zu überwinden und Vereinsamung im Alter zu vermeiden. Die Bestimmungen sind nicht zuletzt deshalb von Bedeutung, weil sie die Altenhilfe über die rein wirtschaftliche Hilfe hinaus erheblich erweitern und auch Hilfe gewähren, um alten Menschen Beziehungen zur Umwelt und die Teilnahme am kulturellen Leben zu ermöglichen.

Als Maßnahmen der Altenhilfe kommen demnach in vertretbarem Umfang vor allem in Betracht:

- Hilfe zu einer Tätigkeit des alten Menschen, wenn sie von ihm erstrebt wird und in seinem Interesse liegt,
- Hilfe bei der Beschaffung einer Wohnung, die den Bedürfnissen alter Menschen entspricht, sowie zur Erhaltung bestehenden Wohnraums,
- Hilfe zum Besuch von Veranstaltungen oder Einrichtungen, die der Geselligkeit, der Unterhaltung oder den kulturellen Bedürfnissen alter Menschen dienen,
- Hilfe, die alten Menschen die Verbindung mit nahe stehenden Personen ermöglicht.

Oft wird beklagt, dass die Möglichkeiten des Gesetzes von den Betroffenen nicht genutzt werden. Viele, die Hilfe brauchen, scheuen den Weg zu den Sozialämtern und erleben eine „Schwellenangst". Sie fürchten sich vor einer anonymen Verwaltung, die sie nicht als Menschen sieht, sondern als Aktenzeichen verwaltet. Die Sozialämter und Wohlfahrtsverbände haben auf der Grundlage des Sozialgesetzbuches (SGB) die Aufgabe, diese Scheu abzubauen und den Hilfesuchenden über sein in der Verfassung garantiertes Recht auf ein menschenwürdiges Leben zu informieren, aufzuklären und zu beraten.

Der Hilfesuchende ist z. B. darüber zu informieren, dass er das Recht hat zu wählen,

- von wem er sich beraten lässt,
- wer ihn pflegen und betreuen soll,
- von welchem Arzt er sich behandeln lässt,
- welches Krankenhaus er aufsucht,
- für welche Rehabilitationseinrichtung er sich entscheidet,
- in welchem Alten- oder Pflegeheim er wohnen will.

Beachte

Altenhilfe wird ohne Rücksicht auf vorhandenes Einkommen oder Vermögen gewährt, soweit diese persönliche Hilfe erforderlich ist.

Betreuungsgesetz

Das Betreuungsgesetz stärkt das Selbstbestimmungsrecht und die Rechtsstellung geistig und seelisch behinderter sowie psychisch kranker Menschen. Entmündigung, Vormundschaft und Gebrechlichkeitspflegschaft wurden abgeschafft und durch das Rechtsinstitut Betreuung ersetzt: Kann ein Volljähriger aufgrund einer psychischen Krankheit oder einer körperlichen, geistigen oder seelischen Behinderung seine Angelegenheiten ganz oder teilweise nicht besorgen, so bestellt das Vormundschaftsgericht auf seinen Antrag oder von Amts wegen für ihn einen Betreuer.

Notwendigkeit einer Betreuung

Eine Betreuung darf nur dann eingerichtet werden, wenn dies notwendig ist, weil eine Person ihre Angelegenheiten ganz oder teilweise nicht mehr selbst regeln kann. Daher ist zu prüfen, ob nicht andere Hilfen durch Familienangehörige, Bekannte oder soziale Dienste ausreichend sind, um bestimmte Angelegenheiten zu regeln. Ein Betreuer ist ebenfalls nicht zu bestellen, wenn jemand aufgrund einer körperlichen Hilfsbedürftigkeit Angelegenheiten, z. B. die Haushaltsführung oder Einkäufe, nicht mehr selbst erledigen kann. Hier genügen meist praktische Hilfen durch mobile soziale Hilfsdienste, Sozialstationen, Essen auf Rädern u. a..

Vorsorge treffen

Es ist sinnvoll, in „guten" Tagen für den Fall einer eventuell später eintretenden Betreuungsbedürftigkeit Vorsorge zu treffen. Eine Person des Vertrauens kann bevollmächtigt werden, sämtliche oder einzelne Angelegenheiten (z. B. Bankvollmacht) wahrzunehmen. Wurde eine Vollmacht für die Vermögensangelegenheiten erteilt, ist eine Betreuerbestellung für diesen Bereich nicht mehr erforderlich. Außerdem ist anzuraten, für den Fall einer späteren Betreuungsbedürftigkeit schriftlich niederzulegen, wer als „Betreuer" gewünscht wird und welche Wünsche und Gewohnheiten der Betreuer berücksichtigen soll.

Würde des Menschen wahren

Die Achtung des einzelnen Menschen sowie die Erhaltung und Förderung der Selbstbestimmung sind die wichtigsten Ziele des Betreuungsgesetzes. Fähigkeiten und Kompetenzen der behinderten Menschen sollen bei der Wahrnehmung der Betreuung berücksichtigt werden. Ein Betreuer sollte daher nur für die Angelegenheiten bestellt werden, in denen der Betroffene Hilfe braucht. Wünsche und Vorstellungen des Betroffenen sind bei der Führung der Betreuung zu berücksichtigen. Der persönliche Kontakt und das persönliche Gespräch sind daher von entscheidender Bedeutung, um die Interessen des Betroffenen zu vertreten.

Besonderer Schutz in persönlichen Angelegenheiten

Für Rechtsgeschäfte, die schwerwiegende Auswirkungen auf den Betroffenen haben, z. B. Kündigung der Wohnung, risikoreiche ärztliche Eingriffe, freiheitseinschränkende Maßnahmen, die den Betroffenen daran hindern, seinen Aufenthaltsort zu verlassen (Sitzgurt, Bettgitter, Schutzdecken), benötigt der Betreuer die Genehmigung des Vormundschaftsgerichts. Kann der Betreute selbst nicht mehr in ärztliche Maßnahmen einwilligen, weil er Ausmaß, Bedeutung und Tragweite nicht mehr erkennen und beurteilen kann, ist dafür der Betreuer verantwortlich. Weder Ärzte noch Pflegekräfte können gegen den Willen des Betroffenen und ohne Einverständnis des Betreuers Medikamente verabreichen oder andere therapeutische Maßnahmen durchführen. Die Genehmigungsvorbehalte durch das Vormundschaftsgericht entfallen, wenn der Betroffene wirksam einwilligt.

Gerichtliches Verfahren

Der Betreuer wird vom Vormundschaftsgericht auf Antrag des Betroffenen oder auf Anregung Dritter (etwa Familienangehöriger, Nachbarn oder auch Behörden) bestellt. In der Regel hat das Vormundschaftsgericht den Betroffenen persönlich anzuhören, um sich einen unmittelbaren Eindruck zu verschaffen. Ein Betreuer darf – von wenigen Ausnahmefällen abgesehen – nur dann bestellt werden, wenn das Gutachten eines Sachverständigen zur Erforderlichkeit und zum Umfang der Betreuung Stellung nimmt.

Hilfe und Unterstützung

Für Beratung und Begleitung zu Fragen der gesetzlichen Betreuung sind die Betreuungsvereine der Wohlfahrtsverbände, die Betreuungsbehörden (meist dem Sozialamt der Kommunalverwaltung angegliedert) und die Vormundschaftsgerichte zuständig.

Institutionelle Hilfen

Freie Wohlfahrtspflege

Die Bundesrepublik Deutschland als sozialer Rechtsstaat garantiert die Würde des einzelnen Menschen sowie einzelner benachteiligter Gruppen durch zahlreiche soziale Institutionen. In partnerschaftlicher Zusammenarbeit mit staatlichen Stellen unterstützen die Wohlfahrtsverbände (Freie Wohlfahrtspflege) durch unterschiedliche Einrichtungen und Dienste das soziale Zusammenleben in der Gesellschaft. Dadurch wollen sie die Würde des einzelnen Menschen, seine Freiheit und die Entfaltung der Persönlichkeit in den unterschiedlichsten Lebenssituationen und Lebensabschnitten gestalten. Ihre Leistungen haben Vorrang vor der öffentlichen Wohlfahrtspflege des Staates.

Die Freie Wohlfahrtspflege gliedert sich auf in sechs Spitzenverbände mit unterschiedlichen weltanschaulichen Zielvorstellungen:

- Arbeiterwohlfahrt, „die AWO"
- Deutscher Caritasverband, „die Caritas"
- Deutscher Paritätischer Wohlfahrtsverband, „der Paritätische"
- Deutsches Rotes Kreuz, „das Rote Kreuz"
- Diakonisches Werk der Evangelischen Kirche in Deutschland, „die Diakonie"
- Zentralwohlfahrtsstelle der Juden in Deutschland.

Zur Arbeit der Wohlfahrtsverbände gehören insbesondere:

- das Erkennen und Beseitigen von Ursachen individueller Not,
- die Hilfe bei sozialen Notlagen und Förderung in bestimmten Lebenssituationen,
- die Öffentlichkeitsarbeit zur Stärkung des gesellschaftlichen Bewusstseins für soziale Notlagen.

Vorrangiges Ziel aller Einrichtungen ist es, den Menschen die Selbstständigkeit in der jeweiligen Lebenssituation so lange wie möglich zu erhalten und zu fördern. Für die Pflege alter, kranker und behinderter Menschen ergibt sich daraus die Verpflichtung, besonders Gesichtspunkte der Prävention (Vorbeugung), der Aktivierung und Rehabilitation (Wiederherstellung und Integration) einzubeziehen. Gemeinsam ist den Wohlfahrtsverbänden, dass sie unmittelbar an die Verantwortung aller anknüpfen und auf die Hilfsbereitschaft sowie auf die Solidarität der Bevölkerung angewiesen sind.

Als Wohlfahrtsverband der katholischen Kirche wirkt der Deutsche Caritasverband an der Gestaltung des kirchlichen und gesellschaftlichen Lebens mit und steht zusammen mit anderen Wohlfahrtsverbänden in der Mitverantwortung für die sozialen Verhältnisse in der Bundesrepublik Deutschland. Ziele und Aufgaben des Deutschen Caritasverbandes sind:

- Menschen, insbesondere benachteiligte und schwache, vor Ausnutzung, Ausgrenzung und vor Vereinnahmung zu schützen und ihre Selbsthilfekräfte anzuregen,
- vorrangig den Menschen zu helfen, die in ihrem persönlichen Umfeld oder in den sozialen Sicherungssystemen keine oder nicht ausreichend Hilfe finden,
- mit ihnen nach langzeitlichen Hilfen zu suchen und dabei die geistig-seelische Situation und die Lebenswelt der Hilfebedürftigen in die Hilfeleistung einzubeziehen,
- die Öffentlichkeit auf bestehende Nöte aufmerksam zu machen und um solidarisches Handeln auf der Grundlage christlicher Werte zu werben,
- gesellschaftlichen und politischen Entwicklungen entgegenzutreten, die zur Benachteiligung von Einzelnen und Familien und zur Ausgrenzung von Gesellschaftsgruppen führen.

Deshalb setzt sich der Deutsche Caritasverband für gerechte Lebensbedingungen ein, für die Einhaltung der Menschenrechte und für die Schaffung sozialer Rahmenbedingungen.

Auch die Diakonie nimmt diese Aufgaben als Wohlfahrtsverband der Evangelischen Kirche wahr.

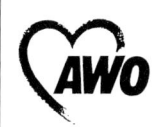 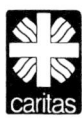 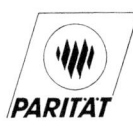 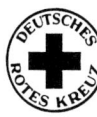  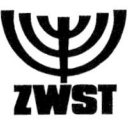

Wohlfahrtsverbände in Deutschland

Dienste und Einrichtungen

Für die Erhaltung der Selbstständigkeit älterer, kranker und behinderter Menschen bieten Wohlfahrtsverbände, Länder und Kommunen sowie gewerbliche Institutionen ambulante, teilstationäre und stationäre Unterstützung an. Der ältere Mensch hat ein Wahlrecht: Er kann die Hilfe des öffentlichen Trägers oder die eines freien Wohlfahrtsverbandes oder eines sonstigen Anbieters in Anspruch nehmen. Oft erreichen aber Informationen nicht den, für den sie bestimmt sind. So wissen Pflegebedürftige, aber auch die Pflegenden nicht immer um mögliche Entlastungen durch Institutionen. Soziale Wegweiser, die über Beratungsangebote, ambulante, teilstationäre und stationäre Dienste und Einrichtungen informieren, sind häufig nicht bekannt, obwohl viele Städte und Landkreise bereits solche Orientierungshilfen entwickelt haben. Die jeweilige Pfarrgemeinde ist ebenfalls eine wichtige Adresse für Informations- und Ratsuchende. Zu den wichtigsten Anlaufstellen für Rat suchende Pflegebedürftige oder deren Angehörige zählen auch die Wohlfahrtsverbände. Unabhängig davon, ob der Rat Suchende bei ihnen Mitglied ist oder einer bestimmten Kirche angehört, bieten sie ihre Unterstützung an.

Ambulante Dienste

Sozialstationen
Sozialstationen werden auch als Zentralstationen, Caritas-Pflegestationen oder Diakonie-Stationen bezeichnet. Sie bieten ambulante Dienste an im Bereich der häuslichen Kranken-, Alten- und Familienpflege. Sie entstanden als Nachfolgeeinrichtungen der traditionellen Gemeindepflege und unterscheiden sich von dieser vor allem durch ein breit gefächertes Leistungsangebot. Dazu gehören Anleitung und Beratung für pflegende Angehörige, Beratung in sozialrechtlichen Fragen, Vermittlung weitergehender Dienste, Begleitung von Sterbenden und ihren Angehörigen. Sozialstationen arbeiten mit Ämtern, Krankenhäusern, Altenheimen und Pfarrämtern zusammen. In der Regel sind dort mehrere hauptamtlich beschäftigte Fachkräfte unterschiedlicher pflegerischer Berufe tätig.

Haus- und Familienpflegestationen
Die Stationen bieten Familien und Einzelpersonen nach Bedarf häusliche Dienste, die Betreuung der im Haushalt lebenden Kinder und die Versorgung des Haushalts an.

Mobile soziale Hilfsdienste
Diese Dienste bieten mit Hilfe von Zivildienstleistenden und ehrenamtlichen Kräften hauswirtschaftliche Dienste und Fahrdienste an.

Sie übernehmen auch die Erledigung von Einkäufen und die Begleitung bei Arzt- und Behördenbesuchen.

Rehabilitationsangebote

Ambulante Krankengymnastik und Ergotherapie tragen häufig zur Erhaltung und Förderung der Selbstständigkeit bei und verbessern die Lebensqualität. Rehabilitationsangebote sind auch für alte und pflegebedürftige Menschen sehr wichtig.

Mahlzeitendienste

Sie bieten entweder einen Mittagstisch an, zu dem die hilfsbedürftigen Menschen gehen können, oder beliefern diese mit Essen in ihrer Wohnung: „Essen auf Rädern".

Besuchsdienste

Die Dienste sollen alten, kranken und behinderten Menschen Kontakte zur Umwelt erhalten bzw. ihnen helfen, neue aufzubauen. Besuchsdienste werden meist über die Pfarrgemeinden organisiert.

Selbsthilfegruppen

Zur Wahrnehmung ihrer besonderen Interessen und aus ihrer Betroffenheit heraus haben sich Behinderte und Patienten, die an einer bestimmten Krankheit leiden, zu Selbsthilfegruppen zusammengeschlossen: Rheuma-Liga, Anonyme Alkoholiker, Kreuzbund, AIDShilfe, u. a..

Telefonketten

In selbst organisierten Telefonketten nehmen kranke und alte Menschen zueinander Kontakt auf.

Haus-Not-Ruf

In einer für sie bedrohlichen Situation können bettlägerige Kranke einen Notruf auslösen, wenn das Telefon mit einem Notruf-System ausgerüstet ist.

Teilstationäre Einrichtungen und Kurzzeitpflege

Tagespflege

Die Tagespflege ist darauf ausgerichtet, pflegebedürftigen Menschen, die keiner vollstationären Pflege bedürfen, eine aktivierende Pflege und ärztlich verordnete Therapiemaßnahmen anzubieten. Ziel ist es, verbliebene Fähigkeiten zu erhalten, verlorene wiederzugewinnen und die Selbsthilfekräfte zu fördern. Die Einrichtungen der Tagespflege sind meist an stationäre Einrichtungen angegliedert.

Tagesklinik

Die Tageskliniken dienen der teilstationären Versorgung von Patienten, die nicht oder nicht mehr der vollstationären Versorgung bedürfen, aber noch die Pflege und spezielle Therapie des Arztes benötigen. Wie in der Tagespflege halten sich Kranke in dieser medizinisch ausgerichteten Einrichtung nur tagsüber auf.

Kurzzeitpflege

Sie bietet die Möglichkeit, pflegebedürftige ältere Menschen, die zu Hause gepflegt werden, für einen begrenzten Zeitraum (Tag und Nacht) in einer Einrichtung stationär aufzunehmen.

Kurzzeitpflege zielt auf die
- Sicherstellung einer notwendig gewordenen, zeitlich befristeten Pflege und/oder gezielte Aktivierung der Pflegebedürftigen durch entsprechende Fachkräfte,
- Vermeidung oder Verkürzung von Krankenhausaufenthalten,
- Nachsorge nach schweren Krankheiten,
- Entlastung pflegender Angehöriger, um ihnen Urlaub und Erholung zu ermöglichen, sowie bei einer Erkrankung oder sonstigen Behinderung Pflege zu garantieren.

Stationäre Einrichtungen

Mit den ambulanten Diensten allein – und mögen sie auch noch so modern, umfangreich und wirksam ausgestattet sein – lassen sich nicht alle Probleme von alten kranken Menschen lösen. So werden diese immer auch auf die Unterbringung und Pflege in stationären Einrichtungen

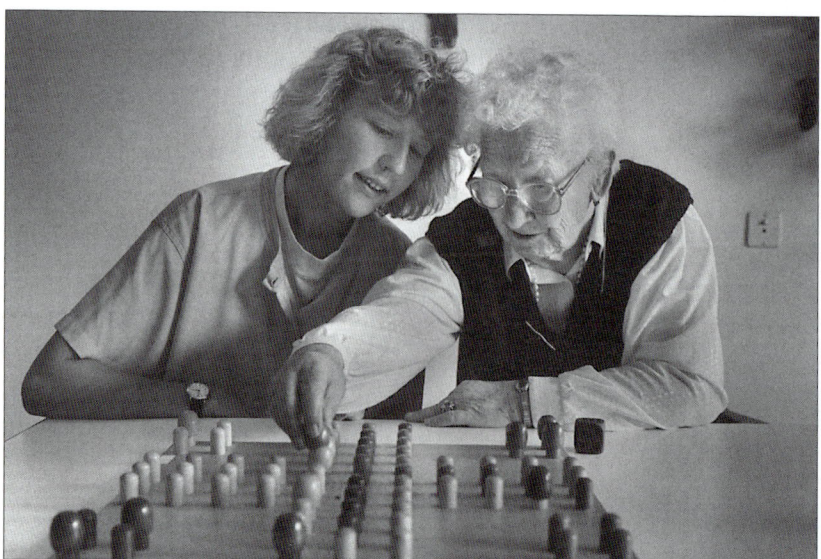

Leben mitgestalten

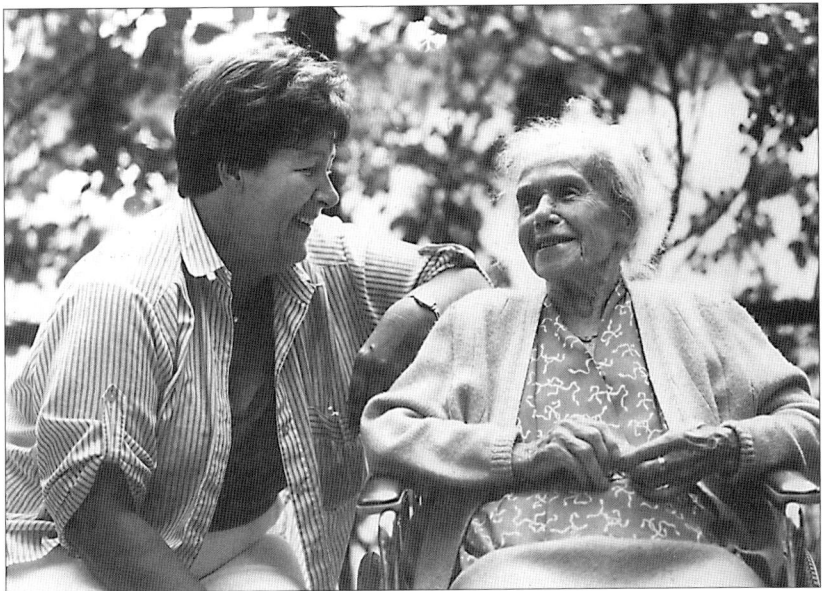

Auch das ist Altenpflege

angewiesen sein. Die Gründe, in ein Heim zu ziehen, sind sehr unterschiedlich: gesundheitliche Verschlechterung, körperliche Beschwerden, soziale Verluste und Zwänge. Krankheiten und Vereinsamung machen es oft notwendig, in einem Heim versorgt und sozial in einer Gemeinschaft integriert zu sein. Ein Heimaufenthalt gibt die Sicherheit, im Notfall oder bei vorübergehender Hilfebedürftigkeit ohne langwierige Planung Pflege zu erhalten. Mitunter führen auch durch die Pflegebedürftigkeit unzureichend gewordene Wohnverhältnisse und soziale Not zu einem Heimaufenthalt.

Altenwohnheime

In diesen Heimen können Alleinstehende und Ehepaare einen eigenen Haushalt führen, im Bedarfsfall auch Pflege, Verpflegung und andere Dienstleistungen erhalten. Die Unterbringung erfolgt in abgeschlossenen Appartements mit eigener Kochmöglichkeit und sanitären Anlagen. Gemeinschaftseinrichtungen unterschiedlicher Art stehen in der Regel zur Verfügung.

Alten- und Pflegeheime

Diese Heime übernehmen die notwendige Pflege, volle Versorgung und Betreuung für alte und behinderte Menschen, die zur Führung eines eigenen Haushalts nicht mehr in der Lage sind.

Hospize

Hospize sind spezielle Pflegeeinrichtungen, in der Menschen mit unheilbaren Krankheiten in ihrer letzten Lebensphase vollstationär oder teilstationär versorgt werden. Neben einer ganzheitlichen Pflege und Begleitung stellen Hospize auch die notwendige palliativ-medizinische Behandlung sicher.

Prüfung von Angeboten sozialer Einrichtungen

Bei der Vielzahl der Anbieter und der unterschiedlichen Hilfsangebote lohnt sich eine umfassende Vorinformation. Vor der Entscheidung für eine Einrichtung oder einen Pflegedienst sollten sich die Pflegebedürftigen oder ihre Angehörigen die für sie wichtigen Fragen von den jeweiligen Anbietern beantworten lassen.

Checkliste

- Stellt die Einrichtung schriftliche Informationen über das Hilfsangebot zur Verfügung?
- Werden Leistungen und Kosten deutlich?
- Wie sieht das Leistungsangebot an Wochenenden und Feiertagen aus?
- Werden Vereinbarungen und Absprachen im Pflegevertrag bzw. im Heimvertrag schriftlich festgehalten?
- Wird Kontinuität des Pflegepersonals zugesichert?
- Wird die Pflege dokumentiert und verbleiben die Unterlagen bei der häuslichen Pflege in der Wohnung des Pflegebedürftigen?
- Werden Maßnahmen der Hilfe und Pflege mit den Angehörigen und dem Pflegebedürftigen abgestimmt?
- Wie wird die Zusammenarbeit mit dem behandelnden Arzt sichergestellt?
- Besteht ein Versorgungsvertrag mit Kranken- und Pflegekassen?
- Welche Kosten müssen Sie selbst tragen?
- Bietet Ihnen die Einrichtung auch Beratung in pflegerischen, sozialrechtlichen und finanziellen Fragen?
- Wird Ihnen eine „Beschwerdestelle" genannt?

Beachte

Das Pflege-Versicherungsgesetz legt fest, dass ambulante Pflegedienste für Leistungen der häuslichen Pflege schriftliche Pflegeverträge mit dem Pflegebedürftigen abschließen.

Zusammenfassung

- Die Menschenwürde, das Selbstbestimmungsrecht, die Freiheitsrechte des Menschen und der Gleichheitsgrundsatz gelten besonders für alte Menschen.
- Selbst gestaltetes Leben meint nicht nur Selbstständigkeit im Alltag, sondern aktive Teilhabe am Leben und schließt Vorsorge sowie das Wahrnehmen von Rechten ein.
- Jeder Mensch hat das Recht auf vorsorgliche Willensbekundung für den Fall, dass er nicht mehr in der Lage ist, seinen Willen zu äußern.
- Auftrag der Freien Wohlfahrtspflege ist es, auch die Selbstständigkeit des alten Menschen so lange wie möglich zu erhalten.
- Altenarbeit und Altenpflege wollen ein Selbstwertgefühl beim alten Menschen stärken, das Belastungen und Anfechtungen standhält.
- Die Wohlfahrtsverbände und die Träger der öffentlichen Wohlfahrtspflege bieten ambulante, teilstationäre und stationäre Hilfen an, um die Selbständigkeit älterer und kranker Menschen zu unterstützen und zu fördern.
- Finanzielle Risiken für Pflege und Betreuung werden durch die Sozialversicherung und die Sozialhilfe abgesichert.

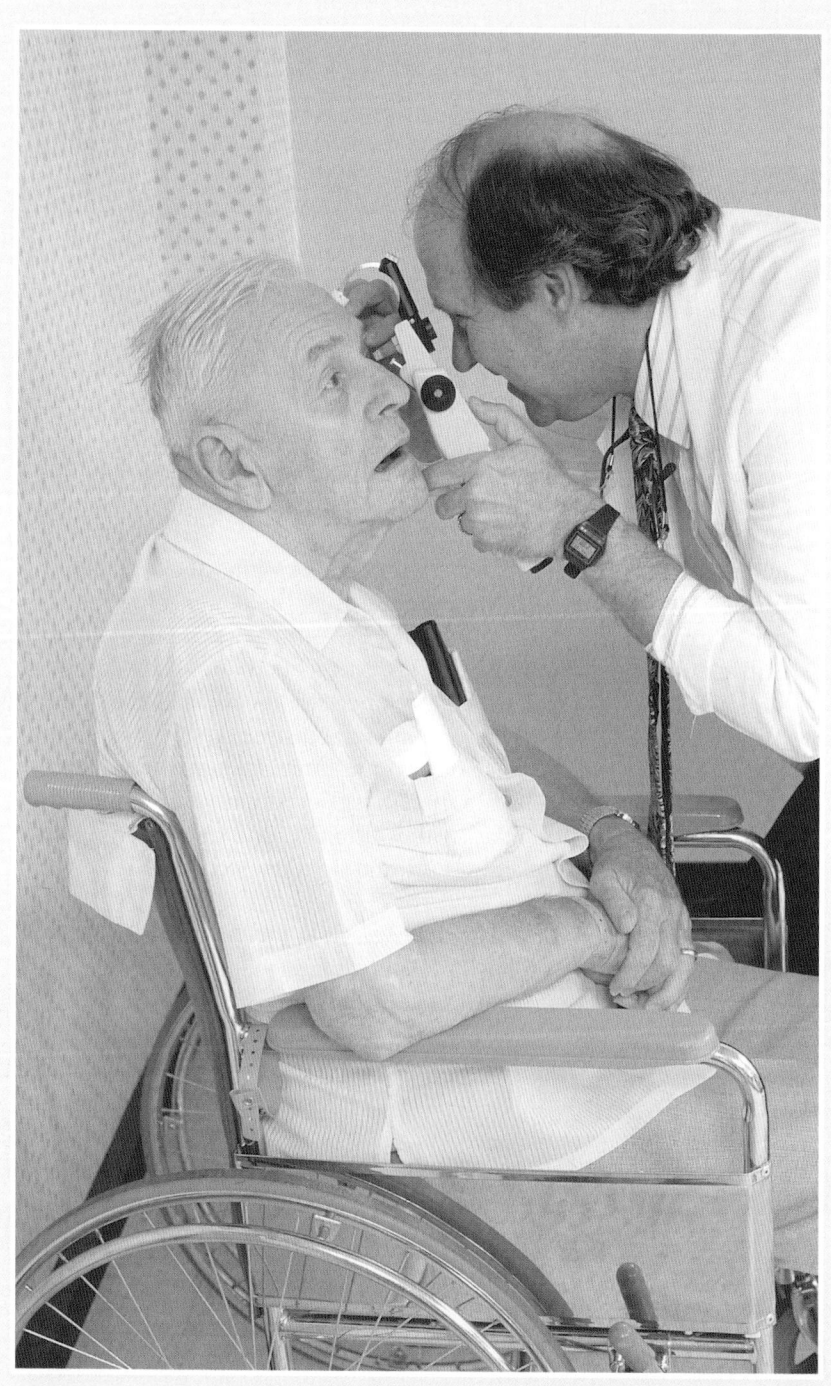

11 Kranksein im Alter

Altern als Entwicklung
Veränderungen
Fremdbild und Selbstbild des alten Menschen

Erkrankungen
Verwirrtheit
Demenz
Alzheimer-Erkrankung
Depression
Diabetes mellitus
Bluthochdruck
Schlaganfall
Chronische Wunden

Altern als Entwicklung

Die Entwicklung des Menschen lässt sich als Auseinandersetzung mit neuen Lebensaufgaben verstehen. Diese ergeben sich aus seiner körperlich-geistigen Situation, den Erwartungen der Umwelt, den eigenen Erwartungen sowie aus gesellschaftlichen Wertvorstellungen. Das heißt, biologische Veränderungen können niemals allein eine Entwicklung erklären. Sie stehen immer in wechselseitiger Beziehung zu sozialen und psychologischen Veränderungen.

Veränderungen

Alles Leben ist Veränderungen unterworfen, so auch das menschliche Leben. Diese Veränderungen zeigen sich als Entwicklung, die in körperlicher, geistig-seelischer und sozialer Erscheinungsweise sichtbar wird. Obwohl sie oft nur als Einzelerscheinungen auftreten, wirken sich diese Veränderungen auf den ganzen Menschen aus: auf seinen Organismus, sein Fühlen und Denken, seine sozialen Beziehungen. Veränderungen im Alter sind deshalb nicht isoliert, sondern immer im Gesamtgefüge der Persönlichkeit zu verstehen.

Körperliche Veränderungen

Den körperlichen Alterungsprozess, dem jeder Mensch von Jugend an unterworfen ist, kann man sich als zunehmende Austrocknung des Gewebes vorstellen. Die Gewebe werden dadurch kleiner und verlieren an Beweglichkeit. Dieser Prozess entsteht durch eine Verdickung der Gefäßinnenwände, welche die Ernährung der Zellen, die Sauerstoffversorgung sowie den Abtransport von Schlacken behindert. Solche Vorgänge führen dazu, dass alle Körpergewebe an Elastizität verlieren und die Leistungsfähigkeit der Organe sinkt. Neben den Veränderungen der äußeren Gestalt kommt es zu einer Verlangsamung von Lebensvorgängen bei gleicher Kraftanstrengung. Die Anforderungen an das Herz werden größer, da es diesen außergewöhnlichen Belastungen immer weniger gewachsen ist: Die Bewegungsabläufe werden langsamer, sie verlieren an Schwung. Der bei jungen Menschen so auffällige, unermüdliche Bewegungsantrieb geht zurück. Die Funktion des Bewegungsapparates ist besonders von der Aktivität eines Menschen abhängig. Der Alterungsprozess bewirkt also vielfältige und alle Organe einschließende Veränderungen.

Sehr einschneidend werden Beeinträchtigungen der Sinnesorgane erlebt. Die Sehschärfe der Augen lässt nach und das Gesichtsfeld wird enger, d. h. man sieht weniger von dem, was um einen herum vor sich geht. Zum Hören müssen die Gehörknöchelchen mitschwingen; wenn diese an Elastizität verlieren, können höhere Töne nicht mehr wahrgenommen werden. Außerdem lassen sich verschiedene Geräusche, wie z. B. mehrere Stimmen gleichzeitig, schlechter unterscheiden und verstehen. Durch diese Einschränkungen werden nicht nur die Erfahrungsmöglichkeiten eines Menschen eingeengt, sondern er wird auch leichter misstrauisch und bekommt das Gefühl, dass etwas „hinter seinem Rücken" unternommen wird. Dies kann einerseits zum Gefühl der Isolierung und zu depressiven Stimmungen führen, andererseits aber auch dazu, dass andere glauben, der alte Mensch passe „absichtlich" nicht auf. Allerdings können diese Einschränkungen zum großen Teil durch technische Hilfsmittel wie Brillen und Hörgeräte ausgeglichen werden. Voraussetzung dafür ist, dass diese Hilfsmittel rechtzeitig und unter fachlicher Beratung angepasst und regelmäßig getragen werden.

Leistungsveränderungen

Im Unterschied zu den rein körperlichen Funktionen, die mit dem Alter zunehmend beeinträchtigt sein können, spielen bei der Intelligenz und Leistungsfähigkeit eines Menschen Lernen und Erfahrungen eine große Rolle. Sie können mit dem Alter sogar zunehmen. Der abnehmenden Beweglichkeit und Reaktionsgeschwindigkeit steht ein größerer Erfahrungsschatz zur Lösung auch neuer Aufgaben gegenüber. So ist der ältere Mensch durchaus in der Lage, Neues zu lernen. Er muss nur genügend Zeit zur Verfügung haben, seine erprobten Lerntechniken anzuwenden, ohne Störungen zu arbeiten und weniger auswendig zu lernen. Die geistigen Leistungen eines Menschen müssen mit dem Alter nicht unbedingt geringer werden, sie werden nur anders. Sie scheinen auch weniger von den Lebensjahren eines Menschen abhängig zu sein als vielmehr von dessen Begabung, dem Training, der Gesundheit, dem Beruf und der gesamten Lebenssituation.

Der Höhepunkt der körperlichen Leistungsfähigkeit und Belastbarkeit liegt bei 20 bis 40 Jahren. Ihre Abnahme wird aber oft nicht spürbar, weil viele Bewegungsabläufe so eingespielt sind, dass sie fast automatisch ablaufen (z. B. Auto fahren). Bei manchen Tätigkeiten können jedoch im Laufe der Zeit die geringere Belastbarkeit und Reaktionsgeschwindigkeit nicht mehr vollständig ausgeglichen werden. Besonders dann, wenn die Tätigkeiten erst relativ spät erlernt wurden. Die Leistungsfähigkeit im

Alter wird erhalten, wenn sich alte Menschen entsprechend ihrer Fähigkeiten betätigen können und ihre Aktivität auch von anderen akzeptiert wird. Schwierig kann es aber werden, wenn der alternde Mensch das Gefühl bekommt, nicht mehr das leisten zu können, was er will, wenn er nicht mehr leisten darf, was er kann, wenn von ihm Leistungen verlangt werden, die nicht mehr seinen Fähigkeiten entsprechen.

Persönlichkeitsveränderungen

Altern bringt auch Veränderungen in der Persönlichkeit mit sich. Aber auch Schulbildung, sozialer Status, Zufriedenheit mit der Lebenssituation und Anregungen von außen haben einen entscheidenden Einfluss. Häufig ist Altern gekennzeichnet von einem gleichmäßigen Gefühlsleben, Suchen nach Beständigkeit der Umgebung (Ungewohntes wird oft gar nicht mehr wahrgenommen) und einer bewussten Beschränkung auf wenige soziale Kontakte.

In der Erfahrung der meisten älteren Menschen scheint die Zeit viel schneller als früher abzulaufen, weil
- die Lebensvorgänge langsamer ablaufen,
- Bekanntes oft schneller vorüberzugehen scheint oder auch
- die noch verbleibende Lebenszeit im Vergleich zum bisherigen Leben nur noch einen kleineren Teil ausmacht.

Das Älterwerden kann positive und negative Züge tragen. Es kann zur Vereinfachung und Beschränkung auf das Wesentliche, aber auch zur Abstumpfung führen. Neben Gelassenheit, Lebensweisheit, innerer Ruhe können auch Gleichgültigkeit und Interesselosigkeit stehen. Klugheit kann zu Besserwisserei und Starrköpfigkeit werden. Aus dem Bedürfnis, Bewährtes zu erhalten, können auch Geiz und eine fast krankhafte Sucht werden, sich nichts entgehen zu lassen.

Bevor man solche Entwicklungen dem Altern zuschreibt, sollte man sich fragen, inwieweit sie nicht Reaktionen auf die äußeren Umstände sind:
- wenn häufig Enttäuschungen erlebt werden, fällt es schwerer, sich für etwas zu begeistern;
- wenn das Geld das Einzige ist, was einem noch einigermaßen Ansehen verschafft, muss man besonders gut darauf achten;
- wenn man draußen wegen seiner Gebrechlichkeit oder seiner Schwierigkeiten, sich in neuen Situationen zurechtzufinden, nur noch mitleidig angesehen oder gerade noch geduldet wird, schließt man sich umso eher in seine eigenen vier Wände ein;

- wenn man schließlich sein ganzes Leben lang nur das tun durfte, was einem von anderen vorgeschrieben wurde, ohne eigene Entscheidungsmöglichkeit, ist es schwer, eigene Gedanken und Initiativen zu entwickeln.

„Die Menschen altern nur dadurch, dass sie ihren Idealen untreu werden. Die Jahre mögen die Haut welken lassen, aber wer seine Ziele preisgibt, der lässt die Seele welken. Ein Mensch ist so jung wie sein Glaube und so alt wie seine Zweifel; so jung wie sein Selbstvertrauen und so alt wie seine Bedenken; so jung wie seine Hoffnung und so alt wie seine Verzweiflung" (D. MacArthur).

Mehr als in jedem anderen Lebensalter erfährt der alte Mensch die Begrenztheit des Lebens. Der Tod steht näher als früher. Dieses Wissen zwingt ihn, nach Antworten auf die letzten, existenziellen Fragen des Lebens zu suchen.

Fremdbild und Selbstbild des alten Menschen

Redensarten wie „Man darf nichts mehr sagen, er ist eben alt" oder „Mit ihm kann man nicht mehr rechnen" werden von Personen oft dann gebraucht, wenn sie zu Menschen sprechen, die von ihnen abhängig sind und deren Stellung im Leben nicht mehr geachtet scheint. Sie sind Ausdruck von Missachtung und Geringschätzung, nach der auch das Alter und damit der alte Mensch abgewertet wird. Dadurch wird unterstellt, dieser verfüge über wenig Energie und Schaffenskraft und stelle sich nur langsam auf Neues ein, sei weniger anpassungsfähig und generell auf die Hilfe anderer angewiesen. Der alte Mensch sei vergangenheitsorientiert und wirklichkeitsfremd. In Spottliedern und Witzen werden den alten Menschen bestimmte Verhaltensweisen und Eigenschaften (z. B. Bartwuchs bei Frauen, Hilflosigkeit im öffentlichen Verkehr) zugesprochen, die das Fremdbild vom alten Menschen in der Gesellschaft ebenfalls widerspiegeln. Wo ältere Menschen nicht mehr als vollwertig anerkannt werden, besteht die Gefahr, dass sie sich immer mehr aus dem Leben zurückziehen. Dieser Rückzug beginnt oft, wenn Menschen aus dem Arbeitsleben ausscheiden und sich dann selbst als unnütz einschätzen sowie von anderen als überflüssig beurteilt werden.

Allerdings liegt es auch am alten Menschen selbst, sich gegen solche Urteile zu wehren und ein gesundes Selbstwertgefühl zu bewahren. Dies ist möglich, wenn der alte Mensch zu sich selbst „Ja" sagt,

- nicht nur seine Schwächen sieht, sondern auch seine Stärken wahrnimmt,
- sich über seine Fähigkeiten und Möglichkeiten im Klaren ist und sich selbst Grenzen setzen kann.

Es ist deshalb wichtig, dass der ältere Mensch zu seinem Alter steht. Für ihn gilt es, ein Selbstwertgefühl zu entwickeln, das Anfechtungen und Belastungen standhält. In diesem Sinne ist jeder Mensch aufgefordert, ein positives Selbstbild von seinem Altsein zu entwerfen und zu verwirklichen. In der Arbeit an seiner Person kann er Einmaligkeit und Lebenssinn erfahren.

Mit der allgemein steigenden Lebenserwartung nehmen insbesondere die psychischen Veränderungen und Erkrankungen alter Menschen zu und führen zu erheblichen Belastungen und Spannungen in den Familien. Besonders beim Pflegenden kann ein Zustand der völligen Erschöpfung eintreten, der die Einweisung des Kranken in ein Pflegeheim erzwingt. Einer solchen Situation kann jedoch durch gezielte Information, Erfahrungsaustausch, aber auch durch eingeplante Phasen der Entlastung von der Pflege entgegengewirkt werden (siehe Seite 292 ff.).

Erkrankungen

Altern ist keine Krankheit und es verbietet sich, Alter mit Krankheit und Pflegebedürftigkeit gleichzusetzen. Dennoch trifft zu, dass im Alter Behandlungs- und Pflegebedürftigkeit überproportional steigen.

Pflegebedürftige ältere Menschen leiden nicht selten an vier oder fünf Krankheiten gleichzeitig. Die häufigsten Erkrankungen, die in Kombination auftreten, sind Krankheiten des Nervensystems und Gehirns, Sehbehinderungen und Schwerhörigkeit, Gelenkerkrankungen, Herzerkrankungen und Bluthochdruck, Krankheiten der Blutgefäße sowie Stoffwechselerkrankungen. Daher sind die gesundheitlichen Probleme älterer Menschen häufig sehr vielfältig.

Gebrechlichkeiten und Schmerzen gehören nicht zwangsläufig zum Älterwerden dazu. Werden sie nicht zielgerichtet behandelt, können sie zu chronischen Erkrankungen führen.

Auch zunehmende Vergesslichkeit kann ein Alarmsignal sein. Betroffene sollten dies nicht als unvermeidbare Folge des Älterwerdens hinnehmen, sondern sich frühzeitig an ihren Arzt wenden. Früh erkannt, kann der Verlauf der Alzheimer-Krankheit verzögert und die Lebensqualität und die Selbstständigkeit von kranken Menschen positiv beeinflusst werden. Ältere Menschen sind beim Auftreten von Krankheitssymptomen zum Arztbesuch zu motivieren, wenn sie nicht selbst Kontakt mit dem Arzt aufnehmen.

Verwirrtheit

In unserer Gesellschaft werden Menschen oft als „verwirrt" bezeichnet, ohne dass der Beurteiler eine genaue Vorstellung von dem Begriff hat oder eine präzise Beschreibung dieser Veränderung geben kann. Hinter dem Begriff „verwirrt" verbergen sich psychische Störungen und krankhafte Veränderungen (psychopathologische Vorgänge).

Krankheitsbild
Vewirrtheit kann nicht als einheitliches Krankheitsbild beschrieben, sondern nur über bestimmte Beobachtungen erkannt werden. Solche Anzeichen können sein:
- Gedächtnisstörungen,
- Orientierungsstörungen,
- unklare Denkabläufe,
- Halluzinationen,
- motorische Unruhezustände und Umtriebigkeit,
- Erzählung zufälliger, oft zusammenhangloser Gedanken,
- Bewusstseinsstörungen in unterschiedlichen Ausprägungen.

Verwirrtsein zeigt sich als eine zeitliche, örtlich-situative und persönliche Orientierungsstörung (Desorientierung). Zuerst geht die Orientierung zur Zeit, später zum Ort und zur Situation und schließlich in Bezug auf die eigene Person verloren. Das muss nicht zwangsläufig bedeuten, dass die Bewusstseinslage des so verwirrten Menschen gestört ist. Je früher solche Störungen wahrgenommen oder erkannt werden, umso wahrscheinlicher ist eine erfolgreiche Therapie.

Verhalten bei Verwirrtheit
- Erhalten der selbstständigen Lebensgestaltung, z. B. Körperhygiene selbst durchführen lassen, gegebenenfalls Hilfestellung geben,
- selbstbestimmte Wahl von Tagesaktivitäten, z. B. Wahl der Kleidung,
- Information zur eigenständigen Orientierung, z. B. über Datum, Jahreszeit, Veranstaltungen,
- Körpernähe und Kontakt, z. B. bei äußerer und innerer Unruhe,

- persönliche Kommunikation, z. B. durch namentliche Anrede, vertraute Gesten, Aufnahme von Blickkontakt,
- übersichtliche Raumgestaltung, z. B. optische Kennzeichnung von Badezimmer und Toilette, Kennzeichnung der Ruhe- und Sitzecke, Orientierungsmöglichkeiten durch gedämpftes Licht,
- Schaffen von Bewegungsmöglichkeiten und Vermeidung von Gefahrenquellen, z. B. in der Wohnung für Bewegungsraum sorgen.

● Aufgabe

Eine 85-jährige Bäuerin lebt in der Familie ihres Sohnes in der Stadt. Jeden Abend beim Zu-Bett-Gehen äußert sie die Bitte, man solle doch das Hoftor schließen. Wie würden Sie sich dieser Bitte gegenüber verhalten?

● Ergebnis

Familienangehörige können antworten: „Du kannst ruhig schlafen gehen, ich kümmere mich darum". Auf diese Weise würde die Bäuerin innerlich zur Ruhe kommen und ruhig einschlafen können. Der Versuch, ihre Sorge als unbegründet anzusehen, würde die Bäuerin wahrscheinlich beunruhigen und unter Umständen zu einem aggressiven Verhalten führen.

Demenz

Die Zahl der Menschen, die an einer altersbedingten Demenz leiden, hat in den letzten Jahren stark zugenommen. Mit der Zahl der alten und hochaltrigen Menschen wächst die Zahl der Demenzkranken weiter kontinuierlich, denn mit dem Alter steigt das Risiko für diese Erkrankungen. Eine Demenz belastet besonders die Angehörigen. Die mit der Krankheit verbundenen fortschreitenden Persönlichkeitsveränderungen erfordern eine zeitintensive Pflege und Betreuung.

Krankheitsbild

Demenz ist der medizinische Ausdruck für unterschiedliche Phänomene wie Hirnleistungsschwäche, Gedächtnisstörung, Persönlichkeitsveränderungen oder organische Psychosyndrome. Von Demenz spricht man, wenn Verhaltensstörungen auf unumkehrbare Veränderungen im Gehirn zurückzuführen sind

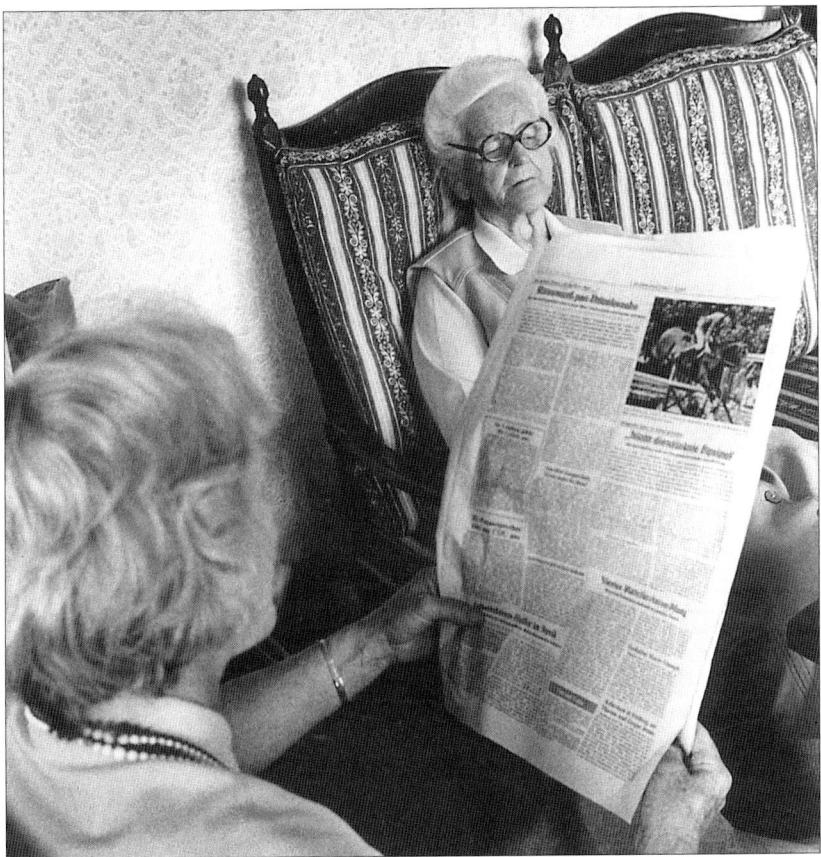

Teilnahmslosigkeit oder ... ?

Die Weltgesundheitsorganisation (WHO) beschreibt Demenz als umfassende Beeinträchtigung der höheren Hirnfunktionen einschließlich des Gedächtnisses. Weiter sind davon betroffen die Fähigkeit, Alltagsprobleme zu lösen, die Ausführung sensomotorischer Fertigkeiten und sozialer Fähigkeiten, die Sprache und Kommunikation sowie die Kontrolle emotionaler Reaktionen, ohne dass eine ausgeprägte Bewußtseinstrübung vorliegt. Der Krankheitsprozess beginnt meist schleichend und wird vom Betroffenen und von den Angehörigen kaum bemerkt. Aber nur durch eine frühzeitige Erkennung und Behandlung kann einer fortschreitenden Demenz begegnet werden.

Die Demenz stellt eine typische Alterskrankheit dar, von der 5 % der Menschen über 65 Jahren, aber 20 % der über 80-Jährigen betroffen sind.

Bei ihnen unterscheidet man:
- Gefäßbedingte Demenzen: Für sie gibt es inzwischen vielversprechende Ansätze, das Fortschreiten der Erkrankung aufzuhalten.
- Demenzen vom Alzheimer-Typ: Bei ihnen kann trotz einer umfassenden Behandlung der Krankheitsverlauf verlangsamt, aber nicht geheilt werden.

Demenz zeigt unter anderem folgende Merkmale:
- Zeitliche und örtliche sowie situative und persönliche Orientierungsschwierigkeiten,
- Störungen im Kurzzeitgedächtnis, verlangsamte Denkabläufe,
- Auffassungs- und Konzentrationsstörungen,
- reduziertes Kritik- und Urteilsvermögen,
- erschwerte Entscheidungsfindung,
- allgemeine Umstellungsschwierigkeiten,
- unterschiedliche Stimmungen, Euphorie, Aggressionen, Gleichgültigkeit bis zur Apathie,
- Distanzlosigkeit,
- Abstumpfung,
- ständiges Wiederholen gleicher Gedankeninhalte.

Verhalten bei Demenz

Die bei der Verwirrtheit genannten Formen der Zuwendung haben auch bei den Demenzen Bedeutung. Als weitere Zuwendungsmöglichkeiten bei einer Demenz sind zu empfehlen:
- Aufmerksamsein gegenüber nachlassenden praktischen Fähigkeiten und angemessenes Reagieren darauf, z. B. beim Essen und Trinken,
- Wachsein für Mitteilungen des Kranken über sein momentanes Befinden, auch durch Gestik und Mimik, z. B. das Zusammenpressen der Lippen als Mitteilung des „Nicht-trinken-Wollens",
- entsprechende Reaktionen auf das momentane Befinden des Kranken, z. B. Beruhigen des Kranken durch Körperkontakt,
- Kontrolle der Sprache und der Stimme, z. B. keine Ungeduld im Klang der Stimme mitschwingen lassen,
- ein geringer Wechsel der Bezugspersonen, um z. B. Kontinuität der Betreuung zu sichern,
- Hinnehmen von extremen Belastungen ohne Hoffnung auf Besserung, z. B. bei zunehmender Stuhlinkontinenz.

Es ist für Angehörige psychisch sehr belastend, die Veränderungen des Kranken zu akzeptieren und die Gedanken über das „Zu-Ende-Gehen" dieses schweren Lebens auszublenden. Diese Überforderung führt bei einer fehlenden Unterstützung durch professionelle Hilfe im Laufe der Zeit ebenfalls zu Erkrankungen der pflegenden Angehörigen. Zur Entlastung bei der Pflege von dementen Kranken sind Angebote wie Tagespflege, Kurzzeitpflege und häusliche Pflege durch Sozialstationen unverzichtbar (siehe Seite 294).

Alzheimer-Erkrankung

Rund eine Million Menschen in der Bundesrepublik Deutschland leiden derzeit an der Alzheimer-Krankheit. „Alzheimer", so die umgangssprachliche Bezeichnung, trifft vor allem Menschen über dem 65. Lebensjahr. Die Alzheimer-Erkrankung ist nicht nur für die betroffenen Patienten, sondern auch für ihre Angehörigen eine schwere Belastung. Immerhin werden 80 Prozent der Alzheimer-Erkrankten zu Hause, meist von Angehörigen, betreut. Pflege und Betreuung eines Alzheimer-Kranken bedeutet oft eine Belastung rund um die Uhr, nicht selten zusätzlich zu den familiären Verpflichtungen und der Berufstätigkeit.

Pflegende Angehörige leiden aber auch unter den Folgen der fortschreitenden Beeinträchtigung geistiger Leistungen der Betroffenen. Sie sind auf Unterstützung und Informationen über diese Krankheit angewiesen, um sich auf die Veränderungen, die unweigerlich eintreten, einstellen zu können. Gerade Angehörigen-Gruppen bieten hier eine gute Möglichkeit zur Entlastung und zum Erfahrungsaustausch.

Krankheitsbild

Die Ursachen für die Entstehung der Alzheimer-Erkrankung sind bisher noch weitgehend ungeklärt. Erwiesen ist jedoch, dass es bei der Alzheimer-Krankheit zu Ablagerungen in der Hirnrinde kommt, welche die Funktionsfähigkeit des Gehirns beeinträchtigen.

Im Gehirn des Menschen sorgen Nervenreize für die Denk- und Gedächtnisprozesse. Diese Nervenreize werden mit Hilfe eines Botenstoffes von einer Nervenzelle zur anderen weitergegeben. Beim gesunden Menschen wird dieser Botenstoff ständig neu gebildet und wieder abgebaut. Bei der Alzheimer-Krankheit kommt die Menge dieses Botenstoffes aus dem Gleichgewicht. Denn durch die Krankheit wird die Neubildung des Botenstoffes immer mehr verringert, während der Abbau unverändert stattfindet. Dadurch wird die Übertragung der Nervenreize von einer Nervenzelle zur anderen immer schwächer bzw. kommt ganz zum Erliegen.

Alzheimer-Kranke erscheinen zunächst vergesslich und verwirrt. Deutlich erkennbare Lernstörungen und Gedächtnisausfälle folgen. Die Beeinträchtigung dieser geistigen Leistungen wird zunächst auch von den Kranken selbst als Einschränkung ihrer Fähigkeit empfunden, den Alltag zu meistern. Gerade in der Anfangsphase einer Alzheimer-Krankheit treten daher häufig auch depressive Veränderungen auf. In späteren Stadien der Erkrankung werden Alltagsverrichtungen wie Körperpflege, Ankleiden, Essenszubereitung, Nahrungsaufnahme und Kontrolle von Ausscheidungen (Urinlassen und Stuhlentleerung) nicht mehr bewältigt.

Erkrankte verändern sich auch nach und nach in ihrer Persönlichkeit: Die Umwelt wird für sie unkontrollierbar, unüberschaubar und bedrohlich. Ängste und wahnhafte Vorstellungen können auftreten.

Auf die Alzheimer-Krankheit können verschiedene Warnsignale hindeuten:

- Gedächtnisausfälle und Störungen des Erkennens
  Menschen mit Alzheimer haben Schwierigkeiten, sich zu erinnern, vor allem das Kurzzeitgedächtnis lässt nach. Telefonnummern werden vergessen, kurz zurückliegende Ereignisse sind wie ausgelöscht. Oft werden vertraute Personen nicht mehr erkannt.
- Schwierigkeiten bei Routineaufgaben
  Die Geschicklichkeit lässt nach. Einfache Dinge des täglichen Lebens funktionieren nicht mehr. Beispielsweise wird die Jacke falsch zugeknöpft oder das Binden der Schnürsenkel gelingt nicht.
- Sprachstörungen
  Ganz alltägliche Dinge können nicht mehr benannt werden, stattdessen werden falsche Worte, Wortneubildungen oder Umschreibungen benutzt. Während eines Gespräches geht plötzlich der rote Faden verloren.
- Orientierungsprobleme
  Die Orientierung in Raum und Zeit geht verloren. Der Betreffende kann sich nicht erinnern, welcher Tag oder welches Jahr gerade ist. Er verläuft sich selbst in vertrauter Umgebung und weiß dann nicht, wie er dort hingekommen ist.
- Störungen des Denk- und Urteilsvermögens
  Das Urteilsvermögen ist beeinträchtigt. Die Planung von privaten und beruflichen Angelegenheiten sowie das Lösen alltäglicher Probleme gelingt nicht mehr. So werden z. B. die Gefahren im Straßenverkehr nicht erkannt.
- Probleme beim abstrakten/rationalen Denken
  Die Fähigkeit, vom Konkreten auf das Allgemeine zu schließen,

geht allmählich verloren. Sich etwas vorzustellen, eine Erklärung zu begreifen oder Rückschlüsse zu ziehen, gelingt kaum noch. Beispielsweise geht das Verständnis für den Wert des Geldes verloren, oder die Uhrzeit wird nicht erkannt.

* Konfuse Zerstreutheit
  Wichtige persönliche Gegenstände werden an ungewöhnliche Orte verlegt, z. B. die Geldbörse in den Kühlschrank, die Schuhe in den Wohnzimmerschrank. Nur mit großer Mühe kann der Betreffende die von ihm selbst verlegten Gegenstände wiederfinden.
* Stimmungsschwankungen
  Es können scheinbar grundlose Stimmungsschwankungen auftreten, die eben noch gute Laune kehrt sich um in Niedergeschlagenheit.
* Persönlichkeitsveränderungen
  Die Persönlichkeit des Menschen verkehrt sich möglicherweise ins Gegenteil: Ein bisher liebenswerter Angehöriger wird zänkisch. Auch eine Zuspitzung von Charaktereigenschaften ist möglich, sodass z. B. ein ehemals ordentlicher Mensch ausgesprochen pedantisch wird.
* Antriebslosigkeit
  Die Betroffenen haben Schwierigkeiten, sich Ziele zu setzen, sich etwas Neuem zuzuwenden, und wirken oft kraftlos. Sie können aber auch von einer ziellosen Unruhe erfasst werden.
* Rückzug
  Regelmäßig findet ein Rückzug aus dem sozialen und familiären Lebensumfeld statt. Das Interesse an Hobbys und sozialen Kontakten geht verloren.

Das nachstehende Beispiel zeigt, dass die Krankheit in drei Stadien verläuft. Es macht auch deutlich, wie die im Krankheitsverlauf zunehmenden Belastungen für die Angehörigen manchmal bis an die Grenze des Erträglichen gehen.

Beispiel

Stadium I

Frau Herman (63 Jahre) lebte zusammen mit ihrem Ehemann und der unverheirateten, berufstätigen Tochter in harmonischen Familienverhältnissen. Seit einiger Zeit fiel ihr selbst und ihren Angehörigen eine zunehmende Vergesslichkeit, Unsicherheit und Ängstlichkeit in bestimmten Situationen auf. Das Einkaufen wurde z. B. zum Problem, da sie sich in den Geschäften und auf der Straße nicht mehr zurechtfinden konnte. Die Angehörigen vermieden es daher nach Möglichkeit, sie allein aus dem Haus gehen zu lassen. Auffallend war auch ihr plötzlicher Interessensverlust am Tagesgeschehen und an ihren Hobbys (Blumenpflege und Handarbeiten). Obwohl Frau Herman früher sehr viel gelesen hatte, saß sie mehr und mehr untätig vor sich hinblickend im Sessel. Auch die Tageszeitung blieb unberührt liegen.

Stadium II

In den folgenden Jahren (65.– 68. Lebensjahr) wurden die Auffälligkeiten immer schwerwiegender, sodass der Familienalltag ständig neu organisiert werden musste. Frau Herman, die früher sehr viel Wert auf ein gepflegtes Äußeres gelegt hatte, vernachlässigte zunehmend ihre Körperpflege. Man musste sie geradezu drängen, hin und wieder zum Friseur zu gehen, ihre Kleidung in Ordnung zu halten und Körperpflege zu betreiben. Im Gespräch bezogen sich ihre Antworten meist nicht mehr auf das jeweilige Thema, oft reagierte sie mit „floskelhaften", unverbindlichen Redewendungen. Die Ängstlichkeit außerhalb der gewohnten Umgebung wurde sehr leicht zur Panik, ihr Gang wurde immer unsicherer.

Nächtliche Verwirrtheits- und Unruhezustände entwickelten sich als besonders großes Familienproblem. Nur durch abwechselnde Betreuung in der Nacht konnten Ehemann und Tochter damit einigermaßen zurechtkommen, zumal die Tochter ja tagsüber konzentriert in ihrem Beruf arbeiten musste.

Stadium III

In allerjüngster Zeit (nach dem 69. Lebensjahr) erkannte Frau Herman manchmal ihre eigenen Angehörigen nicht mehr. Ihre sprachlichen Äußerungen wurden unartikuliert und meist unverständlich. Ihr Interesse an der Umwelt ging völlig verloren, apathisches Verhalten beherrschte den Gesamteindruck. Trotz guten Appetits (wobei ihr das Essen ganz eingegeben werden musste) kam es zu einem zunehmenden Kräfteverfall, eine Harn- und Stuhlinkontinenz erschwerte die häusliche Versorgung.

Schweren Herzens, psychisch und körperlich selbst erschöpft, mussten sich die Angehörigen um einen Heimplatz bemühen.

Bald nach dem Einzug ins Pflegeheim starb Frau Herman an einer Lungenentzündung im Alter von knapp 71 Jahren. (Nach E. Gnamm)

Verhalten bei Alzheimer

Alzheimer-Kranke benötigen eine besonders intensive Betreuung und Pflege. Die bei Verwirrtheit und bei Demenzen genannten Zuwendungsformen sind auch bei Alzheimer von Bedeutung.

Zunehmende Vergesslichkeit kann ein Alarmsignal sein. Betroffene sollten dies nicht als unvermeidbare Folge des Älterwerdens hinnehmen, sondern sich frühzeitig an ihren Arzt wenden. Früh erkannt, kann der Verlauf der Alzheimer-Krankheit verzögert und die Lebensqualität und die Selbstständigkeit der kranken Menschen positiv beeinflusst werden. Daher sollten Angehörige die Betroffenen zum Arztbesuch motivieren, wenn diese aus einem falschen Schamgefühl heraus nicht selbst Kontakt mit dem Arzt aufnehmen.

Inzwischen gibt es Medikamente zur Behandlung der Alzheimer-Erkrankung. Ziel der Behandlung ist es, die Funktion der verbliebenen Leitungsbahnen, also derjenigen Nervenbahnen, bei denen die Übertragung der Informationen zwischen den Nervenzellen erfolgt, zu verbessern. Damit sollen Gedächtnis und Lernfunktion des Kranken möglichst lange erhalten bleiben. Wichtig ist, dass die Alzheimer-Krankheit im frühen Stadium erkannt wird. Allgemeinärzte und Nervenärzte diagnostizieren und behandeln die Erkrankung.

Nach dem Erkennen der Krankheit durch den Hausarzt sollte eine nervenärztlich-neurologische Abklärung erfolgen. In den allermeisten Fällen ist dies ambulant möglich. Durch relativ einfache Testverfahren kann der Arzt die Erkrankung mit hoher Wahrscheinlichkeit feststellen und mit der Therapie beginnen, bevor zahlreiche Nervenbahnen funktionsunfähig sind.

Heilung ist bei der Alzheimer-Krankheit zur Zeit nicht möglich. Aber durch medikamentöse Behandlung und weitere therapeutische Maßnahmen kann der Krankheitsverlauf verzögert werden.

- Psychische Leistungen wie Gedächtnis, Aufmerksamkeit und Konzentrationsvermögen lassen sich vorübergehend steigern oder stabilisieren.
- Dadurch werden nachfolgende Hirnschädigungen zumindest für einen gewissen Zeitraum ausgeglichen.
- Das Eintreten einer hochgradigen Pflegebedürftigkeit kann hinausgezögert werden. Begleitsymptome wie niedergedrückte Stimmung, Apathie, Aggressivität oder Unruhe werden oft positiv beeinflusst.

Zur Stabilisierung des Kranken sind neben der medikamentösen Therapie noch andere Maßnahmen notwendig:

• Übungen für Gedächtnis, Konzentration, Wahrnehmung und Orientierung helfen, die Selbstständigkeit möglichst lange zu erhalten.

• Außerdem können durch eine Bewegungstherapie die beeinträchtigten motorischen Fähigkeiten trainiert werden.

Depression

Depressionen zählen zu den Gemütskrankheiten. Sie sind verbunden mit traurigem Verstimmtsein, fehlendem Antrieb, Angstzuständen sowie Denk- und Schlafstörungen. Häufig werden Depressionen von körperlichen Beschwerden begleitet und können als Folgeerkrankung einer Demenz vorkommen.

Die Lebensgestaltung eines Menschen wird wesentlich von seinem Lebensgefühl bestimmt. Die Stimmungen bewegen sich dabei zwischen hoch (gehoben) und tief (bedrückt). Das Verbleiben im extremen Stimmungstief mit pessimistischer Grundhaltung wird als krankhafte Stimmungslage bezeichnet. Man spricht von einer Depression. Sie geht oft einher mit einem ängstlichen „Getriebensein".

Krankheitsbild

Die Entwicklung von Depressionen wird durch folgende Faktoren begünstigt:

• Vereinsamung durch den Tod des Partners, von Verwandten und Freunden,

• plötzlicher Verlust an Mobilität und Selbstständigkeit durch körperliche Einschränkungen,

• Verlust von Ansehen und sozialer Rolle, Missachtung des Alters, finanzielle Sorgen,

• Entwurzelung durch Umzug (zu Angehörigen oder in ein Heim),

• Zusammentreffen mehrerer Erkrankungen (Multimorbidität): Herz- und Kreislauferkrankungen, Diabetes, Amputationen, Bluthochdruckerkrankungen, Rheuma u. a. m.

Nach E. Grond können die Kranken weder Freude empfinden noch Interesse für ihre Umgebung aufbringen. Sie fühlen sich kraftlos, ihre Gedanken kreisen immer wieder um dieselben wenigen Themenbereiche, meist um das eigene Befinden. Früher problemlos erledigte Tätigkeiten, wie z. B. Hausarbeiten, werden als bedrückende Last empfunden. Die eigene Person wird in vielen Fällen als minderwertig erfahren und eingeschätzt. Harmlose äußere Anlässe werden oft als beängstigend und sogar bedrohlich empfunden. Frühere biographische Ereignisse werden in Form heftiger Selbstvorwürfe bis zu wahnhaften Schuldgefühlen nacherlebt. Aus einer depressiven Stimmungslage heraus können sich oft suizidale (zur Selbsttötung neigende) Gedanken herausbilden. Alte Menschen mit ihrer veränderten Lebensperspektive, Verlusten an Selbstständigkeit, Leistungsfähigkeit und mitmenschlichen Beziehungen sind besonders selbstmordgefährdet.

Verhalten bei Depression

Depression ist eine behandelbare Krankheit und kann meist durch gezielte Medikamentengaben gebessert werden. Jeder depressiv Kranke braucht ein hohes Maß an persönlicher Zuwendung, vor allem vonseiten der Angehörigen. Es ist wichtig, dem Kranken das Gefühl zu vermitteln, für ihn da zu sein und ihn in seiner Traurigkeit ernst zu nehmen.

Als Formen der Zuwendungen sind zu empfehlen:
- die Äußerungen des Kranken ernst zu nehmen und ihm das Gefühl zu geben, dass er als Mensch wichtig ist,
- dem Kranken immer wieder zu versichern, dass er an seinem Zustand keine Schuld hat,
- keine belastenden Informationen weiterzugeben,
- den Kranken nicht für längere Zeit allein in seinem Zimmer zu lassen, sondern ihn in das Familiengeschehen zu integrieren,
- über etwaige Selbstmordgedanken offen zu sprechen und ihm das Versprechen abzunehmen, dass man sich auf ihn verlassen kann,
- die unter Umständen erheblichen Nebenwirkungen der Medikamente zu besprechen und für regelmäßige Einnahme zu sorgen,
- auf regelmäßige Mahlzeiten und genügend Flüssigkeitszufuhr zu achten; den Zustand der Unterzuckerung bei Diabetes zu vermeiden.

Beachte

Die persönliche Identifikation mit einem depressiv Kranken darf nicht so weit gehen, dass man selbst depressiv wird.
Bei der Pflege des verwirrten Kranken können Situationen eintreten, in denen ein Kompromiss zwischen Sicherheitsüberlegungen und Freiheitsschutz gefunden werden muss.
Pflegende Angehörige äußern oftmals Schuldgefühle, weil sie meinen, zu wenig gegen das Fortschreiten der Krankheit getan zu haben. Um die Angehörigen von dem oft selbst auferlegten Leidensdruck zu entlasten und die Pflege „Rund um die Uhr" ertragbar zu machen, haben sich Angehörigengruppen gebildet, die Hilfe und Informationsaustausch geben. Anschriften von Angehörigengruppen und Alzheimer-Gesellschaften werden von Sozialstationen, von Beratungsstellen der Wohlfahrtsverbände und von Sozialämtern vermittelt, z. B. auch durch die Deutsche Alzheimer Gesellschaft e.V., Kantstraße 152, D-10623 Berlin.

Diabetes mellitus

Zu den Krankheiten, die sich häufig mit fortgeschrittenem Lebensalter einstellen, gehört der Diabetes mellitus. In der Umgangssprache wird der Diabetes mellitus Zuckerkrankheit genannt, weil der Zuckerspiegel im Blut erhöht ist und der Urin Zucker enthält. Eine Beschreibung dieses Krankheitsbildes findet sich bereits in der Hochkultur des alten Ägyptens. Der Name „Diabetes mellitus" stammt jedoch aus dem griechischen Sprachbereich und wurde bereits 100 n. Chr. von dem Arzt Aretaios von Kappadozien verwandt, der Diabetes als rätselhafte Erkrankung beschrieb.

In Deutschland hat sich Diabetes mellitus zu einer Volkskrankheit entwickelt, man geht derzeit von etwa 5,6 Millionen Diabetikern aus. Rund 4 Millionen Deutsche wissen um ihre Erkrankung. Häufig sind es erst die Folgeerkrankungen des Diabetes mellitus wie beispielsweise Durchblutungsstörungen, Herzbeschwerden oder Sehstörungen, die erkrankte Menschen zum Arzt führen.

Krankheitsbild
Der Diabetes mellitus ist eine Stoffwechselerkrankung, bei der die Bauchspeicheldrüse zu wenig oder überhaupt kein Insulin produziert. Insulin ist ein Hormon und wichtig für die Fettverdauung, die Aufspal-

tung der Kohlenhydrate und die Aufbereitung von Eiweiß. Infolge von Insulinmangel treten Störungen im Kohlenhydrat-, Eiweiß- und Fettstoffwechsel auf. Je nach Ursache und Krankheitsverlauf unterscheidet man zwei Diabetesformen: den Diabetes mellitus Typ I und Typ II.

Der Diabetes mellitus Typ I entwickelt sich rasch in Stunden bis wenige Wochen. Alle Typ I-Diabetiker sind lebenslang auf eine Behandlung mit Insulin angewiesen. Die Art der Insulinbehandlung ist abhängig von der Schwere der Erkrankung und von der Bereitschaft und Fähigkeit zur Zusammenarbeit mit dem Arzt. Ungefähr 10 Prozent der Diabetiker leiden an einem Diabetes mellitus Typ I.

Bei Typ II-Diabetes produziert die Bauchspeicheldrüse durchaus noch eigenes Insulin, allerdings reagieren die Zellen nur vermindert darauf. Diese Form der Stoffwechselerkrankung entwickelt sich, von den Betroffenen oft unbemerkt, über einen längeren Zeitraum – Monate bis Jahre. Fast 90 Prozent aller Diabetiker in Deutschland leiden an einem Diabetes mellitus Typ II. Auch bei Typ II kann die anfänglich scheinbar so harmlose Krankheit ohne die aktive Mitarbeit von Patient und Angehörigen einen bedrohlichen Verlauf nehmen. Information, Beratung und Schulung des Kranken sind auch bei Typ II-Diabetes unverzichtbare Behandlungsanteile.

Je nach Ausmaß des vorhandenen Insulinmangels können mehr oder weniger deutliche Symptome wahrgenommen werden, wie z. B.: vermehrter Durst und häufiges Urinlassen, Schwindelgefühl, Appetitlosigkeit, Gewichtsabnahme, Müdigkeit und Abgeschlagenheit, Wadenkrämpfe, Sehstörungen und Juckreiz am ganzen Körper; bei Frauen besonders im Genitalbereich.

Verhalten bei Diabetes mellitus

Neben der Vermittlung der erforderlichen Kenntnisse über die Erkrankung selbst geht es häufig darum, Lebensgewohnheiten zielgerichtet zu ändern. Unterstützend zur ärztlichen Behandlung kann der Diabetiker selbst viel für sich tun. Allein durch Normalgewicht, körperliche Bewegung und eine konsequent eingehaltene, ausgewogene ballaststoffreiche Ernährung gelingt es häufig, auf eine zusätzliche Behandlung mit Medikamenten zu verzichten. Insulin müssen die Typ II-Diabetiker spritzen, wenn die Behandlung mit Tabletten nicht mehr zur gewünschten Blutzuckersenkung führt.

An der Festlegung der Behandlungsziele sollte der Diabetiker in jedem Fall beteiligt sein. Diabetiker sind von gesundheitlichen Komplikationen bedroht, wenn sie schlecht mit Medikamenten eingestellt sind. Daher ist eine regelmäßige Stoffwechselkontrolle unverzichtbar. Die ärztlichen Kontrollen des Blutzuckerspiegels sind dabei nur Teil der Krankheitsbeobachtung. Als notwendige Selbstkontrolle lernen Diabetiker, den Blutzucker selbst zu messen und wenn notwendig die Insulindosis an veränderte Stoffwechselverhältnisse anzupassen. Zur Selbstkontrolle im Rahmen der Diabetestherapie gehören unbedingt eine konsequente Gewichtskontrolle, sorgfältige Beobachtung der Haut, regelmäßige Blutdruckkontrollen und Urinkontrollen auf Zucker und Azeton.

Viele Diabetiker kostet es eine ungeheure Überwindung, wenn sie sich das notwendige Insulin selbst spritzen müssen. Neben emotionalen Hürden spielt dabei auch die Angst, etwas falsch zu machen, eine Rolle. Um weiterhin unabhängig leben zu können, sollten insulinpflichtige Diabetiker das selbstständige Verabreichen von Insulin und die Selbstkontrollen lernen. Unterschiedliche Injektionshilfen erleichtern eine selbstständige Verabreichung von Insulin.

Schulung, Ernährung, Bewegung, Selbstkontrolle und Medikamente sind die Säulen zu einem konstanten Blutzucker im Normbereich. Information und Beratung bieten Ärzte, Krankenkassen, Diabeteszentren, Sozialstationen und Selbsthilfegruppen.

So wichtig die ärztliche Behandlung bei Diabetes auch ist, die eigentliche Behandlung wird jedoch von dem Diabetiker selbst geleistet. Bei behinderten oder pflegebedürftigen Menschen übernehmen häufig die Angehörigen eine Stellvertreterfunktion, wenn ein selbstverantwortliches Umgehen mit der Erkrankung nicht möglich ist. Deshalb ist es wichtig, dass pflegende Angehörige sich sowohl medizinische als auch diätetische Kenntnisse aneignen, damit sie die Ernährungsempfehlungen und die Handlungsanweisungen des Arztes besser verstehen und richtig umsetzen können.

Im Allgemeinen schenken Menschen ihren Füßen wenig Beachtung. Beim Diabetiker kann das zu fatalen Folgen führen, denn die Füße sind seine „Achillesferse". Die tägliche sorgfältige Pflege der Füße kann helfen, das Risiko von offenen Geschwüren, Zehen-, Fuß- oder Beinamputationen zu verringern.

Diabetiker müssen besonders beachten:
- Die Füße täglich ansehen und auf feuchte Zehenzwischenräume, weißlich aufgequollene oder gerötete Haut zwischen den Zehen, auf Hornhautschwielen, eingewachsene Nägel, Druckstellen und Schwellungen hin untersuchen.
- Bei Fußpilz, Verletzungen, offenen Hautstellen und Geschwüren immer den Arzt hinzuziehen.
- Den Füßen täglich ein kurzes Fußbad gönnen – maximal 3 Minuten, Temperatur 35–37 °C und ohne Badezusätze.
- Die Nägel feilen und die Hornhaut mit einem Bimsstein behandeln.
- Die Füße nach dem Fußbad mit fetthaltiger Lotion eincremen.
- Bei Schwierigkeiten mit der Fuß- und Nagelpflege das Angebot der medizinischen Fußpflege nutzen.
- Die Schuhe vor dem Anziehen auf Steinchen, durchdrückende Nägel und Falten in der Innensohle untersuchen.
- Schuhe immer abends kaufen, da die Füße im Laufe des Tages anschwellen.

Diabetiker sollen unbedingt meiden:
- Wärmflasche, Heizkissen und überwärmte Fußbäder,
- Schere und Hornhauthobel zur Nagelpflege,
- Hühneraugenpflaster,
- Barfußlaufen,
- Schuhe, die zu klein oder zu eng sind.

Beachte

Zu viel Insulin, zu viel Bewegung oder zu wenig Essen können eine Unterzuckerung verursachen. Schwitzen, Zittern, weiche Knie, Herzjagen sind Warnsymptome. In solchen Situationen ist eine Blutzuckerkontrolle unverzichtbar.
Zur Beseitigung des Unterzuckers reicht häufig schon eine Scheibe Brot, ein Glas Obstsaft oder etwas Obst.
In einer solchen Notfallsituation sind fetthaltige Nahrungsmittel zu meiden.

Bluthochdruck

Bluthochdruck – auch Hypertonie genannt – ist eine der häufigsten „Zivilisationskrankheiten". Jeder fünfte Erwachsene leidet an Bluthochdruck. Oft wissen die Betroffenen selbst nichts von ihrem erhöhtem Blutdruck, er kann jahrelang unbemerkt bleiben. Man spricht in diesem Zusammenhang von einer stummen Gefahr, denn nicht rechtzeitig erkannter und behandelter Bluthochdruck überlastet das Herz und die Blutgefäße. Er ist ein Risiko für Schlaganfall und Herzinfarkt.

Krankheitsbild

Blutdruck ist der Druck in den Arterien im Zusammenspiel von Herztätigkeit und Blutgefäßen (Siehe Seite 66). Je höher der Blutdruck ist, desto mehr muss das Herz arbeiten, um die Organe, Haut und Muskeln zu versorgen. Von Bluthochdruck spricht man, wenn der Blutdruck ständig über den Normalwerten liegt. Die Grenze des normalen Blutdrucks bei Erwachsenen ist ein Druck in Ruhe von 140 mmHg/90 mmHg. Liegt der Blutdruck ständig über diesem Grenzwert, verdickt sich im Lauf der Zeit die Wand der linken Herzkammer und erschwert die Blutzufuhr zum Herzmuskel selbst. Bei ständigem Bluthochdruck reicht die Blutzufuhr kaum noch aus, um den Herzmuskel mit den notwendigen Nährstoffen und ausreichend mit Sauerstoff zu versorgen.

Unbehandelter Bluthochdruck führt zu Herzmuskelschwäche und Gefäßverkalkungen und ihren gefährlichen Folgen wie Herzinfarkt, Schlaganfall oder Nierenversagen.

Bei der Bewertung des Blutdrucks ist zu beachten, dass körperliche Arbeit, Sport, Aufregung sowie Kaffee, starker Schwarztee oder Alkohol den Blutdruck kurzfristig erhöhen.

Verhalten bei Bluthochdruck

Hoher Blutdruck geht in den meisten Fällen nur zurück, wenn er gezielt behandelt wird. Begünstigt wird der Bluthochdruck durch Übergewicht, zu salzreiche Ernährung und Überernährung, Nikotin und Alkohol und mangelnde Bewegung. In den meisten Fällen lässt sich der Bluthochdruck durch richtige Ernährung, ausreichend Schlaf, viel Bewegung in frischer Luft und Medikamente auf normale Werte einstellen.

- Übergewichtige neigen mehr zu hohem Blutdruck als Menschen mit normalem Körpergewicht. Gewichtsabnahme, salzarme Ernährung, das Rauchen aufgeben, den Alkoholkonsum einschränken und viel Bewegung in frischer Luft reichen manchmal aus, einen hohen Blutdruck zu senken.

- Plötzliche körperliche Anstrengungen sind zu vermeiden, ebenso Leistungssport, Wettkämpfe und alle sportlichen Betätigungen, die mit Blutdruck steigernder Pressatmung einhergehen.
- Eine tägliche Selbstkontrolle des Blutdrucks ist sinnvoll; sie unterstützt den Arzt in der Behandlung.
- Die ärztlich verordneten Medikamente sind regelmäßig einzunehmen, wenn eine dauerhafte Normalisierung des Blutdrucks erreicht werden soll. Veränderungen in der Medikamentendosierung nie ohne Rücksprache mit dem Arzt vornehmen.
- Die Behandlung ist auch dann weiterzuführen, wenn keine Beschwerden mehr vorliegen oder der Blutdruck normalisiert ist. Bei eigenmächtiger Unterbrechung der Medikamenteneinnahme ist der Behandlungserfolg gefährdet.
- Durch richtige Ernährung und Umstellung von Lebensgewohnheiten lässt sich häufig die Dosierung der Blutdruck senkenden Medikamente verringern und damit auch die arzneimittelbedingten Nebenwirkungen.

Schlaganfall

Die Weltgesundheitsorganisation (WHO) geht davon aus, dass der Schlaganfall weltweit die zweithäufigste Todesursache ist. In Deutschland ist der Schlaganfall der häufigste Grund für eine lebenslange Behinderung. Nicht nur ältere Menschen sind durch diese Krankheit gefährdet. Dennoch beginnt häufig bei älteren Menschen mit einem Schlaganfall ein Leben mit vielen Einschränkungen. Vertraute Gewohnheiten und selbstverständliche Verrichtungen des täglichen Lebens werden mit den Folgen eines Schlaganfalls zu unüberwindbaren Hindernissen. Bluthochdruck, Übergewicht, Rauchen, Alkoholkonsum, Herzerkrankungen und Diabetes sind die Hauptrisikofaktoren, die einen Schlaganfall begünstigen. Durch das Ausschalten von Risikofaktoren lässt sich einem Schlaganfall wirksam vorbeugen.

Eine gesunde Ernährung, viel frisches Obst und Gemüse, Bewegung sowie Verzicht auf Nikotin und Alkohol wirken Bluthochdruck, Übergewicht und einer Arterienverkalkung entgegen und verringern das Risiko, einen Schlaganfall zu erleiden. Ebenso wirkt sich die konsequente Behandlung von Bluthochdruck, Diabetes mellitus und Herzkrankheiten risikomindernd aus.

Krankheitsbild

Ein Schlaganfall ist die Folge einer Durchblutungsstörung mit akutem Sauerstoffmangel im Gehirn, die durch Verschluss einer Arterie oder durch eine Blutung aus einer Arterie in das Gehirn verursacht wird. Ungefähr 85 Prozent aller Schlaganfälle sind darauf zurückzuführen, dass Teile des Gehirns durch eine Arterienverkalkung, eine Thrombose in einer Hirnarterie, eine Embolie oder durch entzündliche Gefäßerkrankungen von der Blutversorgung abgeschnitten werden und dadurch mit Sauerstoff und Nährstoffen unterversorgt sind. Blutungen im Gehirn sind für 10 bis 15 Prozent aller Schlaganfälle verantwortlich. Durch das Platzen von Blutgefäßen kommt es zu Einblutungen in das Gehirn oder an der Gehirnoberfläche, die Druck auf das Gehirn ausüben und dadurch Nervenzellen zerstören.

Je nachdem, wo und wie ausgeprägt die Durchblutungsstörung und die Schädigung der Nervenzellen auftreten, sind die Folgen: Bewusstseinstrübung, Sensibilitätsstörungen (Taubheit oder Kribbeln), Sehstörungen, Gleichgewichtsstörungen, Schluckstörungen, Sprechstörungen, Lähmungen einer Gesichtshälfte, Lähmungen an der Hand, am Arm oder eines Beines, Halbseitenlähmung, Urininkontinenz, Bewusstlosigkeit oder plötzliche Übelkeit und Erbrechen sowie plötzliche heftigste Kopfschmerzen. Treten einzelne oder mehrere dieser Symptome auf, sollte unverzüglich der Arzt oder Notarzt gerufen werden, denn bei einem Schlaganfall kommt es auf jede Minute an. Je schneller mit einer gezielten Behandlung begonnen wird, desto größer sind die Chancen, dauerhaften Schädigungen der Nervenzellen entgegenzuwirken.

Verhalten bei Schlaganfall

Ganz entscheidend ist es, auch kleine Warnsignale frühzeitig zu erkennen und ernst zu nehmen, denn ein Schlaganfall kommt nur scheinbar wie ein Schlag aus heiterem Himmel. Oft werden die ersten Alarmzeichen nicht wahrgenommen. So entwickelt sich ein ausgeprägtes Krankheitsbild mit fatalen Folgen.

Beim Auftreten eines oder mehrerer der oben genannten Symptome ist die Zeit bis zum Eintreffen des Arztes oder Notarztes durch folgende Erste-Hilfe-Maßnahmen zu überbrücken:

- Fenster öffnen, um den Sauerstoffgehalt in der Atemluft zu erhöhen.
- Die Atmung einengende Kleidungsstücke öffnen oder entfernen.
- Falls der betroffene Mensch eine Zahnprothese trägt, ist diese aus dem Mund zu nehmen.

- Auf keinen Fall etwas zu essen oder zu trinken geben, da durch Schluckstörungen Erstickungsgefahr besteht.
- Der Betroffene sollte in der stabilen Seitenlage gelagert werden.

Durch eine frühzeitige Therapie und gezielte Rehabilitation – zu der neben der Krankengymnastik und der Logopädie auch der Gebrauch von Hilfsmitteln gehört – lassen sich häufig gute Behandlungserfolge erzielen.

Bleiben dennoch Lähmungen, die Unfähigkeit sprechen zu können und Gedächtnislücken, fordert dies von dem Kranken und den Angehörigen viel Geduld. Aufmerksam, gefühlvoll und mit den notwendigen Kenntnissen zur Pflege ausgestattet, können Angehörige einen wichtigen Beitrag zur Rehabilitation leisten.

Halbseitengelähmte verlieren zur gelähmten Körperseite die „Beziehung": Hand, Arm, Fuß, Bein und der Kopf gehorchen nicht mehr ihrem Willen, sie spüren an dieser Körperseite weder Wärme, Kälte noch Berührung und versuchen, Einschränkungen durch die nicht gelähmte Körperseite auszugleichen. Dem kann entgegengewirkt werden durch die Raumgestaltung (siehe Seite 26), durch Pflegehandeln (siehe Seite 185 ff.) und durch ein gezieltes Training der gelähmten Körperseite und der Sprache.

Kleine Hilfen mit großer aktivierender Wirkung können sein:
- Die gelähmte Körperseite in Bewegungsabläufe einbeziehen und viele unterschiedliche Fühlerfahrungen ermöglichen.
- Den Kranken so viel wie möglich selbst tun lassen, jedoch Überforderungen vermeiden.
- Aufgaben in einfache Teilaufgaben aufschlüsseln und schrittweise lösen lassen.
- Im Liegen und Sitzen soll der Körper durch das Aufliegen auf einer festen Unterlage Widerstand erfahren.
- Mit dem gelähmten Arm oder Bein natürliche Bewegungen ausführen, wie beugen, strecken oder drehen.
- Das Training der Kopfbeweglichkeit erleichtert die Balancefähigkeit des Körpers.
- Beim Stehen und Gehen die gelähmte Seite stützen, damit das Körpergewicht dorthin verlagert wird und diese Körperseite wieder lernt, sich selbst zu tragen.
- Viel Bewegungserfahrung ist notwendig, bis der Kranke wieder ins „Gleichgewicht" kommt.
- Langsam und in kurzen, verständlichen Sätzen mit ihm sprechen.
- Essen und Trinken nur im aufrechten Sitzen.

Chronische Wunden

Bei den Fortschritten und Möglichkeiten der modernen Medizin sollte eine erfolgreiche Behandlung von Wunden für Ärzte und Pflegende keine besondere Herausforderung mehr sein. Aber die geschätzte Zahl von fünf Millionen Menschen, die an chronischen Wunden leiden, verdeutlichen das Ausmaß der tatsächlichen Probleme bei der Wundbehandlung. Mehr als zwei Millionen Menschen in Deutschland leiden an „offenen Beinen" als Folge von Durchblutungsstörungen. Chronische Wunden sind für die Kranken häufig mit Schmerzen und einem Verlust an Lebensqualität verbunden.

Unsicherheit und geringe Kenntnisse moderner Behandlungsmethoden in der Wundversorgung sind meist die Ursachen des Leidensweges ungezählter, häufig älterer Kranker. Ungenügende Fortbildung der Ärzte, eine unzureichende Zusammenarbeit zwischen Ärzten, Patienten und den Pflegenden und fehlende Akzeptanz moderner Behandlungsmaterialien sind die Hauptprobleme in der Wundbehandlung. Längere Behandlungszeiten zu Lasten der Patienten und vermehrte Kosten für die Krankenversicherung sind die Folge.

Der Kranke hat ein Recht auf eine sichere, sorgfältige und qualifizierte Behandlung. Behandlung und Pflege haben die Würde und Integrität des Patienten zu achten. Diese Grundsätze gelten auch in der Wundbehandlung.

Krankheitsbild

Chronische Wunden sind häufig die Folge anderer Krankheiten wie beispielsweise Herz-Kreislauf-Erkrankungen und Stoffwechselerkrankungen. Besonders gefährdet sind Patienten mit Venenleiden, Diabetes mellitus, Bluthochdruck und Durchblutungsstörungen. Auf unterschiedliche Weise führen diese chronischen Krankheiten zu einer schlechten Durchblutung der Haut. Dadurch fehlen der Haut Nährstoffe und Sauerstoff, gleichzeitig werden schädliche Abbauprodukte des Stoffwechsels nicht schnell genug aus den Zellen abtransportiert. Die Zellen werden somit nicht ausreichend ernährt und zusätzlich durch zurückbleibende Stoffwechselprodukte belastet. Die Haut kann eine solche Doppelgefährdung nicht lange aushalten, ohne Schaden zu nehmen. Sie ist in dieser Notsituation leicht verletzbar und infektionsgefährdet. Wenn auf eine schlechte Versorgungslage der Hautzellen, die meist von den Betroffenen selbst wahrgenommen wird, keine richtige Behandlung erfolgt, ist die Entwicklung eines Geschwürs nur eine Frage der Zeit. Chronische Wunden sind nicht nur oberflächliche Hautdefekte, die mehr oder weniger schmerzhaft sind, sondern für den daran leidenden Menschen häufig eine sehr folgenreiche Erkrankung.

Verhalten bei chronischen Wunden

Chronische Wunden haben unterschiedliche Ursachen und erfordern von daher auch verschiedene Behandlungen der Wundheilungsstörungen. An chronischen Wunden Leidende sind häufig nicht informiert und wenig darauf vorbereitet, die zur Wundheilung notwendigen Versorgungsleistungen zu erbringen. Notwendige Kenntnisse über die Ursachen, über das Krankheitsbild, über den möglichen Krankheitsverlauf und die Behandlungsmethoden sowie über Erfolgsaussichten und Nebenwirkungen der jeweiligen Therapie, sind häufig beim Betroffenen selbst oder den pflegenden Angehörigen nicht vorhanden.

- Informationen über die Krankheit und das Wissen um mögliche Schwierigkeiten bei der häuslichen Versorgung sind wichtige Voraussetzungen bei der Therapie chronischer Wunden.
- Dazu gehört auch eine Aufklärung über mögliche Verhaltensänderungen bei den Verrichtungen des täglichen Lebens, z. B. sich bewegen, sich und seine Haut pflegen, sich kleiden, essen und trinken. Unverzichtbar für eine erfolgreiche Behandlung sind Informationen darüber, welche Symptome auf Komplikationen hinweisen und wie diesen zu begegnen ist.
- Viele Menschen leiden unter schlecht heilenden Wunden im Bereich der Unterschenkel oder Fußknöchel, auch „offenes Bein" genannt. Insbesondere Diabetiker und Herz- und Kreislaufkranke sollen die Haut dieser Körperstellen besonders sorgfältig beobachten.
- Brennen, Veränderungen in der Hautfarbe, geschwollene und glänzende oder feuchte Hautstellen sind Alarmzeichen, die eine ärztliche Behandlung notwendig machen.
- Neben der Behandlung der Grunderkrankung sind gezielte Maßnahmen zur Wundheilung erforderlich. Je nach Stadium der Hautschädigung oder des Geschwürs gehören dazu: Wundreinigung, Stimulation der Zellen, Förderung der Gewebeneubildung und Infektionsbehandlung mit oder ohne Antibiotika.
- Bei gestauten Beinen mit Ödemen ist unbedingt für eine Entstauung zu sorgen. Spazierengehen, Fußgymnastik, Hochlagern der Beine, Kompressionsverbände oder Kompressionsstrümpfe bis hin zu Medikamenten, die zur Entstauung beitragen, sind dann unverzichtbar.

Die Behandlung offener Beinwunden gehört in Hände der Ärztin oder des Arztes.

> **Beachte**
>
> Schmerzen und Krankheitsbeschwerden gehören nicht zwangsläufig zum Älterwerden. Jeder Schmerz hat seine Funktion darin, Warnsignal bei Fehlfunktionen des Körpers zu sein. Werden Ursachen akuter Schmerzen nicht zielgerichtet behandelt, kann dies zu chronischen Leiden führen. Das gleichzeitige Vorhandensein mehrerer Krankheiten und eine verminderte Schmerzwahrnehmung erschweren bei älteren Menschen oft die Suche nach den Schmerzursachen.

Zusammenfassung

- Das Bild vom alten Menschen in der Gesellschaft ist häufig negativ dargestellt und wird abwertend empfunden. Auch alte Menschen haben die Chance, ihre Lebensphase eigenständig, bewusst und aktiv zu gestalten.
- Altern zeigt sich in körperlichen und geistig-seelischen Veränderungen. Wie die Veränderungen vom alten Menschen bewältigt werden, ist wesentlich von der Gestaltungskraft der Persönlichkeit und seiner Umgebung bestimmt.
- Vorbeugen ist besser als heilen. Diese Feststellung gilt auch für die so genannten „Alterskrankheiten". Aber ebenso wichtig ist es, frühe Anzeichen von möglichen Erkrankungen ernst zu nehmen und mit dem Arzt oder der Ärztin darüber zu reden, damit eine Behandlung rechtzeitig erfolgt.
- Besonders im hohen Lebensalter können psychische Veränderungen zu Verwirrtheit, Demenz oder Depression führen. Solche Erkrankungen fordern den Pflegenden ein hohes Maß an Begleitung und Zuwendung ab.
- Zur Entlastung der Angehörigen bei der Pflege von dementen Kranken sind Angebote der Tagespflege, Kurzzeitpflege und häuslichen Pflege durch Sozialstationen unverzichtbar.

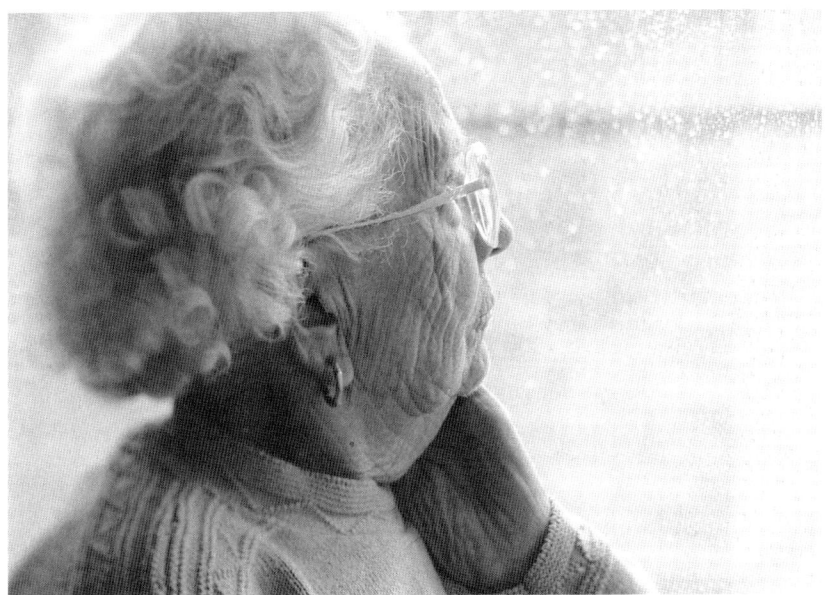

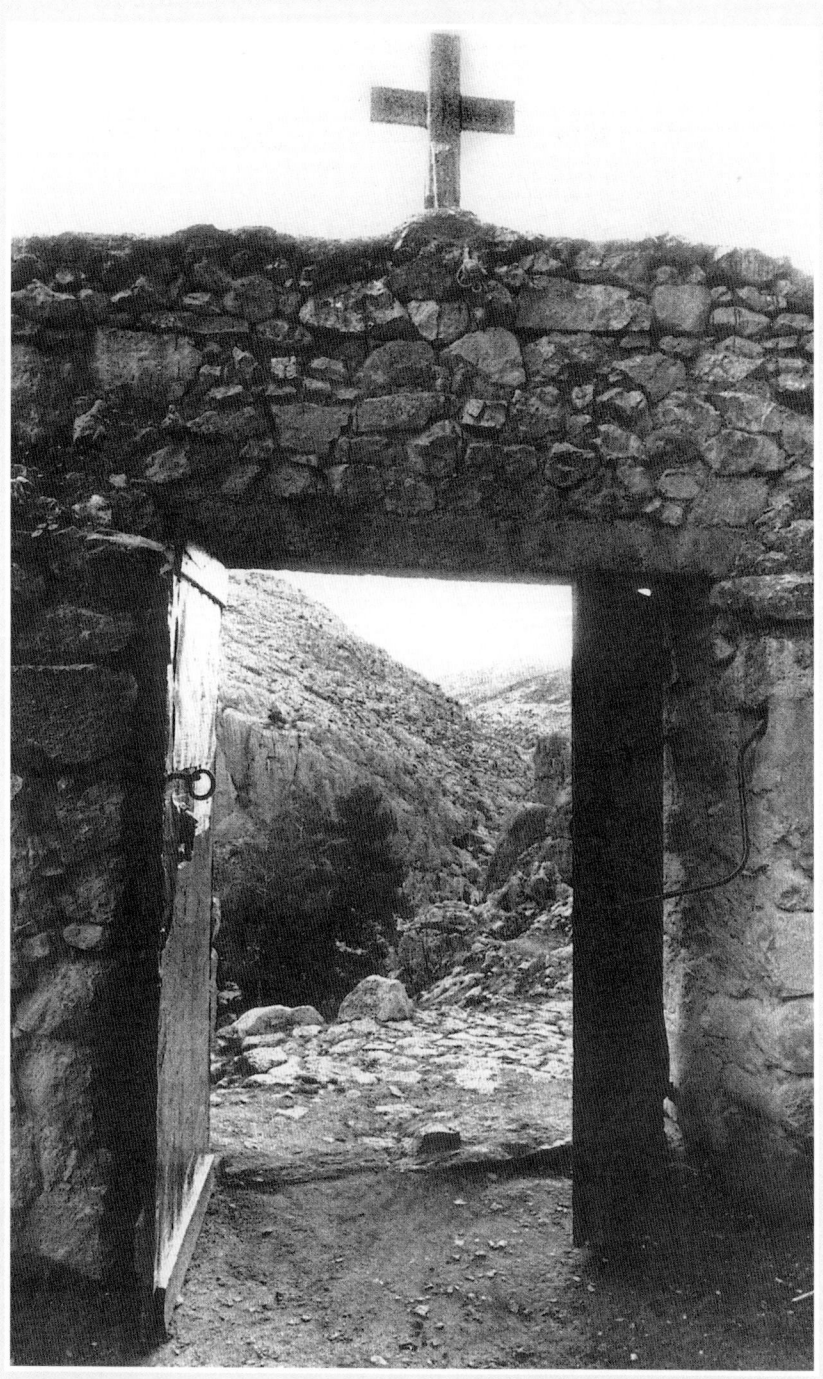

12

Den Sterbenden zu Hause begleiten

Sterben – ein Teil des Lebens

Sterben und Trauern
Sterbebegleitung

Christliches Sterben

Sterben im Glauben
Geborgenheit in der Verlassenheit
Religiöse Hilfen für den Sterbenden
Hospizbewegung

Sterben und Tod

Der nahende Tod
Versorgung des Verstorbenen
Bestattung und Begräbnisfeier

Sterben – ein Teil des Lebens

Zu Hause sterben können – dieser fast vergessene Wunsch wird heute aus vielerlei Gründen wieder wach. Einerseits steigt die Lebenserwartung der Menschen unserer Gesellschaft stetig, andererseits ist die Krankheitsanfälligkeit in fortgeschrittenem Alter höher geworden. Die Behandlungsmöglichkeiten haben sich im ambulanten Bereich stark erweitert. Durch die Verkürzung des Krankenhausaufenthalts wird der Kranke nicht selten frühzeitig in einer gesundheitlich labilen Verfassung entlassen. Dem Wunsch vieler Langzeitkranker, den letzten Abschnitt ihres Lebens daheim zu verbringen, kann durch vielfältige unterschiedliche Angebote entsprochen werden.

In unserer mobilen Gesellschaft „wird überall gestorben": auf der Straße, am Arbeitsplatz, in der Klinik, in einem Hospiz, zu Hause ... Jeder dieser Sterbeorte hat seine eigene Atmosphäre. Sie reicht vom anonymen, unpersönlichen Sterben bis hin zum Sterben in Würde und in menschlicher Begleitung. Das Sterben ist auch eingebettet in Kulturräume sowie religiöse und weltanschauliche Gemeinschaften. Nicht zuletzt wird es auch durch die jeweilige Situation beeinflusst: plötzliches Sterben, Sterben in einem überschaubaren Zeitraum von mehreren Tagen oder Sterben als langjähriges Siechtum.

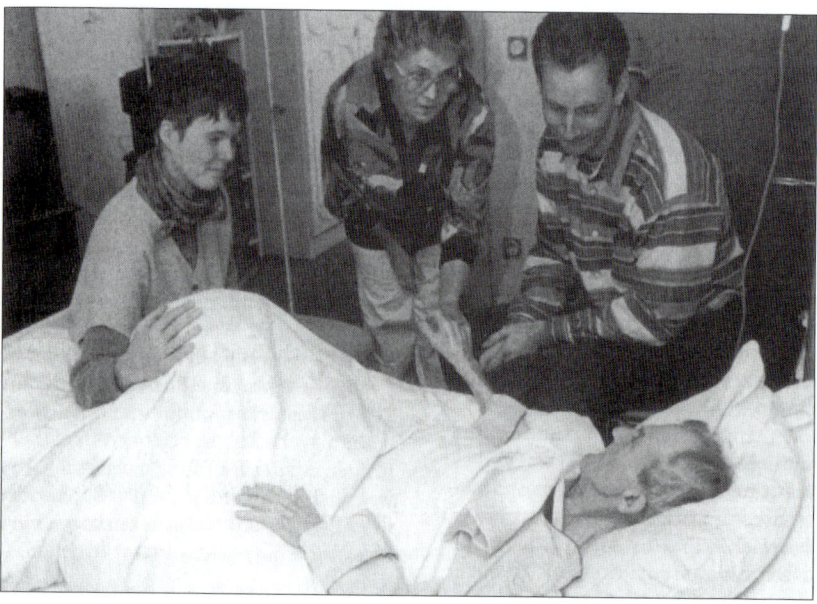

Abschied nehmen

Auf die Frage „Wie wünschen Sie sich Ihr Sterben?" antworteten viele Befragte: schnell und ohne Schmerz, ohne Angst, Kampf und Qual, umgeben von Menschen, die mir nahe stehen, in Frieden, in der Hoffnung nach einem Weiterleben. Zunehmend hinterfragen die Menschen, ob die Ausschöpfung aller Möglichkeiten der Medizin in jeder Situation der Lebensqualität dient oder ob dadurch der Sterbeprozess „künstlich" verlängert wird.

Sterben und Trauern

Sterben ist ein sehr persönliches Ereignis: Jeder Mensch muss seinen eigenen Weg zu seinem Tode gehen. Für den Sterbenden ist es eine bedeutsame Hilfe, wenn er auf diesem Weg von einem Menschen begleitet wird, der bereit ist, ihm beizustehen und mit ihm zu trauern. Das heißt, dem anderen in einer Weise nahe zu sein, die ihn befähigt, die ihm verbliebenen Lebensmöglichkeiten so weit wie möglich persönlich zu gestalten und sein eigenes Sterben zu leben. Der Sterbende hat mit den Angehörigen die Chance, diesen letzten Abschnitt seines Lebens gemeinsam zu gehen und zu trauern. In ihrer Trauer werden verschiedene Gefühle miteinander erlebt. Trauern ist Ausdruck dafür, dass beide etwas zu verlieren haben: der Sterbende die ihm nahe stehenden Menschen und seine vertraute „Welt"; die Angehörigen den geliebten Menschen und dessen „Welt". Der Sterbende erlebt den Verlust seines Lebens, die ihn begleitenden Menschen erfahren die Begrenztheit ihres eigenen Lebens.

Weil Menschen sich aufeinander einlassen und einander am Leben und Sterben teilnehmen lassen, kann dieses Abschiednehmen ein nicht beschreibbarer Verlust, gleichzeitig aber auch ein Gewinn sein. Dies wird dann möglich, wenn der begleitende Angehörige die Bedürfnisse und Beschwerden, die Gefühle und Gedanken, die Gesten und Signale des Sterbenden wahrnimmt und auf sie angemessen „antwortet".

Sterben und Trauer waren besonders in den letzten Jahrzehnten Themen wissenschaftlicher Forschung und öffentlicher Diskussion. Die Ärztin und Psychologin Elisabeth Kübler-Ross hat in den sechziger Jahren die Gefühlsäußerungen von unheilbaren Krebskranken im Laufe ihres weiteren Lebens beobachtet und in bestimmten Phasen beschrieben. Die Psychologin Verena Kast hat ähnliche Phasen bei der Beschreibung des Trauerprozesses herausgearbeitet:

Phasen des Sterbens und der Trauer

Phasen des Sterbens (E. Kübler-Ross)	Phasen der Trauer (V. Kast)
Nicht-Wahrhaben-Wollen	Nicht-Wahrhaben-Wollen
Emotionen und Auflehnung	Aufbrechende chaotische Emotionen: Wut, Schuldgefühle
Verhandeln um das Überleben	Suchen – finden – sich trennen: mit dem Verlust leben lernen
Depression, Hoffnung Annahme und Abschied	Bewusst Abschied nehmen

Im folgenden Text soll der Trauer- und Sterbeprozess bei Sterbenden und ihren Angehörigen in den jeweiligen Entsprechungen dargestellt werden.

Nicht-Wahrhaben-Wollen

Wenn ein Todkranker die Diagnose mitgeteilt bekommt oder die Wahrheit über sein Befinden schrittweise selber entdeckt, durchlebt er eine Phase des Schocks, die vom Nicht-Wahrhaben-Wollen gekennzeichnet ist. Er reagiert aus der Illusion von Gesundheit und Wohlbefinden: „Der Arzt muss sich geirrt haben. Nein, mit mir kann dies nichts zu tun haben! Ich doch nicht, das ist ja gar nicht möglich". Diese Reaktion hilft ihm, den Schock zu verarbeiten und sich allmählich auf das bevorstehende Ende einzustellen.

In einem späteren Stadium wird das Nicht-Wahrhaben-Wollen manchmal durch eine Isolierung der Gefühle ersetzt. Dann spricht der Sterbende über seine Gesundheit und seine Krankheit, seinen Tod und seine Unsterblichkeit, als ob er gefühlsmäßig damit nichts zu tun hätte.

Wie den Sterbenden, so trifft auch seine Angehörigen der Schock. Sie entdecken, wie leer ihre Worte sind, wie unrealistisch ihre Erwartungen wirken und wie sie selber dazu neigen, die Augen vor dem Sterben zu verschließen. Sie werden in dasselbe Nicht-Wahrhaben-Wollen verstrickt und geben dem Bedürfnis nach, sich nicht auf die Wirklichkeit einzustellen. Oft halten sie auch dann noch an einer Leugnung der Realität fest, wenn der Sterbende sich bereits darauf eingerichtet hat. Sterbende gehen gelegentlich auf dieses Verhalten ihrer Begleiter ein und geben in ihrer Gegenwart vor, die Wirklichkeit nicht anzuerkennen, obwohl sie bereits begonnen haben, sich mit ihr bewusst auseinander zu setzen. Manche

Menschen bewältigen ihre erste Begegnung mit einem Sterbenden nur, indem sie dessen bevorstehenden Tod verleugnen. Ebenso entstehen möglicherweise beim pflegenden Angehörigen Gefühle von Zorn und Wut darüber, dass der andere ihn zurücklässt. Auch können Schuldgefühle ausbrechen, durch die den Angehörigen bewusst wird, was sie alles in der Beziehung zu dem Sterbenden versäumt haben.

Diese Erfahrungen zeigen, wie wichtig es ist, dass die Begleiter sich mit dem eigenen Tod und Sterben auseinander setzen, wenn sie Sterbenden beistehen wollen.

Aufbrechende Emotionen

Dem nicht Nicht-Wahrhaben-Wollen folgt eine Phase der Emotionen. Der Sterbende wird von einer Flut von Gefühlen überwältigt. Er bricht in Wut und Ärger aus: „Warum muss das gerade mir passieren?" Der Zorn kann sich gegen den nächsten Angehörigen, den Arzt, die Schwester, den Pfarrer oder gegen Gott richten. Wut und Zorn entzünden sich oft an kleinen Anlässen und sind meist gar nicht persönlich gemeint. Oft kann der Sterbende seine Emotionen jedoch nicht ausdrücken, da er durch äußere und innere „Schutzmechanismen" daran gehindert wird; z.B. wollen Begleiter keine negativen Gefühle zulassen, da sie den freundlichen und beherrschten Kranken vorziehen. Umgekehrt haben viele Sterbende selbst innere Barrieren aufgebaut, ihre negativen Gefühle auszudrücken. Sie „erlauben" sich nicht, ihren Ärger und Zorn zu äußern.

In dieser Phase haben es diejenigen Begleiter besonders schwer, welche die Zornesausbrüche des Sterbenden persönlich nehmen. Wenn sie die Frage „Warum muss mir das widerfahren?" nicht als Ausdruck von Angst und Qual verstehen, werden sie nach einer einleuchtenden Antwort suchen, die sie gar nicht geben können. An die Stelle einfühlsamen Zuhörens treten dann viele Worte, die den Sterbenden vielleicht in seiner Not nicht erreichen und ihn womöglich daran hindern, seine Gefühle auszudrücken. Wenn der Begleiter sich aber zu sehr in die Gefühle des Sterbenden hineinversetzt, sodass er kaum noch Distanz halten kann, wird er den Gefühlsstrom des Kranken nur noch verstärken. In dieser Phase brauchen die Sterbenden solche Begleiter, die bereit sind, ihnen zuzuhören und manchmal auch ihren unbegründeten Zorn hinzunehmen. Die Begleiter wissen, dass es den Sterbenden hilft, wenn sie ihren Ärger nicht hinunterschlucken müssen. Angehörige, die ihre eigenen Gefühle und die der Kranken verstehen, können ihnen wirklich helfen.

333

Verhandeln um das Überleben

Eine weitere Phase kann als Verhandeln beschrieben werden. So wie sich ein Kind der Ablehnung einer Bitte zuerst mit wütendem Protest widersetzt und sie später mit geschicktem Manöver zu umgehen versucht, so können Sterbende mit Gott um einen Aufschub feilschen. Oft bieten sie als Preis die Einrichtung einer Stiftung, eine Wallfahrt oder ein Versprechen an. Auf jeden Fall ist solches Feilschen sehr menschlich und normal.

Wie für den Sterbenden die Phase des Verhandelns ergebnislos enden kann, so entdeckt auch mancher Begleiter sein eigenes Versagen. Er findet seine Antworten nicht nur für den Sterbenden, sondern auch für sich selber als unangemessen. Wenn er sich als Angehöriger an dem Verhandeln des Sterbenden beteiligt, gerät er in Gefahr, die Illusionen des Kranken zu verstärken.

Depression, Hoffnung

Das Fortschreiten der Krankheit zeigt dem Sterbenden, in welcher Lage er sich befindet. Er kann auf diese Erkenntnis mit realistischer Hoffnung oder Verzweiflung reagieren. Hoffnung bezieht sich nicht auf Besserung oder Genesung, sondern auf das Sterben und auf das Leben nach dem Tode. Es geht dann um Fragen wie den Verzicht auf Lebensverlängerung um jeden Preis, die Aussicht auf Schmerzfreiheit oder die Möglichkeiten, einen anderen Menschen im Sterben bei sich zu haben. Wenn der Sterbende sein vergebliches Verhandeln als Kapitulation erlebt, bleibt ihm kaum eine andere Reaktion als die Verzweiflung, die sich mit Symptomen der Depression zeigen kann. Die Depression erscheint in zwei Formen: Die erste Art sind Reaktionen auf die Unheilbarkeit seiner Krankheit, die Unmöglichkeit, begangene Fehler wieder gutzumachen, und die Hilflosigkeit, etwa seinen familiären oder anderen Verpflichtungen nicht mehr nachkommen zu können. Dabei hat der Sterbende vieles mitzuteilen, zu besprechen und zu klären. Die andere Art der Depression entsteht durch den drohenden Verlust des Lebens und der geliebten Menschen. Sie dient der Vorbereitung auf die endgültige Annahme des Todes. Sie verläuft meistens sehr still. In dieser Phase muss sich auch der Begleiter mit eigenen Ängsten und Befürchtungen auseinander setzen, da der Sterbende von sich aus menschliche Begleitung sucht und nicht allein gelassen werden will. Der Angehörige kann helfen, familiäre Probleme zu lösen sowie wirtschaftliche und finanzielle Angelegenheiten testamentarisch zu regeln. Der Angehörige muss sich in dieser Zeit auch auf

Fragen nach dem Sinn des Lebens und auf religiöse Bedürfnisse einstellen. Nicht zuletzt sollte der Pflegende erspüren, ob und in welcher Art der Sterbende seiner Beziehung zu Gott Ausdruck geben möchte, z. B. im Gebet, in der Kommunion bzw. im Abendmahl.

Annahme und Abschied

In dieser Phase ist der Sterbende meist müde und schwach. Wenn er seine Gefühle aussprechen konnte und seine Trauer verarbeitet hat, wächst das Bedürfnis nach Ruhe und Schlaf. Der Sterbende hat ein gewisses Maß an Frieden und Gleichmut erreicht, und sein Interesse ist auf sich und seine nächste Umgebung gerichtet. Die Einsicht seines Endes verbindet sich mit der Bereitschaft, seinen Tod anzunehmen.

Abschied nehmen muss nicht nur der Sterbende, sondern auch der Angehörige. Seine Aufgabe ist es, dieses Sterben anzunehmen, bewusst Abschied zu nehmen, mit dem Verlust leben zu lernen und „in sein Leben zurückzufinden".

Beachte

Sterben und Trauer laufen nicht immer in der beschriebenen Reihenfolge ab. Einzelne Phasen können mehrfach, andere gar nicht durchlebt werden. Die Beschreibung dieser Phasen will vielmehr Orientierungshilfe sein, um die eigenen Gefühle und die Gefühle des Sterbenden besser verstehen zu können.

Sterbebegleitung

Für viele gehört es zu den schwersten Aufgaben, einem Menschen zu helfen, der vor dem Tode steht. Man sollte versuchen, dem Todkranken das Sterben durch behutsame und sorgfältige Pflege zu erleichtern und ihm menschlich beizustehen. Es gibt kein Rezept, wie man den Sterbenden begleiten kann. Wichtig ist vor allem, dass man ihn nicht alleine lässt, die eigene Unbeholfenheit und Angst überwindet und bei ihm bleibt, sofern er es wünscht. Wenn es gelingt, eine positive Einstellung zum Sterben eines Menschen zu gewinnen, so kann die Anwesenheit von Angehörigen eine entscheidende Hilfe für den Sterbenden bedeuten und manchmal auch für die Angehörigen selbst.

Wahrheit am Krankenbett

Mit den Fragen nach der Wahrheit sucht der Kranke nach Antworten, wie es um ihn steht und wie es mit ihm weitergeht. Um seine Ängste und Befürchtungen zur Sprache zu bringen, ist er auf Menschen angewiesen, die diese mittragen und ertragen wollen. Die in das Sterbegeschehen eingebundenen Angehörigen sind ebenso mit diesen Fragen konfrontiert und haben wie der Sterbende den Beistand von Krankenschwestern, Ärzten und Seelsorgern nötig.

Beispiel

Ein Pfarrer besuchte einen Schwerkranken im Krankenhaus. Dabei kam es zu folgendem Gespräch: „Herr Pfarrer, ich weiß, dass ich sehr krank bin, aber ich muss wissen, wie krank. Ich bekomme hier von keinem eine ehrliche Antwort. Wenn ich sterben muss, will ich das wissen. Dieses Schattenboxen ist etwas Furchtbares. Sie werden mich nicht anlügen, Herr Pfarrer."

Der Pfarrer antwortete: „Ja, Sie sind sehr krank. Ich weiß, wie wichtig die Antwort für Sie ist. Ich werde mit dem behandelnden Arzt darüber sprechen."

Der Pfarrer berichtete dem Arzt von seinem Gespräch mit dem Kranken. Der Arzt stellte nachdenklich fest: „Es ist wohl besser, wenn wir gemeinsam mit dem Patienten sprechen."

Am Bett des Kranken bezog der Arzt sich offen auf das Gespräch mit dem Pfarrer und die Fragen, die der Kranke gestellt hatte. Dann sagte er: „Ich habe mit Ihnen nicht ausführlich über Ihre Aussichten gesprochen, weil es bei Ihrer Krankheit verschiedene Dinge gibt, die mir rätselhaft sind. Sie haben eine hartnäckige Nierenentzündung, die bisher auf keines der üblichen Medikamente angesprochen hat. Ihr Blutbild ist trotzdem in Ordnung, Ihr Herz wird mit der zusätzlichen Belastung gut fertig. Es können aber immer unvorhergesehene Dinge geschehen, die sich in der einen oder anderen Richtung auswirken. Wir behandeln diese Infektion so gut wie möglich. Ich habe Ihnen jetzt alles gesagt, was ich weiß. Ich werde Sie informieren, sobald ich weitere Veränderungen Ihres Körperzustandes feststelle. Fragen Sie mich und ich werde Ihnen ehrlich antworten." Nachdem der Arzt gegangen war, sagte der Kranke zum Pfarrer: „Was für eine Erleichterung ist es doch zu wissen, wie die Dinge stehen. Es ist furchtbar, wenn man das nicht weiß und einfach daliegt und sich die ganze Zeit Gedanken macht. Man hat doch ein Recht zu wissen, was mit einem los ist." Das Befinden des Kranken besserte sich. Die Redlichkeit im Gespräch hatte ihm Ängste genommen.

Der Gesprächsablauf zeigt die Aufrichtigkeit der Beteiligten im Umgang mit der Wahrheit, die den Kranken entlastet, obwohl seine eingangs gestellten Fragen offen bleiben. Andererseits ist zu bedenken, dass eine harte Aussage über den tatsächlichen Zustand des Kranken zu einem Zusammenbruch seines Lebenswillens führen könnte.

Beispiel

In seinem Roman „Der Tod des Ivan Iljitsch" beschreibt Leo Tolstoi die trügerische Hoffnung auf folgende Weise: „Die Hauptqual für Ivan Iljitsch war die Lüge ... dass man nicht eingestehen wollte, was alle wussten und was auch er wusste, dass man ihn über seine entsetzliche Lage mit Lügen hinwegtäuschen wollte und ihn selbst zwang, diese Lüge mitzumachen ... Und so am Rande des Abgrundes musste er allein leben, ohne einen Menschen zu haben, der ihn verstanden und bedauert hätte."

Die Wahrheit am Krankenbett hat viele Gesichter: Sie erschöpft sich nicht in der Mitteilung der Diagnose und Prognose der Krankheit, sondern schließt einen Austausch über existentielle Fragen ein. Unter diesen Umständen darf die Wahrheit nicht jeden Hoffnungsstrahl gänzlich auslöschen. Wahrheit und Hoffnung schließen einander nicht aus.

Begleitende Pflege

Pflegemaßnahmen

Sterbende wollen sich auch an Entscheidungen beteiligen und eigene Fähigkeiten zur Bewältigung ihrer Situation einsetzen. Dazu erwarten sie von ihrem Umfeld solidarische Mitverantwortung. Diese zeigt sich in einer intensiven Pflege und Betreuung, die den Sterbenden sowie seine Angehörigen in ihren Bedürfnissen und Erwartungen ernst nimmt. Der Tagesrhythmus sollte nach Möglichkeit eingehalten werden. Der Kranke darf nicht das Gefühl haben, bereits „abgeschrieben" zu sein. Andererseits darf ihm kein starrer Tagesablauf zugemutet werden.

Für den Sterbenden hat die Raumtemperatur eine besondere Bedeutung, da sein geschwächter Körper sich nicht mehr ausreichend der Umgebungstemperatur angleichen kann. Bei bewusstlosen Sterbenden sollte die Raumtemperatur über der sonst üblichen Temperatur liegen. Bei hoch fiebernden Sterbenden ist die Raumtemperatur abzusenken.

Bei der Körperpflege muss jede Bewegung besonders behutsam durchgeführt werden.

Wenn der Sterbende kaum Nahrung und Flüssigkeit aufnehmen kann und überwiegend durch den Mund atmet, muss die Mundhöhle vor Austrocknung geschützt werden. Bei Borken- und Schleimbildung werden die Schleimhäute regelmäßig angefeuchtet. Zusätzlich sind die Lippen mit einem Lippenfettstift zu pflegen. Bei bewusstlosen Sterbenden entfernt man am besten die Zahnprothese. Die Nase ist frei und sauber zu halten, gegebenenfalls können die Schleimhäute mit Nasensalbe gepflegt werden. Die Augen sollen vor Austrocknung geschützt werden, da durch fehlenden Lidschlag die Augäpfel nicht mehr genügend befeuchtet sind. Mit dem Zeigefinger zieht man das Augenlid herunter und träufelt mit einer Pipette Augentropfen auf die Augenschleimhaut.

Linderung von Schmerzen

Schmerzen beeinträchtigen bei Sterbenden oft sehr stark das subjektive Befinden. Sie beeinflussen Schlaf, Nahrungsaufnahme, Beweglichkeit und die Möglichkeit zu sprechen. Der Sterbende sollte so wenig wie möglich unter Schmerzen leiden müssen, auch wenn sie manchmal nicht gänzlich aufgehoben werden können.

Es gibt heutzutage viele Möglichkeiten, Schmerzen wirkungsvoll zu bekämpfen. Trotzdem verbinden viele Menschen mit Krankheit und Sterben Angst vor starken oder unerträglichen Schmerzen. Viel Unsicherheit herrscht nach wie vor gegenüber Medikamenten vom Morphintyp. Kranke wie Ärzte befürchten Abhängigkeit oder ein „Nicht mehr richtig bei sich sein". Schmerzmedikamente vom Morphintyp sind seit Jahren die am besten wirksamen Schmerzmittel. Der Arzt kann durch die Anwendung einer gezielten Schmerztherapie die Schmerzen weitgehend lindern. Spezielle Beratungsdienste geben auch am Telefon Auskunft über allgemeine und individuelle Möglichkeiten in der Schmerztherapie. Eine solche Beratung bietet auch der Informationsdienst Krebsschmerz in Heidelberg unter der Telefonnummer 0 62 21/42 20 00 an.

Psychische Begleitung

Seelische Not kann manchmal schlimmer sein als körperlicher Schmerz. Zur Sterbebegleitung gehört es deshalb auch, seelische Not so gut wie möglich zu lindern, indem man durch besondere Zuwendung dem Sterbenden nahe ist. Es ist zu beachten, dass der Sterbende auch bei scheinbarer Teilnahmslosigkeit noch hören und fühlen kann. Deshalb soll man beruhigend mit ihm sprechen, aber in seiner Gegenwart nicht flüstern. Durch Berührungen und durch Gesten der Zuwendung sollten Angehörige ihn fühlen lassen, dass sie bei ihm sind. Für den Sterbenden kann es auch hilfreich sein, ihm vertraute Musik, Gedichte, Texte und Gebete anzubieten. In diesem Zusammenhang ist auch an einen Seelsorger zu denken, der auf Wunsch des Sterbenden mit ihm spricht, betet und ihm Sakramente spendet.

Lagerung

Bei Sterbenden besteht besondere Gefahr, dass Druckgeschwüre entstehen und sich eine Lungenentzündung ausbildet. Um Druckstellen zu

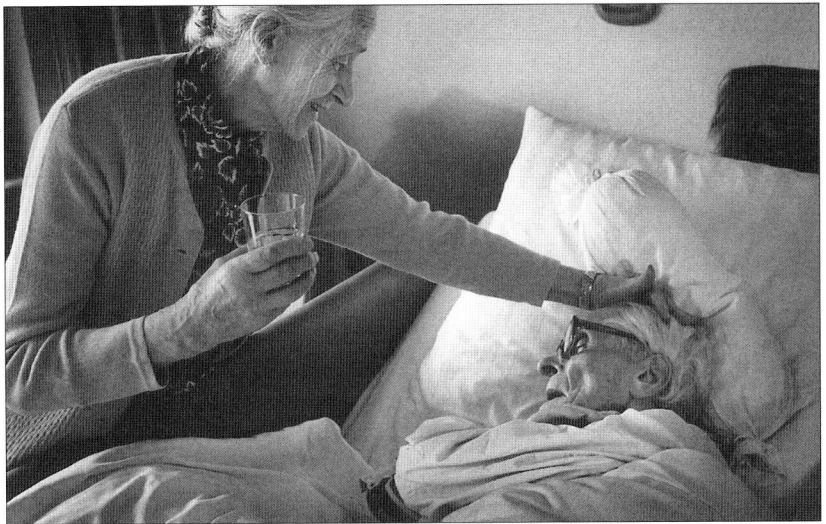

Sterben in Geborgenheit

vermeiden, ist eine „Superweichlagerung" oft hilfreich. Die 30°-Schräg-lagerung bringt Entlastung. Bei Atemnot führt die Hochlagerung des Oberkörpers zur Erleichterung der Atmung (siehe Seite 181).

Ernährung

Der Appetit bei Sterbenden nimmt stark ab oder ist kaum noch vorhanden. Die Appetitlosigkeit ist besonders von den pflegenden Angehörigen schwer zu ertragen. Die Wünsche des Sterbenden sind aber maßgebend für die Ernährung. Niemals darf ein Sterbender zum Essen oder Trinken gezwungen werden. Auch außerhalb der gewohnten Essenszeiten sind die vom Sterbenden gewünschten Speisen und Getränke anzubieten und zu reichen.

Wenn der Kranke nicht mehr trinken kann, wird die Flüssigkeit mit einem Teelöffel gereicht. Kann der Kranke nicht mehr schlucken, dann sollten seine Zunge und Lippen benetzt werden; bei Fiebernden können gefrorene Flüssigkeiten, z. B. Tee, Wein vermischt mit Wasser, in kleinen Eissplittern zur Erfrischung auf die Zunge gelegt werden.

Schlaf

Schlaf bedeutet Erholung. Soweit der Schlaf-Wach-Rhythmus gestört ist, sollten dem Sterbenden angemessene Phasen des Schlafens und Ruhens zugestanden werden. Manchmal sind auch nur wenige Minuten Schlaf erholsam.

Christliches Sterben

Sterben im Glauben

Auch nicht ausgesprochen religiöse Menschen haben in ihrem Sterben religiöse und spirituelle Bedürfnisse. Angehörige sollten diesen Themen nicht ausweichen, sondern sie als Chance zur Bewältigung der Lebenskrisen nutzen. In den Heilszeichen der Kirchen (Sakramente) können der Sterbende und seine Angehörigen Stärkung und Trost erfahren. Darin äußert sich auch der Auftrag der christlichen Kirchen, Heil zu spenden und den Menschen in ihren Anfechtungen und Krisen nahe zu sein. Ein frühzeitiger Kontakt mit dem Seelsorger ist oft hilfreich.

Wie der Mensch ein Recht auf Lebenshilfe hat, so hat er auch ein Recht auf Sterbebegleitung. Beide Hilfen sind eigentlich identisch, zumindest in der Motivation und in der Zielsetzung. Lebenshilfe und Sterbebegleitung wollen den Menschen zu seiner ganz persönlichen Vollendung führen. Der Angehörige soll mit dem Sterbenden auch die letzte mühsame Strecke seines Lebensweges gemeinsam gehen. Deshalb bevorzugt man heute mehr den Begriff „Sterbebegleitung" oder auch „Sterbebeistand" und grenzt sich dadurch bewusst von der „aktiven Sterbehilfe" (Euthanasie) ab.

Das Sterben hat seine eigene Würde. Niemand darf den Menschen ausgerechnet in dieser Situation zum Gegenstand des psychischen Experimentierens und des medizinischen Manipulierens machen. Der Natur ihren Lauf zu lassen, ist dann erlaubt und sittlich geboten, wenn Hilfsmaßnahmen zur Erhaltung des Lebens nach menschlichem Ermessen sinnlos geworden sind. Das schließt aber das bewusste Herbeiführen des Todes (Euthanasie) aus.

Jeder Mensch hat ein Recht auf sein eigenes Sterben. Es wäre kein angemessenes Verhalten, wollte man durch unkluge, lieblose oder gar fanatische Zudringlichkeit dem Sterbenden ein Modell eines bestimmten Sterbens aufnötigen, z. B. bestimmte Riten und Gesten, Sakramente und Gebete. Es gibt viele Wege zur menschlichen Vollendung. Christen wenden sich dem Sterbenden zu und gehen mit ihm bis zum Ende. Das allein entspricht dem Glauben an das Handeln Gottes in jedem Menschenleben.

Dem Recht auf Hilfe im Leben und im Sterben entspricht die Pflicht, eine dem Sterbenden angemessene Hilfe zu leisten. Diesem Bedürfnis ist von jedem und für jeden nachzukommen.

Sterben kann eine Situation schwerster Zweifel und Krisen sein, vom Zweifel an Gottes Güte bis zum Abfall vom Glauben. Ungeborgenheit auf allen Ebenen des Lebens und Fragen nach dem Sinn entstehen dann. Es wäre ein unangemessenes Verhalten, wollte man fertige Lösungen zur Hand haben. Es ist besser, gemeinsam mit dem Sterbenden nach Antworten zu suchen. Stirbt ein besonders nahe stehender Mensch, so steht man oft selbst vor größeren inneren Auseinandersetzungen als der Sterbende. Nicht selten erfährt man, dass einem die Hilfe vom Sterbenden entgegenkommt.

Man spricht von der Ohnmacht der Information. Viele „Begleiter" wollen dem Sterbenden bis zum Ende die Illusion erhalten, es stehe um ihn nicht schlimm. Angehörige, Pfleger, Freunde, oft auch Seelsorger umgeben den Sterbenden mit einer erstaunlichen Solidarität der Lüge, betrügen ihn eventuell um seine letzte Entscheidung und stoßen ihn dadurch in Ungewissheit und Einsamkeit. Ob man die Wahrheit sagt, wann und wie man sie sagt, wer sie mitteilt, ist individuell verschieden. Im Allgemeinen beruhigt das Wissen um die Wahrheit den Sterbenden.

Auf die Atmosphäre der Wohnung, besonders des Zimmers des Sterbenden, ist zu achten. Man hat das zu tun, was dem Sterbenden hilft, ihn erleichtert, ihm gemäß ist. Manche wollen allein sein, andere wünschen die ständige Gegenwart von Familie, Verwandtschaft und Freunden. Manche wollen, dass bei ihnen gebetet wird, andere fühlen sich durch jedes laute Wort belästigt.

Die Sorge um die Angehörigen und Freunde gehört ebenfalls zur Sterbebegleitung. Man spricht von „Trauerarbeit", von dem gemeinsamen Durchleben des Abschieds.

Ermutigung kann auch durch die würdevoll gestaltete Trauerfeier sowie durch die Gemeinde in ihrer Sorge um die Trauernden bei Gottesdienst, Begräbnis und Besuchen ausgehen.

Beachte

Aktive Sterbehilfe , auch „Tötung auf Verlangen" genannt, ist die gezielte Tötung eines Menschen, z. B. durch die Verabreichung einer den Tod herbeiführenden Injektion oder Infusion.
Aktive Sterbehilfe ist nach geltenden Gesetzen rechtlich und nach Auffassung der Kirchen auch moralisch unzulässig.

Geborgenheit in der Verlassenheit

Im Sterben zeigt sich besonders deutlich, wie sehr Menschen auf die liebende Zuwendung durch andere angewiesen sind. Sterbende sehnen sich nach Geborgenheit. Das Sterben ist schwer, weil es das Ende der Bindungen an andere Menschen bringt. Im Sterben löst sich der Mensch von den Menschen, die ihm verbunden waren. Er verliert seinen Nächsten und sich selber. Oft besteht die größte Hilfe darin, ihm das Gefühl zu geben, in der Liebe verbunden zu bleiben, auch wenn ihn das Sterben an den Rand der Verlassenheit drängt. Hilfe besteht auch darin, ihm die Solidarität nicht zu versagen, auch wenn sie am Ende nicht mehr in Worten Ausdruck findet, sondern nur noch in dem Da-Sein. Liebe und Zuwendung kommen zum Ausdruck, wenn auf Fragen nach dem Sinn, nach Leid und Tod gemeinsam eine Antwort gesucht wird.

Es ist gefährlich, alle Rätsel, die der Tod aufgibt, lösen zu wollen oder mehr über ihn zu sagen, als man eigentlich vermag. Die Bibel redet dort am eindringlichsten vom Tod, wo sie auf den Todesschrei Jesu hinweist, der ohne Antwort geblieben zu sein scheint. Das Sterben Jesu ist deshalb die glaubwürdigste Antwort auf die Frage nach Tod und Sterben, weil es das Rätsel des Todes nicht zu lösen vorgibt und weil es sich schnelle Antworten versagt. Jesus hat sich in seinem Sterben nicht zu denen begeben, die durch Worte der Liebe und Zeichen der Gemeinschaft begleitet werden, sondern zu denen, die in ihrem Sterben keinen Sinn sehen konnten. In der Verlassenheit seines Sterbens hat er sich der Liebe Gottes anvertraut: „Mein Gott, warum hast du mich verlassen?" Dieser Gott hat ihn nicht verlassen.

Über das eigene Sterben erfährt man nicht mehr, als der Christ vom Leben und Sterben Jesu weiß. Jesus ist den Kreuzestod gestorben, weil Gott ihn dorthin geführt hat. Mit Gott wusste er sich auch dann noch eins, als dieser zu schweigen schien. Durch ihn ist die harte Wirklichkeit des Sterbens nicht verschleiert, aber erträglich geworden, weil man im Sterben an der Verlassenheit Jesu teilhat. Dann ist man nicht sich selbst überlassen, sondern gewinnt in der Hoffnung und Zuversicht auf die eigene Auferstehung Geborgenheit in Gott.

● Aufgabe

Lesen Sie den Bibeltext (Genesis 32, 25–30) und die Gedanken von Th. Glaser zur biblischen Geschichte des Ringens Jakobs mit Gott.

Bedenken Sie, wie Menschen, die sich Gott nahe fühlen, in Grenzsituationen gegen Gott aufbegehren, mit ihm „ringen" und gerade dadurch die Gewissheit erfahren, dass Gott mit ihnen ist.

Der Kampf mit Gott

„Jakob blieb allein zurück. Da rang einer mit ihm bis zum Anbruch der Morgenröte. Als dieser sah, dass er ihn nicht überwinden könne, berührte er ihn an der Hüftpfanne, sodass die Hüftpfanne Jakobs ausgerenkt wurde, während er mit ihm rang. Darauf sprach er: 'Laß mich los, denn die Morgenröte bricht an!' Er aber sagte: 'Ich lasse dich nicht, bis du mich gesegnet hast.' Der sprach zu ihm: 'Wie heißt du?' Er antwortete: 'Jakob.' Da sagte jener: 'Du sollst nicht mehr Jakob heißen, sondern Israel; denn du hast dich Gott gegenüber als stark erwiesen, und über Menschen wirst du siegen.' Da fragte Jakob und sprach: 'Tu mir doch deinen Namen kund!' Er aber antwortete: 'Warum fragst du mich nach meinem Namen?' Und er segnete ihn dort." (Gen. 32, 25–30)

In dieser geheimnisvollen Erzählung handelt es sich um einen leibhaftigen Ringkampf mit Gott, worin Jakob zunächst der Überlegene zu sein scheint. Als er den übernatürlichen Charakter seines Gegners erkannt hat, erzwingt er dessen Segen. Der Text vermeidet aber den Namen Gottes, und der unbekannte Angreifer weigert sich, seinen Namen zu nennen.

Meditations-Gedanken

An einem Grenzfluss ringt Jakob mit einem unbekannten Mann. Der künftige Erzvater bestreitet einen nächtlichen Kampf auf Leben und Tod. Am Hüftnerv getroffen, haftet er sich an sein Gegenüber ahnungsvoll und sehnsüchtig, kämpferisch und trotzig: „Ich lasse dich nicht, es sei du segnest mich". Da lüftet der Unbekannte sein Inkognito – es ist Gott selbst. Jakob hat mit Gott gerungen. Hinkend, aber dennoch gesegnet zieht er seines Weges. Über ihm geht die Sonne auf. Dankbar bekennt Jakob, dass er von Angesicht zu Angesicht Gott gesehen hat und dennoch lebt.

Immer wieder erleben und erleiden wir unsere Grenzen. Wir erfahren die Grenze unserer Belastungs- und Leistungsfähigkeit. Alter und Krankheit sind bittere Grenzstationen, oft mutterseelenallein durchlitten. Wir ängstigen uns vor der letzten Grenze des Todes. An Grenzen kann man sich verhärten und verschließen oder fliehen; an Grenzen wird verwundet und getötet; an Grenzen wird geflucht, aber auch gesegnet; an Grenzen kann man wachsen und reifen. Es gibt eben nicht nur Grenzen des Wachstums, es gibt auch ein Wachstum an der Grenze im Ringen mit Gott.

Wenn wir in Grenzsituationen nicht mehr über uns hinaussehen, lohnt es, hinter sich zurückzublicken. Jakob hatte den Segen Gottes schon hinter sich. Wir können dankbar registrieren, dass wir schon vielfach gesegnet sind mit materiellen Gütern, mit Brot und Wein des Heiligen Mahles, mit dem Wort der Bibel, gesegnet mit dem Zeichen des Kreuzes bei unserer Taufe, bei jedem Gottesdienst. Dankbar können wir sagen: „Wir lassen dich nicht, denn du hast uns gesegnet". Dankbarkeit an der Grenze für eine gesegnete Vergangenheit erhellt die dunkle Gegenwart.

An den Grenzen gibt Gott uns Rätsel auf und kann uns selbst zum Rätsel werden, wie hinter einer fremden, unbekannten Maske verborgen. Wir vermögen oft nicht mehr zu beten: „Dein Wille geschehe." Mit Gott ringend, fragen und klagen wir: „Warum?" Statt Demut, Geduld und Ergebenheit melden sich Aufbegehren, Opposition und Trotz zu Wort. Oft bleibt uns nur, mit Gott ringend und kämpfend, uns vor ihm zu beschweren und zu opponieren, ihn anzufragen und anzuklagen. Oft mag dies die letzte Möglichkeit sein, noch mit Gott in Kontakt zu bleiben, statt mit allem, was man sonst verloren hat, auch noch ihn zu verlieren. Und das wäre der größte Verlust. Immerhin hat auch Christus an der Grenze seines Todes mit dem Vater gerungen: „Mein Gott, mein Gott, warum hast du mich verlassen?" Erst später konnte er gesegnet werden. „Vater, in deine Hände befehle ich meinen Geist."

Gott will in einem trotzigen „Dennoch" behaftet werden, wie einst von Jakob: „Ich lasse dich nicht, du segnest mich denn." So nageln wir Gott fest, indem wir auf den Mann sehen, der festgenagelt am Kreuz hängt. Er ist der Segen in Person. In ihm lösen sich die Rätsel. In ihm lüftet der verborgene Gott seine Maske. Bei ihm schlägt das Herz des Vaters, das Herz einer grenzenlosen Liebe, die auch mitten im Leid noch Gutes mit uns im Sinn hat. Trotz allem, was uns begrenzt und an die Nerven geht, geschlagen und hinkend, sind wir dennoch gesegnet und sehen sein Angesicht über uns leuchten. Gesegnet geht uns die Sonne auf, die „Sonne, die uns lachet, das ist der Jesus Christ". Gesegnet erahnen wir jenseits der letzten Grenze den Morgenglanz der Ewigkeit. (Th. Glaser)

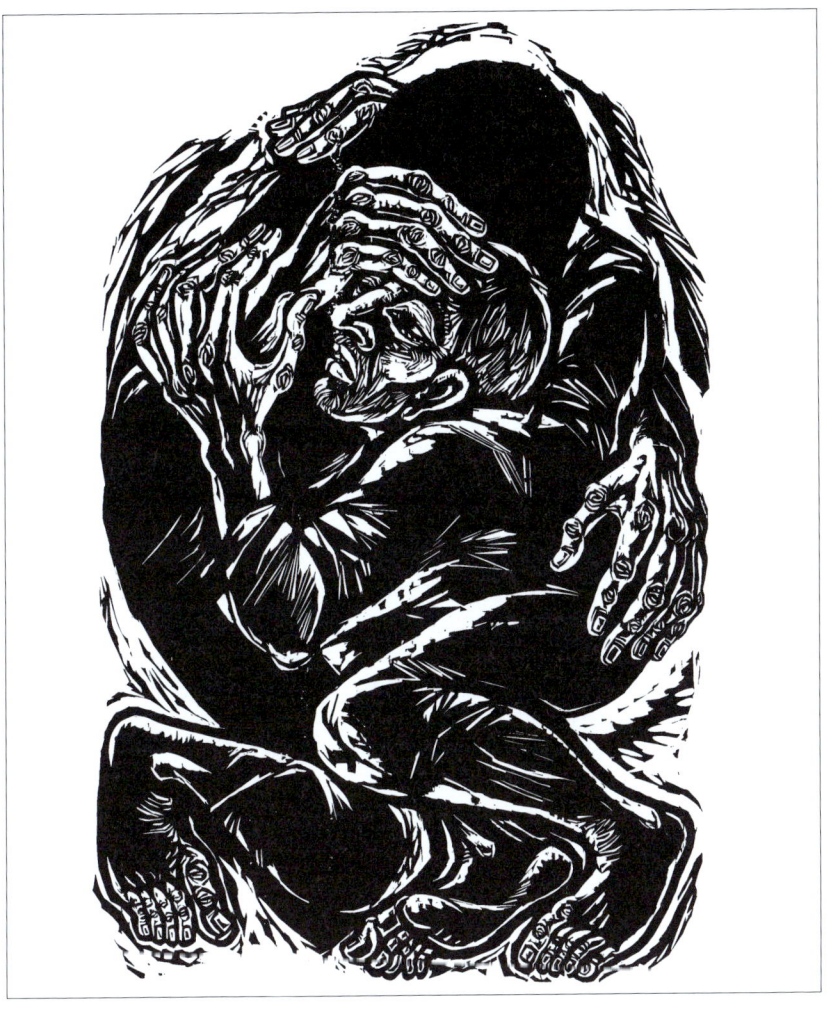

Ringen mit Gott

Religiöse Hilfen für den Sterbenden

Die Christen vertrauen auf die biblischen Zusagen, dass Gott für jeden Menschen persönlich da ist und mit ihm durch das Leben geht. Er begleitet jeden Menschen, ob gläubig, weniger gläubig oder nicht gläubig, auch und gerade in der Ohnmacht des Todes. Die Zusicherung Gottes, dem Menschen zur Seite zu stehen, ebenso wie beim Sterben und Tode Jesu, gibt dem gläubigen Sterbenden die Kraft und die Zuversicht, dass er Angst und Leid durchstehen und mit Jesus Christus auferstehen wird.

345

„Wisst ihr denn nicht, dass wir alle, die wir auf Christus Jesus getauft wurden, auf seinen Tod getauft worden sind? Wir wurden mit ihm begraben durch die Taufe; und wie Christus durch die Herrlichkeit des Vaters von den Toten auferweckt wurde, so sollen auch wir als neue Menschen leben. Wenn wir nämlich ihm gleich geworden sind in seinem Tod, dann werden wir mit ihm auch in seiner Auferstehung vereinigt sein." (Röm 6, 3–5)

Diese Botschaft des mitgehenden Gottes ist dem gläubigen Sterbenden durch Begleitung und liebende Pflege erfahrbar zu machen. Durch die Nähe des begleitenden Menschen kann der Sterbende die verborgene Nähe des mitgehenden Gottes ahnen und sich in seiner Ohnmacht Gott anvertrauen. Es gehört deshalb zu den besonderen Aufgaben der pflegenden Angehörigen und Begleiter, dem Sterbenden auch durch Gebete und sakramentale Hilfen religiösen Beistand zu geben.

Gebete der Christen

Das Gebet als Ausdruck des Glaubens an Gott gibt es in verschiedenen Formen: Grundgebete, Psalmen, Liedertexte. Sie können still oder leise, allein oder gemeinsam, in freier oder fest gefügter Form am Sterbebett gesprochen werden. Das katholische Gebetbuch „Gotteslob" und das „Evangelische Gesangbuch", aber auch die Bibel bieten zahlreiche Gebete und Psalmen an, die vielen Sterbenden und Angehörigen beider Konfessionen vertraut sind.

Das Gebet des Herrn
„Vater unser im Himmel,
geheiligt werde dein Name.
Dein Reich komme.
Dein Wille geschehe, wie im Himmel so auf Erden.
Unser tägliches Brot gib uns heute.
Und vergib uns unsere Schuld,
wie auch wir vergeben unseren Schuldigern.
Und führe uns nicht in Versuchung,
sondern erlöse uns von dem Bösen.
Denn dein ist das Reich und die Kraft und die Herrlichkeit
in Ewigkeit. Amen."

Glaubensbekenntnis
„Ich glaube an Gott,
den Vater, den Allmächtigen,

den Schöpfer des Himmels und der Erde,
und an Jesus Christus,
seinen eingeborenen Sohn, unseren Herrn,
empfangen durch den Heiligen Geist,
geboren von der Jungfrau Maria,
gelitten unter Pontius Pilatus,
gekreuzigt, gestorben und begraben,
hinabgestiegen in das Reich des Todes,
am dritten Tage auferstanden von den Toten,
aufgefahren in den Himmel;
er sitzt zur Rechten Gottes,
des allmächtigen Vaters;
von dort wird er kommen, zu richten die Lebenden und die Toten.
Ich glaube an den Heiligen Geist,
die heilige christliche Kirche,
Gemeinschaft der Heiligen,
Vergebung der Sünden,
Auferstehung der Toten und das ewige Leben. Amen.“

Psalmen

„Aus der Tiefe rufe ich, Herr, zu dir: Herr, höre meine Stimme! Wende dein Ohr mir zu, achte auf mein lautes Flehen! Würdest du Herr, unsere Sünden beachten, Herr, wer könnte bestehen? Doch bei dir ist Vergebung, damit man in Ehrfurcht dir dient. Ich hoffe auf den Herrn, es hofft meine Seele, ich warte voll Vertrauen auf sein Wort.“ (Psalm 130, 1–5)

Bibeltexte

„Ich bin die Auferstehung und das Leben. Wer an mich glaubt, der wird leben, ob er gleich stürbe; und wer da lebt und glaubt an mich, der wird nimmermehr sterben.“ (Joh 11, 25–26)

„Fürchte dich nicht, ich bin bei dir, weiche nicht, denn ich bin dein Gott. Ich stärke dich, ich helfe dir auch, ich halte dich durch die rechte Hand meiner Gerechtigkeit.“ (Jes 41, 10)

Gebetsrufe

Jesus, dir leb ich,
Jesus, dir sterb ich,
Jesus, dein bin ich, tot und lebendig.

In deine Hände, Herr, befehle ich meinen Geist.
Du hast mich erlöst, Herr, du treuer Gott.

Gebete und Texte für den katholischen Christen

Ave-Maria

„Gegrüßet seist du, Maria, voll der Gnade, der Herr ist mit dir. Du bist gebenedeit unter den Frauen, und gebenedeit ist die Frucht deines Leibes, Jesus. Heilige Maria, Mutter Gottes, bitte für uns Sünder, jetzt und in der Stunde unseres Todes. Amen."

Rosenkranz

Nach einigen einleitenden Gebeten folgen fünf Abschnitte, die aus je einem Vaterunser und zehn Ave-Maria bestehen. In der Mitte von jedem „Ave-Maria" wird ein Satz eingefügt, der an ein Ereignis aus dem Leben Jesu erinnert. Dabei verwendet der Gläubige einen Rosenkranz. Die fünf Abschnitte, auch „Gesätze" genannt, sind durch Perlen markiert.

Gebetsanrufe

„Zu dir, Herr, erhebe ich meine Seele."
„Der Herr ist mein Licht und mein Heil."
„Herr, in deine Hände leg ich voll Vertrauen meinen Geist."
„Herr Jesu, nimm meinen Geist auf."
„Jesus, Maria, Josef, steht mir bei."

Gebet am Krankenbett

„Bleibe bei mir, Herr,
denn es will Abend werden,
und der Tag hat sich geneigt.
Bleibe bei mir mit deiner Gnade und Güte,
mit deinem Trost und Segen.
Bleibe bei mir, wenn über mich kommt
die Nacht des Leidens und der Angst,
die Nacht des Zweifels und der Niedergeschlagenheit.
Bleibe bei mir bei all deinen Gläubigen
in Zeit und Ewigkeit. Amen."

Gebet für Sterbende

„Allmächtiger Gott, hilflos stehen wir dem Sterben
unserer Lieben gegenüber;
es fällt uns schwer, deine Pläne zu begreifen und zu bejahen.
Der Tod ist unabänderlich.
Du aber hast uns deinen Sohn gesandt
und ihn für uns alle dahingegeben.

Darum können uns weder Trübsal noch Bedrängnis,
ja nicht mal der Tod von deiner Liebe trennen.
Behalte in uns diesen Glauben, und führe uns zum neuen Leben.
Durch Christus, unseren Herrn. Amen."

Ein Betender kann dem Sterbenden mit dem Daumen ein kleines Kreuzzeichen auf die Stirn zeichnen. Trost können auch religiöse Symbole vermitteln, wie ein kleines Kreuz, ein Rosenkranz oder ein kleines religiöses Bild, das dem Sterbenden in die Hände gegeben wird. Dem Gläubigen helfen solche Hinweise auf die Liebe Gottes und seine Nähe.

Gebete und Texte für den evangelischen Christen

Gebete in Krankheit

„Herr und Heiland, mich quälen Krankheit und Schmerzen,
mein Herz ist voll Unruhe,
meine Gedanken verirren sich in meiner großen Angst.
Ich sehe keinen Ausweg, mich schreckt der Tod.
Aus der Tiefe schreie ich, Herr, zu dir.
Gib meinem Herzen Frieden,
gib mir die Bereitschaft, anzunehmen, was du schickst,
sei es Leben, sei es Sterben.
Halte mich fest in deinen Händen, bei dir bin ich geborgen."

„Hilf mir in meiner Verzweifllung, Herr, mein Gott.
Ich hänge zwischen Leben und Tod.
Meine Krankheit macht mir Schmerzen.
Meine Hilflosigkeit quält mich,
auch die Ohnmacht derer, die mir helfen wollen.
Ich muss damit rechnen, dass mein Leben zu Ende geht.
Ich rufe dich
um Hilfe an.
Ich möchte am Leben bleiben.
Wenn ich aber sterben muss, hilf mir in dieser Stunde.
Lass mich deiner Gnade gewiss werden.
Gib mir die Zuversicht des ewigen Lebens."

Segensspruch

„Der Herr segne und behüte uns. Der Herr lasse sein Angesicht leuchten über uns und sei uns gnädig. Der Herr hebe sein Angesicht über uns und gebe uns Frieden. Amen."

Sterbesegen

Er ist in manchen Gegenden der Abschiedssegen des Pfarrers als seelsorgerlicher Dienst am Sterbenden.

„Es segne dich Gott der Vater, der dich nach seinem Ebenbild geschaffen hat. Es segne dich Gott der Sohn, der dich durch sein Leiden und Sterben erlöst hat. Es segne dich Gott der Heilige Geist, der dich zu seinem Tempel bereitet und geheiligt hat. Der treue und barmherzige Gott wolle dich durch seine Engel geleiten in das Reich, da seine Auserwählten ihn ewiglich preisen. Unser Herr Christus sei bei dir, dass er dich erquicke. Der dreieinige Gott sei dir gnädig im Gericht und segne dich zum ewigen Leben. Amen."

Für den evangelischen Christen hat auch sein Konfirmationsspruch eine besondere Bedeutung.

Sakramente

Die sakramentalen Handlungen für Kranke sind in der katholischen Kirche das Bußsakrament, die Krankensalbung und die Eucharistiefeier, in der evangelischen Kirche das Abendmahl.

Bußsakrament

Im Evangelium wird uns zugesagt, dass Gott die Last unseres Lebens und unserer Lebensgeschichte mitträgt. Dabei wird die Vergangenheit des Einzelnen nicht ausgelöscht oder das Geschehene rückgängig gemacht, sondern er wird angenommen in seiner Situation, so wie er ist, weil Gott ihm Vertrauen schenkt. Diese Erfahrung kann den Menschen, der um seine Schuld weiß, ermutigen, sich selbst mit seiner konkreten Lebensgeschichte und Schuld anzunehmen und so neue Möglichkeiten für seine Zukunft zu eröffnen.

In den verschiedensten Formen der Buße – vor allem im Bußsakrament und in der Bußfeier – bietet die Kirche dem Einzelnen die Möglichkeit, seine Umkehr zeichenhaft und leibhaftig auszudrücken. Die Beichte stellt dabei die Höchstform der Buße dar, weil im persönlichen Bekenntnis und im Wort der Vergebung der zur Umkehr Bereite erfährt, dass er von Gott angenommen ist und ihm dadurch die Möglichkeit eines neuen Anfangs und die Hoffnung auf Zukunft eröffnet wird.

Die Krankensalbung

Die Neuordnung der Krankensalbung hat das ursprüngliche Verständnis dieses Heilszeichens wieder deutlich werden lassen. Über viele Jahrhunderte war ein einseitiges Verständnis der Krankensalbung als „Letzte Ölung" vorherrschend. Sie wurde als Siegel der Unheilbarkeit oder der Todesankündigung verstanden und insofern spendete man sie in der Todesstunde. Wird die Krankensalbung als Zeichen der Aufrichtung und Stärkung in der Krise des Leidens verstanden, ergibt es sich von selbst, dass sie nach Möglichkeit nicht auf die letzten Augenblicke des Lebens verschoben werden soll.

Die Krankensalbung wird in der Regel bei einer Verschlechterung des Gesundheitszustandes gespendet. Sie ist eine sakramentale Feier, an der auch Angehörige und Nachbarn teilnehmen können. Der Wunsch zum Empfang der Krankensakramente muss aber vom Kranken selbst ausgehen. Für die Krankensalbung können folgende Vorbereitungen getroffen werden: ein Tisch mit weißer Decke und Kerze, ein Kreuz, ein religiöses Symbol, ein Bild, das für den Schwerkranken eine besondere Bedeutung hat, eventuell Weihwasser und Blumen. In einer kleinen Schale befinden sich einige Wattetupfer, die der Priester benutzen kann, um das Salböl abzutupfen. Der Krankensalbung kann sich auch eine Eucharistiefeier oder Kommunion anschließen, in der die Kommunion dem Schwerkranken als „Wegzehrung" gereicht wird.

Kommunion

Das eigentliche Sakrament des Heimganges für den Katholiken ist nach alter Tradition der Kirche nicht die Krankensalbung, sondern die Wegzehrung. In der letzten Stunde ist die Eucharistie für den glaubenden Menschen die „Speise", die ihm für das letzte Wegstück Kraft gibt. In ihr ist Jesus gegenwärtig in seinem Leiden und somit solidarisch mit dem Sterbenden, der in der Not seines Leidens und Sterbenmüssens nicht nur Anteil hat an Jesu Leiden und Sterben, sondern auch an seiner Auferstehung.

Die evangelische Kirche kennt das Abendmahl als Sakrament zur Begleitung Kranker und Sterbender.

Abendmahl
Es ist ein Fest des Gedächtnisses an Jesus Christus und das Mahl der Gemeinschaft der Christen. Sichtbare Zeichen beim Abendmahl sind Brot und Wein. Die durch das Abendmahl vermittelten unsichtbaren Gnadengaben sind die Festigung der Gemeinschaft mit Gott und Christus, die Vergebung der Sünden und die Stärkung des Glaubens.

Beachte

Die Berücksichtigung religiöser Bedürfnisse gehört zur ganzheitlichen Pflege eines Sterbenden.
Gebete und Schriftlesungen können für Sterbende und Begleiter Trost bringend sein. Dabei sind immer die Wünsche des Sterbenden zu respektieren. Es verbietet sich, dem Sterbenden Gebete und Riten aufzuzwingen.

Hospizbewegung

Das Wort Hospiz wird vom lateinischen „hospitium" abgeleitet und bedeutet „Station der Gastfreundschaft". Schon im Mittelalter übernahmen von Ordensgemeinschaften geführte Hospize die Aufgabe, „Raststätten für Pilgernde, Reisende und Kranke" zu sein. Mit dem mittelalterlich-christlich geprägten Begriff Hospiz verbindet sich das Bedürfnis nach persönlicher Zuwendung, fürsorgender Pflege sowie die Erwartung eines intensiven Bemühens um die Linderung von Schmerzen, um Sinnerfahrung und tröstende Nähe in der Trauer. Diese Idee wird durch die Hospizbewegung neu belebt. Sie will das Sterben in unserer Gesellschaft vermenschlichen, d. h. sich für ein Sterben in Würde einsetzen. Sie versteht „Hospiz" als Konzept zur Begleitung Schwerkranker, Sterbender und ihrer Angehörigen. Diese lebensbejahende Grundidee schließt die Euthanasie (bewusste Herbeiführung des Todes) aus. Vielmehr ermöglicht und fördert sie die helfende Zuwendung und auch die Ausschöpfung aller Möglichkeiten der medizinischen Schmerztherapie, die das Bewusstsein nicht zwangsläufig einengen muss.
Die Hospizidee stellt somit eine durchgängige Perspektive der Begleitung von Sterbenden und deren Angehörigen bzw. Freunden dar, wo

auch immer der Mensch stirbt oder um Verstorbene trauert: zu Hause, im Alten- und Pflegeheim, im Krankenhaus, im stationären Hospiz.

Sie lebt von der Kraft der Hoffnung auf Sinnerfüllung von Leben und Tod, von der persönlichen Bereitschaft der Zuwendung zum Sterbenden und dessen Nahestehenden sowie dem Zusammenwirken aller Personen, die vom Sterben und Tod eines Menschen direkt oder indirekt betroffen sind. Somit steht und fällt der Hospizgedanke – wenn auch in unterschiedlichen Aktions- und Kooperationsweisen – mit dem gelingenden Zusammenwirken von Schwerstkranken oder Sterbenden, seinen Angehörigen und Freunden, von Arzt und Pflegepersonal sowie von Seelsorgern, Psychologen und ehrenamtlichen Helfern.

Hospizgruppen, meist in den Kirchengemeinden entstanden, bilden die Basis der Hospizbewegung. Ehrenamtliche Hospizhelferinnen und -helfer begleiten Schwerstkranke und sterbende Menschen zu Hause, in Alten- und Pflegeheimen sowie im Krankenhaus. Sie unterstützen und entlasten damit die Familienangehörigen.

Sterben und Tod

Der nahende Tod

Auch für die Tage und Stunden vor dem Tod verbietet sich eine pauschalisierende Beschreibung der körperlichen Vorgänge und psychischen Verhaltensweisen beim Sterbenden. Die Lebensfunktionen wie Puls, Atmung und Körpertemperatur können sich verändern, z. B.

- der Puls wird schwächer und ist kaum noch fühlbar,
- der Blutdruck sinkt,
- die Atmung wird sehr flach oder unregelmäßig (Cheyne-Stokes-Atmung). Manchmal sind auch tiefe gleichmäßige Atemzüge mit dazwischenliegenden Atempausen (Biot-Atmung) zu beobachten (siehe Seite 77).
  Die Atmung mit diesen veränderten Atemrhythmen wirkt auf die Umstehenden oft erschreckend und bedrohlich.

Auffällig ist manchmal, dass Sterbende, die in der zurückliegenden Zeit eher unruhig waren, unvermittelt ruhig werden und umgekehrt von eher ruhigen Kranken eine Unruhe durch ziellose Arm-, Bein- und Kopfbewegungen ausgehen kann.

Trotz einer unverändert gewissenhaften und sorgfältigen Hautpflege zeigen sich manchmal Blasen und beginnende Druckgeschwüre an gefährdeten Körperstellen.

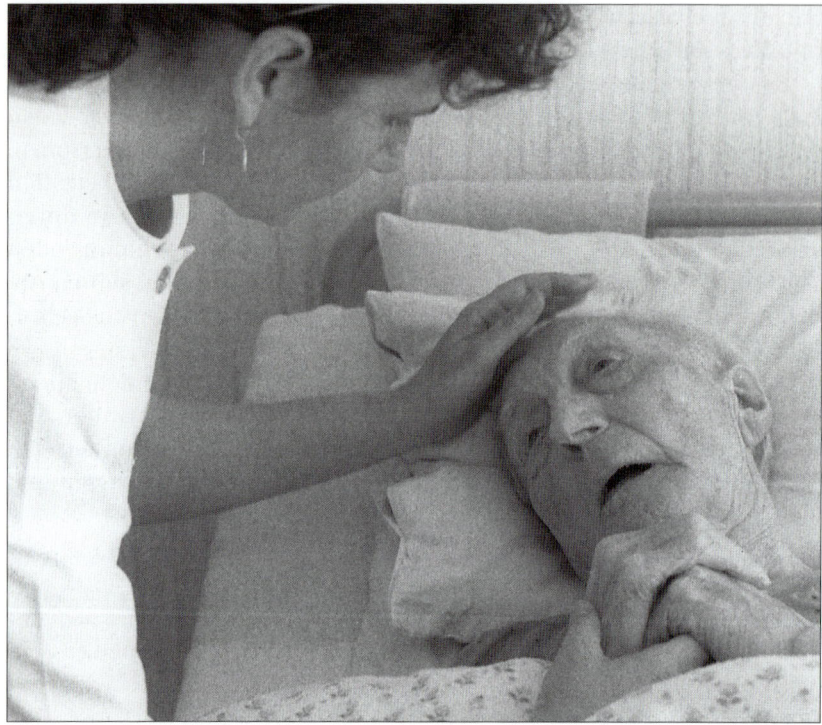

Dem Sterbenden nahe sein

Mögliche Zeichen des nahenden Todes sind:

- offene oder halboffene Augen, ein getrübter oder starrer Blick mit geringer Pupillenreaktion,
- offener Mund,
- Arme und Beine werden kälter, eine bläuliche Hautfärbung zeigt Sauerstoffmangel an; Körperunterseite, Rücken, Beine, Fersen sowie Arme und Hände verfärben sich dunkel,
- kaum tastbarer Puls,
- Teilnahmslosigkeit im Hinblick auf die Um- und Mitwelt; Tastempfinden und Hörsinn sind aber auch dann noch sehr ausgeprägt.

Versorgung des Verstorbenen

Der eingetretene Tod ist zu erkennen an den Todeszeichen wie Atemstillstand, Herzstillstand, Pulslosigkeit, Leichenblässe und Absinken der Körpertemperatur (unter 36 °C). Sichere Todeszeichen sind Leichenstarre (Eintritt ca. 1 Stunde nach dem Tod) und Leichenflecken. Wegen der einsetzenden Leichenstarre ist es gut, den Verstorbenen bald pflegerisch zu versorgen: Man schließt die Augen. Bleiben die Augenlider nicht geschlossen, kann man für kurze Zeit einen feuchten Tupfer oder Wattebausch auf die Augenlider legen. Damit der Mund geschlossen bleibt, kann man den Unterkiefer mit einem zusammengerollten Tuch stützen oder hochbinden. Der Verstorbene wird gewaschen, angezogen, flach gelagert und geschmückt.

Die Beteiligung der Angehörigen bei der Versorgung des Verstorbenen kann die Trauerarbeit unterstützen. Eine Entscheidung über die Mithilfe bleibt den Angehörigen vorbehalten.

Für die Hinterbliebenen besteht bei einem Sterbefall neben Trauer oft auch Ratlosigkeit, die sich vor allem im Hinblick auf die Erledigung von notwendigen Formalitäten erschwerend auswirkt.

Die trauernden Angehörigen sollten gemeinsam überlegen, ob sie diese Aufgaben einem Bestattungsunternehmen übertragen oder teilweise selbst übernehmen. Für manche Angehörige liegt in diesem Tun ein wichtiges Stück Trauerarbeit.

Folgende Maßnahmen sind möglichst rasch einzuleiten:

- Benachrichtigung des Arztes: Ein Arzt, möglichst der zuletzt behandelnde, ist sofort zu benachrichtigen. Dieser stellt den Tod fest und schreibt den Totenschein aus.
- Benachrichtigung des Standesamts: Der Todesfall muss sofort beim Standesamt gemeldet werden. Für die Anzeige beim Standesamt sind folgende Urkunden nötig: Totenschein, Geburtsurkunde/Familienstammbuch, Personalausweis des Verstorbenen. Das Standesamt stellt die Sterbeurkunde aus.
- Kontaktaufnahme mit einem Bestattungsunternehmen: Bestattungsunternehmen führen die Einsargung durch und erledigen auf Wunsch alle Formalitäten (Vorbereitung der Traueranzeige, Terminvereinbarung für die Trauerfeier, u. a.).
- Benachrichtigung des Pfarrers, um Bestattung und Begräbnis von kirchlicher Seite mitzugestalten.
- Benachrichtigung der Krankenkasse.

- Benachrichtigung des Arbeitgebers: Bei ihm sind Personalpapiere, Lohnsteuerkarte und das Versicherungsnachweisheft der Rentenversicherung anzufordern; war der Verstorbene Rentner, so muss die zuständige Rentenversicherungsanstalt benachrichtigt werden.
- Weitere Einrichtungen sind zu informieren: Bank/Sparkasse, Lebensversicherung, Finanzamt, Nachlassgericht, Versorgungsamt, Versicherungen (Zusatzversicherungen, Kraftfahrzeugversicherung, u.a.), Pfarramt.

Es ist daran zu denken, dass allen Benachrichtigungen eine beglaubigte Abschrift der Sterbeurkunde beizufügen ist. Sinnvoll ist es, frühzeitig alle wichtigen Unterlagen und Dokumente in einer Dokumentenmappe zusammenzustellen. Sie sollte enthalten: Geburtsurkunde, Heiratsurkunde, Familienstammbuch, Arbeitsverträge, Zeugnisse; Wertpapiere, Kaufverträge, Grundbuchauszüge, Konten, Sparbücher; Testament; Nachweis über Renten oder Pensionen; Versicherungsverträge, Miet- und Pachtverträge.

Bestattung und Begräbnisfeier

Kennzeichen jeder Kultur ist eine würdige Bestattung der Toten. Die Bestattung und alle damit verbundenen Riten sind für Menschen wichtig, um mit dem Tod und der damit verbundenen Angst besser umgehen zu können. Gräber sind Orte, an denen Menschen trauern können.

Eine angemessene Bestattung kann helfen, die Trauer zu bewältigen. Ein solches Abschiednehmen ist eine wichtige Voraussetzung, um nach dem Verlust eines lieben Menschen selbst weiterleben zu können. Für Christen bedeutet die Begräbnisfeier nicht nur Pietät gegenüber den Toten und Sorge für die Hinterbliebenen, sondern auch Ausdruck der Hoffnung auf die Auferstehung der Toten.

Zweifellos gibt es übertrieben prunkvolle Bestattungen und Gräber. Oft sind sie Ausdruck der gesellschaftlichen Repräsentation, sie können aber auch Ausdruck der Reue und Schuldgefühle der Hinterbliebenen gegenüber den Toten sein. Umgekehrt kann sich in der Ablehnung von Bestattung und Grabpflege zeigen, dass Tod und Trauer nicht zugelassen werden oder die Angehörigen gleichgültig sind. Zur Bewältigung der Trauer gehört auch die aktive Teilnahme und Mitgestaltung der Trauerfeier. Die Mitfeier des kirchlichen Begräbnisses stellt einen Dienst der christlichen Gemeinde dar. Ihr Glaubenszeugnis, ihre Fürbitte, ihre Teilnahme an Gebet, Gesang und Eucharistiefeier sowie die Übernahme von Diensten beim Begräbnis sind unverzichtbar, soll nicht die Feier eine Angelegenheit nur der Amtsträger bleiben. Beim Begräbnis verstorbener Mitglieder gedenkt die christliche Gemeinde des Todes und der Auferstehung Jesu.

Angefangen von den ersten Christengemeinden bis heute gilt in den christlichen Kirchen die Erdbestattung als die vorrangige und bevorzugte Form der Bestattung. Die ablehnende Haltung zur Feuerbestattung wurde auch in der katholischen Kirche aufgegeben, sofern sie nicht Ausdruck der Leugnung des Glaubens an die Auferstehung ist.

Zusammenfassung

- Sterben ist ein sehr persönliches Ereignis. Jeder Mensch muss seinen eigenen Weg zu seinem Tode gehen.
- Sterben ereignet sich in einem Prozess. Es erfolgt jedoch nicht in einer für alle gleichen Abfolge.
- Bei der Pflege des Sterbenden ist besonders auf eine individuelle Pflege, eine abgestimmte Schmerztherapie und eine Atmosphäre der Geborgenheit zu achten.
- Belastungen und Leiden verbinden Sterbende und ihre Begleiter. In diesen existenziellen Situationen drängt sich die Frage nach der Wahrheit auf.
- Der gläubige Sterbende kann in seiner „Verlassenheit" letztlich nur im Glauben an Gott Geborgenheit finden.
- Religiöse Hilfen können dem Sterbenden Wegbegleitung sein.
- Zur Trauerarbeit gehören das Abschiednehmen, die Regelung der „weltlichen" Dinge sowie die Bestattung und die Begräbnisfeier.
- In der multikulturellen Gesellschaft unterscheiden sich die Lebensweisen der Menschen. Diese sind wesentlich durch Religion, Weltanschauung und Kultur geprägt. Daraus ergeben sich besondere Hilfen und Verpflichtungen, die sich auch in den Bedürfnissen des Sterbenden widerspiegeln.

Bundesverbände der Freien Wohlfahrtspflege

Arbeiterwohlfahrt
Oppelner Str. 130
53119 Bonn
Tel. (0228) 6685-0
www.awo.de

Deutscher Caritasverband
Karlstr. 40
79104 Freiburg
Tel. (0761) 200-0
www.caritas.de

Deutscher Paritätischer Wohlfahrtsverband
Heinrich-Hoffmann-Str. 3
60528 Frankfurt/Main
Tel. (069) 6706-0
www.paritaet.org

Deutsches Rotes Kreuz
Carstennstraße 58
12205 Berlin
Tel. (030) 85404-0
www.drk.de

Diakonisches Werk der Evangelischen Kirche in Deutschland
Stafflenbergstr. 76
70184 Stuttgart
Tel. (0711) 2159-1
www.diakonie.de

Zentralwohlfahrtsstelle der Juden in Deutschland
Hebelstr. 6
60318 Frankfurt/Main
Tel. (069) 944371-0
www.zwst.org

Selbsthilfeverbände

Bundesarbeitsgemeinschaft Hilfe für Behinderte
Kirchfeldstr. 149
40215 Düsseldorf
Tel. (0211) 31006-0

Bundesverband Deutsche Schmerzhilfe
Woldsenweg 3
20249 Hamburg
Tel. (040) 465646

Bundesvereinigung Lebenshilfe für geistig Behinderte
Raiffeisenstr. 18
35043 Marburg
Tel. (06421) 40010

Deutsche AIDS-Hilfe
Dieffenbachstr. 33
10967 Berlin
Tel. (030) 690087-0

Deutsche Alzheimer Gesellschaft e.V.
Kantstr. 152
10623 Berlin
Tel. (030) 31505733

Deutsche Gesellschaft für Muskelkranke
Rennerstr. 4
79106 Freiburg
Tel. (0761) 277932 u. 278024

Deutsche Ileostomie-Colostomie-Urostomie-Vereinigung ILCO
Kepserstr. 50
85356 Freising
Tel. (08161) 84911 und 84909

Deutsche Krebshilfe
Thomas-Mann-Str. 40-42
53111 Bonn
Tel. (0228) 72990-0

Deutsche Morbus Crohn/ Colitis ulcerosa Vereinigung
Paracelsusstr. 15
51375 Leverkusen
Tel. (0214) 75957

Deutsche Multiple Sklerose Gesellschaft
Vahrenwalder Str. 205-207
30165 Hannover
Tel. (0511) 633023

Deutsche Muskelschwund-Hilfe
Neuer Kamp 25
20359 Hamburg
Tel. (040) 434252

Deutsche Parkinson Vereinigung
Moselstr. 31
41464 Neuss
Tel. (02131) 41016 und 41017

Deutsche Rheumaliga
Rheinallee 69
53173 Bonn
Tel. (0228) 355425

Gesellschaft für Inkontinenz-Hilfe
Friedrich-Ebert-Str. 124
34119 Kassel
Tel. (0561) 780604

Kneipp-Bund e.V.
Adolf-Scholz-Allee 6
86825 Bad Wörishofen
Tel. (08247) 300246

**Kreuzbund Selbsthilfe- und Helfergemein-
schaft für Suchtkranke**
Münsterstr. 25
59065 Hamm
Tel. (02381) 6772-8

Kuratorium der Hirnliga
Postfach 1132
51581 Nümbrecht

**Kuratorium ZNS für Unfallverletzte
mit Schäden des zentralen Nervensystems**
Humboldstr. 30
53115 Bonn
Tel. (0228) 631153

NAKOS
**Nationale Kontakt- und Informationsstelle
zur Anregung und Unterstützung von Selbsthilfegruppen**
Albrecht-Achilles-Str. 65
10709 Berlin
Tel. (030) 8914019

Stiftung Deutsche Schlaganfallhilfe
Carl-Bertelsmann-Str. 256
33311 Gütersloh
Tel. (05241) 977017

**Verband ambulanter Behandlungsstellen für
Suchtkranke/Drogenabhängige**
Karlstr. 40
79104 Freiburg
Tel. (0761) 200-303

Quellennachweis

Hettinger, Th.: Fit sein – fit bleiben,
TRIAS Stuttgart 1989.
Schlieper, C.A.: Ernährung heute. Neube-
arbeitung, 5. durchgesehene Auflage.
Verlag Dr. Felix Büchner – Handwerk
und Technik. Hamburg 1992.
Deutsche Gesellschaft für Ernährung
(Hrsg.): Empfehlungen für die Nähr-
stoffzufuhr, Frankfurt 1986.
Köther, J.; Gnamm, E.: Altenpflege in Aus-
bildung und Praxis. 2. Auflage.
Thieme-Verlag, Stuttgart 1993.
Glaser, Th.: Ringen mit Gott. In: Schober,
Th.: Helfer im Leiden. Claudius-
Verlag, München 1985.
Die Bibel. Jerusalemer Bibel. Herder
Verlag, Freiburg 1973.
Fünftes Buch Sozialgesetzbuch (SGB V).
Elftes Buch Sozialgesetzbuch (SGB XI).
Bundesanzeiger, Jahrgang 52,
Nr. 91 vom 13. Mai 2000.
Barden, I.: Glauben, Leben, Pflege im
Judentum, Christentum und Islam.
Lambertus-Verlag, Freiburg 1992.
Die deutschen Bischöfe: Schwerstkran-
ken und Sterbenden beistehen – Men-
schenwürdig sterben und christlich
sterben. Bonn 1991, Nr. 47.
Die deutschen Bischöfe: Unsere Sorge um
die Toten und Hinterbliebenen. Bonn
1995. Nr. 53

Fotonachweis

Barden, Ingeburg; Seite 168 (2x)
Bordt, Martina; Seite 32,
BfH; Seite 295
Burger, Edwin; Seite 354
celoplast; Seite 255, l.o.
Habdank, Walter; Seite 345
Herzog, Klaus; Seiten 12, 84
Hildenhagen, Günter; Seiten 226, 250,
294, 330, 339
KNA; Seite 328
Korz, Hans-Josef; Seite 62
Orthopädia GmbH; Seite 34
PhotoDisc; Seiten 298, 327
Vogler, Hartmut; Seite 48
Wirtz, Peter; Seiten 138, 190, 270

Ausgewählte themenbezogene Internetadressen

Adresse	Themen
http://www.bundesregierung.de **Bundesregierung**	Gesundheits- und Sozialpolitik Familie Gesundheit und Soziales Rente Senioren
http://www.bmgs.bund.de **Bundesministerium für Gesundheit und Soziale Sicherung**	Krankenversicherung Pflegeversicherung Selbsthilfe Patientenrecht Gesundheitsvorsorge Drogen und Sucht Organspende Sozialhilfe Soziale Sicherung Rente
http://www.bmfsfj.de **Bundesministerium für Familie, Senioren, Frauen und Jugend**	Seniorenpolitik Heimgesetz Heimvertrag Wohnen im Alter
http://www.bmj.bund.de **Bundesministerium für Justiz**	Medizin und Recht Familienrecht Betreuungsrecht Gesetze und Entwürfe
http://www.bundesaerztekammer.de **Bundesärztekammer**	Patienteninformationen Patientenrechte Ethik in der Medizin Gesundheitspolitik
http://www.kbv.de **Kassenärztliche Bundesvereinigung**	Informationen für Ärzte Richtlinien zur Verordnung von häuslicher Krankenpflege Patienteninformationen

Adresse	Themen
http://www.bzga.de **Bundeszentrale für gesundheitliche Aufklärung**	Gesundheitsvorsorge Gesundheitsinformationen Beratungsstellen
http://www.bagfw.de **Bundesarbeitgemeinschaft der Freien Wohlfahrtpflege**	Freie Wohlfahrtspflege Soziale Einrichtungen und Dienste
http://www.patienten-information.de **Patienten-Informationsdienst**	Erkrankungen Selbsthilfeorganisationen Patienteninformationen Gesundheitsinformationen
http://www.deutsche-alzheimer.de **Deutsche Alzheimer Gesellschaft**	Informationen zur Alzheimer- krankheit
http://www.diabeticus.de **Diabetes Links**	Diabetes mellitus Selbstkontrolle Insulin
http://www.schlaganfall-hilfe.de **Stiftung Deutsche Schlaganfall-Hilfe**	Schlaganfall Fragebogen zum Schlaganfall- Risiko Informationen zur Vorbeugung Informationen zur Rehabilitation
http://www.dkfz-heidelberg.de **Deutsches Krebsinformationszentrum**	Krebsforschung Forschungsschwerpunkte Krebsinformationsdienst Schmerztherapie
http://www.dge.de **Deutsche Gesellschaft für Ernährung**	Gesunde Ernährung
http://www.nakos.de **Nationale Kontakt- und Informations- stelle für Selbsthilfegruppen**	Selbsthilfe Selbsthilfegruppen
http://www.seniorweb.uni-bonn.de http://www.intersenior.de **SeniorWeb-Internetdienst**	Internetdienst für und über ältere Menschen

Ausgewählte Pflegeliteratur

Pflegende Angehörige

Felder, Leonard: Da sein, wenn wir gebraucht werden. Hilfen für Schwerkranke und ihre Angehörigen. Verlag Herder Freiburg 1997

Hedtke-Becker, Astrid: Die Pflegenden pflegen. Lambertus-Verlag Freiburg 2. Auflage 1999

Hörlle, Andrea: Leben mit dem ewigen Abschied. Zur Situation pflegender Angehöriger. Matthias-Grünewald-Verlag 1996

Besondere Pflegebereiche

Beyersdorff Dietrich: Ganzheitliche Krebsbehandlung. Konventionelle, biologische, ergänzende und unterstützende Verfahren. Möglichkeiten der Selbsthilfe. TRIAS Stuttgart 2. Aufl. 1999

Bundesarbeitsgemeinschaft für Rehabilitation: Arbeitshilfe für die Rehabilitation von Schlaganfallpatienten, Heft 4; Arbeitshilfe für die Rehabilitation von Rheuma-kranken, Heft 5; Arbeitshilfe für die Rehabilitation bei älteren Menschen; Arbeits-hilfe für die Rehabilitation Krebskranker, Heft 7; für die Rehabilitation psychisch Kranker und Behinderter, Heft 9. Walter-Kolb-Str. 9-11, 60594 Frankfurt

Eser, Albin / von Luterotti, Markus / Sporken, Paul: Lexikon Medizin Ethik Recht. Darf die Medizin, was sie kann? Information und Orientierung. Verlag Herder 1992

Gotved, Helle: Erfolgreiche Hilfen gegen Harninkontinez. Warum Frauen besonders betroffen sind. Wie Sie Ihren Beckenboden durch Übung stärken. Wirksame und sichere Tipps für den Alltag. TRIAS Stuttgart 1999

Lüdicke, Hans: Alzheimer, der lange Abschied: Vorw. v. Günter Krämer. Patienten-forum. Karl F. Haug Verlag Heidelberg 1999

Krämer, Günter / Besser, Roland: Multiple Sklerose. Hilfreiche Erstinformationen für Betroffene und Interessierte. TRIAS Stuttgart 1997

Krämer, Günter: Schlaganfall: Was Sie jetzt wissen sollten. TRIAS Stuttgart 1997

Krämer, Günter: Alzheimer-Kranke betreuen. TRIAS Stuttgart

Mace, Nancy L. / Rabins, Peter V.: Der 36-Stunden-Tag. Die Pflege des verwirrrten älteren Menschen, speziell des Alzheimer-Kranken. Verlag Hans Huber Bern 1996

Micas, Michele: Wenn ein naher Mensch Alzheimer hat. Praktischer Rat und Hilfen. Vorw. v. Francoise Forette. Herder Freiburg 1999

Miesen, Bere: Leben mit verwirrten älteren Menschen. Wie Sie mit Demenz-Kranken und Alzheimer-Kranken umgehen lernen. Klarkommen mit den eigenen Gefühlen. So meistern Sie die täglichen Anforderungen. TRIAS Stuttgart 1998

Miesen, Bere: So blöd bin ich noch lange nicht. Was in geistig verwirrten, älteren Menschen vorgeht. Information und Hilfe für Alzheimer-Kranke, Anghörige, Freunde und Pflegende. TRIAS Stuttgart 1996

Thümler, Reiner: Die Parkinson-Krankheiten. Antworten auf die 152 häufigsten Fragen. Hilfreiche Informationen für Betroffene und Angehörige. TRIAS Stuttgart 1998

Lebenssinn und Glaube

Auer, Alfons: Geglücktes Altern – Eine theologisch-ethische Ermutigung. Verlag Herder Freiburg 1995

Barden, Ingeburg: Glauben – Leben – Pflege im Judentum, Christentum und Islam. Lambertus-Verlag Freiburg 1992

Bitter, Gottfried / Mette, Norbert (Hrsg.): Leben mit Psalmen. Entdeckungen und Vermittlungen. Kösel-Verlag München 1988

Deutsche Bischofskonferenz: Katholischer Erwachsenen-Katechismus.
  Das Glaubensbekenntnis der Kirche. Verlagsgruppe engagement 1985
Deutsche Bischofskonferenz: Katholischer Erwachsenen-Katechismus.
  Zweiter Band. Leben aus dem Glauben. Verlag Herder Freiburg 1995
Die Deutschen Bischöfe: Dem Leben auf der Spur – Einsichten und Hilfen beim
  Älterwerden. Die Sorge der Kirche um die Kranken. Sekretariat der Deutschen
  Bischofskonferenz, Postfach 2962, 53019 Bonn
Evangelischer Erwachsenenkatechismus. Verlagshaus Mohn, 5.Auflage 1989
Evangelisches Gesangbuch
Gotteslob – Katholisches Gebet- und Gesangbuch

Sterben, Tod und Trauer

Albrecht, Elisabeth / Orth, Christel / Schmidt, Heide: Hospizpraxis. Ein Leitfaden
  für Menschen, die Sterbenden helfen wollen. Verlag Herder Freiburg 1995
Christliche Patientenverfügung. Eine Handreichung. Gemeinsame Texte 15.
  Hrsg. Sekretariat der Deutschen Bischofskonferenz und Kirchenamt der
  evangelischen Kirchen in Deutschland.
Die deutschen Bischöfe: Schwerstkranken und Sterbenden beistehen – Menschen-
  würdig sterben und christlich sterben. Die Hospizbewegung – Profil eines
  hilfreichen Weges in katholischem Verständnis. Sekretariat der Deutschen
  Bischofskonferenz, Postfach 2962, 53019 Bonn
Kearney, Michael: Schritte in ein ungewisses Land. Verlag Herder Freiburg 1997
Kübler-Ross, Elisabeth: Interviews mit Sterbenden. Kreuz-Verlag 21. Aufl. 1999
Levine, Stephen: Sich öffnen ins Leben. Begegnungen und Gespräche mit Schwer-
  kranken, Sterbenden und Trauernden – Wie wir behutsam begleiten können.
  Verlag Herder Freiburg 1996
Mittag, Oskar (Hrsg.): Sterbende begleiten.TRIAS Stuttgart 1994
Mittag, Oskar (Hrsg.): Der letzte Weg. Wie wir mit dem Tod umgehen.
  TRIAS Stuttgart 1997
Neysters, Peter / Schmitt, Karl Heinz: Denn sie werden getröstet werden.
  Das Hausbuch zu Leid und Trauer, Sterben und Tod. Kösel-Verlag München 1993
Sporken, Paul: Mein Weg zurück ins Leben. Verlag Herder Freiburg 1992
Tausch-Flammer, Daniela / Bickel, Lis: Wenn ein Mensch gestorben ist – wie gehen
  wir mit dem Toten um? Anregungen und Hilfen. Verlag Herder Freiburg 1995

Gesetze und soziale Sicherung

Bundesministerium für Arbeit und Sozialordnung: Sozialhilfe; Soziale Sicherung im
  Überblick; Ratgeber für behinderte Menschen; Geriatrische Einrichtungen in der
  Bundesrepublik Deutschland. Wilhelmstraße 49, 10117 Berlin
Bundesministerium für Gesundheit und Soziale Sicherung: Die gesetzliche Kranken-
  versicherung; Patientenrechte in Deutschland; Pflegeversicherung; Wenn das
  Gedächtnis nachlässt; Pflegen Zuhause; Referat Öffentlichkeitsarbeit, 53108 Bonn
Bundesministerium für Familie, Senioren, Frauen und Jugend: Wohnen im Alter;
  Lotsendienst im Hilfenetz; Auf der Suche nach einem Pflegeplatz im Heim;
  Betreutes Wohnen. Broschürenstelle, 53107 Bonn
Bundesministerium für Justiz: Wer klug ist, sorgt vor; Guter Rat ist nicht teuer;
  Erben und Vererben. 11015 Berlin
Arbeitsgemeinschaft der Caritasverbände Rheinland-Pfalz: Wie kann ich Vorsorge
  für den Fall treffen, daß ich meine Angelegenheiten nicht mehr selber regeln
  kann? Lambertus-Verlag Freiburg 1999

Leistungsbeschreibung

→ Leistungen der Grundpflege und hauswirtschaftlichen Versorgung

Anleitung bei der Grundpflege zu Hause
Der Patient, Angehörige oder eine andere Person wird in der Durchführung
von Grundverrichtungen des täglichen Lebens beraten, angeleitet und
unterstützt, um die Maßnahme selbst durchführen oder dauerhaft
Hilfestellung bei der eigenständigen Durchführung geben zu können.

Ausscheidungen
Hilfe bei Ausscheidungen von Urin, Stuhl, Schweiß, Sputum und auch
Mageninhalt, der Verwendung von Inkontinenzprodukten wie Vorlagen,
Inkontinenzeinlagen und -slips, Reinigung des Harnröhrenkatheters,
Wechsel des Katheterbeutels, Reinigung und Versorgung des Anuspraeter
(künstlicher Darmausgang) und des Urinstoma, Kontinenztraining,
Toilettentraining der Harnblase und des Enddarms, gegebenenfalls einsch-
ließlich pflegerischer Prophylaxe.

Ernährung
Hilfe bei Nahrungs- und Flüssigkeitszufuhr
Verabreichen von Sondennahrung, gegebenenfalls einschließlich
pflegerischer Prophylaxe.

Körperpflege
Duschen, Baden, Waschen, Mund-, Zahn-, Lippen- und Hautpflege, Rasur,
Haar- und Nagelpflege,
Pflege einer Augenprothese
Mundpflege als Prophylaxe
An- und/oder Auskleiden

Hauswirtschaftliche Versorgung
Besorgungen (auch von Arzneimitteln), Bettwäsche wechseln, Einkaufen,
Heizen, Geschirrspülen, Müllentsorgung, Mahlzeitenzubereitung,
Wäschepflege, Reinigung der Wohnung

→ Leistungen der Behandlungspflege

Absaugen
Absaugen der oberen Luftwege,
Bronchialtoilette als therapeutische Spülung bei intubierten/
tracheotomierten Patienten

Anleitung bei der Behandlungspflege in der Häuslichkeit
Der Patient, Angehörige oder eine andere Person wird in der Durchführung
von Behandlungspflegemaßnahmen beraten, angeleitet und unterstützt, um
die Maßnahme selbst durchführen oder dauerhaft Hilfestellung bei der
eigenständigen Durchführung geben zu können.

Verordnungsvorgaben

Alle Leistungen der Grundpflege und hauswirtschaftlichen Versorgung sind als häusliche Krankenpflege nur verordnungsfähig, wenn sie zur Vermeidung oder Verkürzung einer an sich notwendigen Krankenhausbehandlung erforderlich sind.
Nur wenn die Satzung der Krankenkasse dies vorsieht, können Grundpflege und hauswirtschaftliche Versorgung auch zur Sicherung des Ziels der ärztlichen Behandlung erbracht werden.

Anleitung bei der Grundpflege ist bis zu fünfmal verordnungsfähig

Bis zu zehnmal verordnungsfähig

Leistungsbeschreibung

Bedienung und Überwachung des Beatmungsgerätes
Anpassung und Überprüfung der Einstellungen des Beatmungsgerätes und
Überprüfung der Funktionen sowie Austausch von Beatmungsschlauch,
Kaskade oder Sauerstoffzellen

Blasenspülung
Einbringen einer Lösung unter sterilen Kautelen mittels Blasenspritze oder
Spülsystem in die Harnblase

Blutdruckmessung
bei Erst- und Neueinstellung eines Bluthochdrucks

Blutzuckermessung
Ermittlung und Bewertung des Blutzuckergehalts mittels Testgerät bei
Erst- und Neueinstellung eines Diabetes oder bei Fortsetzung der
sog. intensivierten Insulintherapie

Dekubitusbehandlung
Ziel der Dekubitusbehandlung ist die Wundheilung

Drainagen
Überprüfen von Lage, Sekretfluss sowie von Laschen, Wechseln des
Sekretbehälters

Einlauf/Klistier, Klysma/digitale Enddarmausräumung
bei Obstipation (Verstopfung), die nicht anders zu behandeln ist

Verordnungsvorgaben

Blasenspülungen sind nur verordnungsfähig bei durchflussbehinderten Dauerkathetern. Bei Blasenspülungen sind Blaseninstallationen nicht gesondert verordnungsfähig.
Verordnungszeitraum bis zu drei Tagen

Verordnungszeitraum bis zu sieben Tagen

Nur verordnungsfähig bei Patienten mit
→ einer so hochgradigen Einschränkung der Sehfähigkeit oder
→ einer so erheblichen Einschränkung der Grob- und Feinmotorik der oberen Extremitäten oder
→ einer so starken Einschränkung der körperlichen Leistungsfähigkeit oder
→ einer so starken Einschränkung der geistigen Leistungsfähigkeit und bei Realitätsverlust,
die es dem Kranken unmöglich macht, das kapillare Blut entnehmen und auf den Teststreifen bringen zu können oder die Mitwirkung des Patienten bei der Diagnostik nicht sichergestellt ist.
Das Vorliegen einer dieser Verordnungsvoraussetzungen muss aus der Verordnung hervorgehen.

Verordnungszeitraum bis zu 4 Wochen
Verordnungsfähig bis zu dreimal täglich

Voraussetzungen:
→ mindestens oberflächlicher Hautdefekt, evtl. Blasenbildung
→ Versorgung durch Wundreinigung/Wundverbände
→ wirksame Druckentlastung

Bei der Verordnung ist der Dekubitus (Lokalisation, Grad, Größe) sowie die bereits vorhandene technische Ausstattung zur Druckentlastung zu beschreiben.
Die Erstverordnung ist für einen Zeitraum von bis zu drei Wochen möglich

Verordnung ein- bis zweimal täglich

Einlauf/Klistier/Klysma bis zu zweimal wöchentlich verordnungsfähig
Digitale Enddarmausräumung einmalig verordnungsfähig

Leistungsbeschreibung

Flüssigkeitsbilanzierung
Messung der Ein- und Ausfuhr von Flüssigkeiten mit kalibrierten Gefäßen, ggf. inkl. Gewichtskontrolle und Messung von Bein- und Bauchumfang zur Kontrolle des Flüssigkeitshaushaltes bei dessen beginnender Dekompensation

Infusionen
Wechseln und erneutes Anhängen der ärztlich verordneten Infusionen bei ärztlich gelegtem peripheren oder zentralen i.v.-Zugang oder des ärztlich punktierten Port-a-cath zur Flüssigkeitssubstitution oder parenteralen Ernährung, Kontrolle der Laufgeschwindigkeit und der Füllmenge, Durchspülen des Zugangs nach erfolgter Infusionsgabe, Verschluss des Zuganges

Inhalation
Anwendung von ärztlich verordneten Medikamenten, die mittels verordneter Inhalationshilfen in feinste Tröpfchen zerstäubt und über die Atemwege inhaliert werden

Injektionen

Injektionen intravenös (i.v.)

Injektionen intramuskulär (i.m.)
Aufziehen, Dosieren und Einbringen von verordneten Medikamenten

Injektionen subcutan (s.c.)
Aufziehen, Dosieren und Einbringen von ärztlich verordneten Medikamenten

Injektionen richten
Richten von Injektionen zur Selbstapplikation

Verordnungsvorgaben

Verordnungszeitraum bis zu drei Tagen
Einmal täglich

Dauer und Menge der Dosierung nach Maßgabe der Verordnung des
Präparates.

Die i.v. Medikamentengabe, die venöse Blutentnahme sowie die arterielle,
intrathekale und subcutane Infusion sind keine Leistungen der häuslichen
Krankenpflege.

Dauer und Menge der Dosierung nach Maßgabe der Verordnung des
Präparates

Die i.v. Injektion ist eine ärztliche Leistung.

Dauer und Menge der Dosierung nach Maßgabe der Verordnung des
Präparates.

Die s.c. Injektion ist nur verordnungsfähig bei Patienten mit
→ einer so hochgradigen Einschränkung der Sehfähigkeit, dass es ihnen
   unmöglich ist, die Injektion aufzuziehen, zu dosieren und fachgerecht zu
   injizieren oder
→ einer so erheblichen Einschränkung der Grob- und Feinmotorik der oberen
   Extremitäten, dass sie die Injektionen nicht aufziehen, dosieren und fachgerecht injizieren können oder
→ einer so starken Einschränkung der körperlichen Leistungsfähigkeit, dass
   sie zu schwach sind, die Injektionen aufzuziehen, zu dosieren und fachgerecht zu injizieren (z.B. moribunde Patienten) oder
→ einer so starken Einschränkung der geistigen Leistungsfähigkeit und
   Realitätsverlust, dass die Mitwirkung des Patienten bei der medikamentösen Therapie nicht sichergestellt ist.
Das Vorliegen einer dieser Verordnungsvoraussetzungen muss aus der
Verordnung hervorgehen.

Das Richten der Injektion ist nur verordnungsfähig bei Patienten mit einer so
hochgradigen Einschränkung der Sehfähigkeit, dass es ihnen unmöglich ist,
die Medikamente zu unterscheiden oder die Dosis festzulegen.
Dies muss aus der Verordnung hervorgehen.

Leistungsbeschreibung

Instillation
Tropfenweises Einbringen von ärztlich verordneten flüssigen Medikamenten in den Organismus

Kälteträger auflegen
Auflegen eines Kälteträgers bei akuten posttraumatischen Zuständen, akuten entzündlichen Gelenkerkrankungen und nach Operationen

Katheter, Versorgung eines suprapubischen Katheters
Verbandwechsel der Katheteraustrittstelle einschließlich Pflasterverband und einschließlich der Reinigung des Katheters, Desinfektion der Wunde und ggf. Wundversorgung

Katheterisierung der Harnblase
Einlegen, Entfernen oder Wechseln eines Dauerkatheters durch die Harnröhre zur Ableitung des Urins

Krankenbeobachtung, spezielle
Kontinuierliche Dokumentation der Vitalzeichen wie Puls, Blutdruck, Temperatur, Haut, Schleimhaut über mind. 24 Std. – in begründeten Fällen auch weniger – mit dem Ziel, festzustellen, ob die ärztliche Behandlung zu Hause sichergestellt werden kann oder ob Krankenhausbehandlung erforderlich ist, einschließlich aller in diesem Zeitraum anfallenden pflegerischen Maßnahmen

Magensonde, Legen und Wechseln
Legen und Wechseln einer Verweilsonde durch die Nase/den Mund zur Ableitung des Magensaftes oder zur Sicherstellung der enteralen Ernährung, wenn die Nahrungsaufnahme anders nicht mehr möglich ist.

Verordnungsvorgaben

Bei Blaseninstillation sind Blasenspülungen nicht gesondert verordnungsfähig.

Verordnungszeitraum ein bis drei Tage
Das Auflegen eines Kälteträgers ist nur verordnungsfähig bei Patienten mit
→ einer so hochgradigen Einschränkung der Sehfähigkeit, dass es ihnen unmöglich ist, den Kälteträger vorzubereiten oder
→ einer so erheblichen Einschränkung der Grob- und Feinmotorik der oberen Extremitäten, dass sie den Kälteträger nicht vorbereiten und nicht an den Ort seiner Bestimmung führen können oder
→ einer so starken Einschränkung der körperlichen Leistungsfähigkeit, dass sie zu schwach sind, den Kälteträger bereiten und an den Ort seiner Bestimmung bringen zu können (z. B. moribunde Patienten) oder
→ einer so starken Einschränkung der geistigen Leistungsfähigkeit und Realitätsverlust, dass die Mitwirkung bei der Therapie nicht sichergestellt ist.
Das Vorliegen einer dieser Verordnungsvoraussetzungen muss aus der Verordnung hervorgehen.

Dauerkatheterwechsel alle drei bis vier Wochen

Einmal pro Verordnung
Die Leistungen setzen die permanente Anwesenheit der Pflegekraft über den gesamten Verordnungszeitraum voraus. Sie ist nur begründet, wenn aufgrund schwerwiegender akuter Verschlechterung des Krankheitsverlaufs die Kontrolle der Vitalfunktionen erforderlich ist.

Leistungsbeschreibung

Medikamentengabe

Richten von ärztlich verordneten Medikamenten

Verabreichen von ärztlich verordneten Medikamenten (z.B. Tabletten, Augen-, Ohren-, Nasentropfen, Salben, Tinkturen, Lösungen, Aerosole, Suppositorien)

→ über den Magen-Darm-Trakt
→ über die Atemwege
→ über die Haut und Schleimhaut
→ als Einreibungen bei akuten Prellungen und Zerrungen, entzündlichen Gelenkerkrankungen, wirbelsäulenbedingten Symptomen, Hauterkrankungen
→ als Bad zur Behandlung von Hautkrankheiten mit ärztlich verordneten medizinischen Zusätzen zur Linderung oder Heilung
→ zur Behandlung des Mundes, der Mundhöhle und der Lippen
→ zur Behandlung des Auges

Perkutane endoskopische Gastrostomie, Versorgung bei PEG
Wechsel der Schutzauflage bei künstlicher Magenfistel zur Ernährung, Kontrolle der Fixierung, einschließlich Reinigung der Sonde, Desinfektion der Wunde und ggf. Wundversorgung

Stomabehandlung
Desinfektion der Wunde, Wundversorgung, Behandlung mit ärztlich verordneten Medikamenten, Verbandwechsel und Pflege von künstlich geschaffenen Ausgängen (Urostoma, Anuspraeter) bei akuten entzündlichen Veränderungen der Haut

Verordnungsvorgaben

Die Medikamentengabe ist nur verordnungsfähig bei Patienten mit
→ einer so hochgradigen Einschränkung der Sehfähigkeit, dass es ihnen unmöglich ist, die Medikamente zu unterscheiden oder die Dosis festzulegen oder
→ einer so erheblichen Einschränkung der Grob- und Feinmotorik der oberen Extremitäten, dass sie die Medikamente nicht an den Ort ihrer Bestimmung führen können oder
→ einer so starken Einschränkung der körperlichen Leistungsfähigkeit, dass sie zu schwach sind, die Medikamente an den Ort ihrer Bestimmung bringen zu können (z. B. moribunde Patienten) oder
→ einer so starken Einschränkung der geistigen Leistungsfähigkeit und Realitätsverlust, dass die Mitwirkung des Patienten bei der medikamentösen Therapie nicht sichergestellt ist.
Das Vorliegen einer dieser Verordnungsvoraussetzungen muss aus der Verordnung hervorgehen.

Das Richten der Arzneimittel erfolgt i.d.R. wöchentlich, mit Ausnahme flüssiger Medikamente wie Säfte und Tropfen

Leistungsbeschreibung

Trachealkanüle, Wechsel und Pflege
Reinigung und Pflege, ggf. Behandlung des Stomas, Einsetzen und Fixieren der neuen Trachealkanüle, Reinigung der Trachealkanüle

Venenkatheter
Pflege des zentralen Venenkatheters, Verbandwechsel der Punktionsstelle

Verbände

→ **Anlegen und Wechseln von Wundverbänden,** Wundheilungskontrolle, Desinfektion und Reinigung, Spülen von Wundfisteln, Versorgung von Wunden unter aseptischen Bedingungen

→ **Anlegen eines Kompressionsverbandes**

→ **An- und Ausziehen von Kompressionsstrümpfen/-strumpfhose** der Kompressionsklasse II bis IV

Anlegen von stützenden und stabilisierenden Verbänden zur unterstützenden Funktionssicherung der Gelenke

Ein- bis zweimal wöchentlich bei Transparentverband

Lokalisation und Wundbefund sind in der Diagnose anzugeben.

Der Kompressionsverband ist verordnungsfähig, wenn aus anatomischen Gründen angepasste Kompressionsstrümpfe nicht möglich sind.

Das An- und Ausziehen von Kompressionsstrümpfen ist nur verordnungsfähig bei Patienten mit
→ einer so erheblichen Einschränkung der Grob- und Feinmotorik der oberen Extremitäten, dass sie die Kompressionsstrümpfe nicht fachgerecht anziehen können oder
→ einer so starken Einschränkung der körperlichen Leistungsfähigkeit, dass sie zu schwach sind, die Kompressionsstrümpfe fachgerecht anziehen zu können (z. B. moribunde Patienten) oder
→ einer so starken Einschränkung der geistigen Leistungsfähigkeit und bei Realitätsverlust, dass die Mitwirkung bei der Therapie nicht sichergestellt ist.
Das Vorliegen einer dieser Verordnungsvoraussetzungen muss aus der Verordnung hervorgehen.

Der Verbandwechsel eines Ulcus cruris ist daneben nicht verordnungsfähig.

Sachverzeichnis

A

Abhusten 101
Alkohol 196
– Medikamentenein-
  nahme 222
Altenhilfe 286
Alter, Aktivitäten 267, 266,
  268
– Fremdbild 303
– Hilfe zum Lebensunter-
  halt 285
– Leistungsveränderung
  301
– Persönlichkeits-
  veränderung 302
– Selbstbild 303
– Selbstgestaltung 266
– Veränderung, körper-
  liche 300
– Verwirrtsein 305
Altern 300
Altersdemenz 306
Altershaut 54
– Altersflecken 53
Alterungsprozess 300
Alzheimer Gesellschaft 358
Alzheimer-Erkrankung 309
– Krankheitsbild 309
Ambulante Dienste 292
Angehörigengruppe 292
Anheben 165, 168, 169
– von der Seite 158
– von vorn 160
Anti-Dekubitus-Fell 97
Anti-Thrombose-
  Strümpfe/Kompressions-
  strümpfe 109
Anziehen 156, 244
Aorta 66
Arbeiten, rücken-
  schonendes 141
Arrhythmie 69
Arterie 65
Arzneimittel/
  Medikamente 215
Atemfrequenz 76
Atemqualität 76
Atemrhythmus 76
Atem 353
Atemzentrum 74

Atemzug 76
Atmung 74
– beschleunigte 76
– oberflächliche 76
Atmungsarten 74
Aufliegefleck, weißer 91
Aufrichten 148, 150, 152,
  160, 163, 186
Aufrichtehilfe 37
Aufsitzen im Bett 148, 150
Aufstehen des Kranken 149
Augenpflege 233, 301
Ausatmen 74
Ausscheidung 54
– Beobachtung 55
Auswurf 57
Ausziehen 154

B

Baden 231, 242
– Armbad 211, 233
– Handbad 211, 232, 241
– Fußbad 211, 232,
  235, 240
– Pflegemittel 93
Ballaststoffe 195
Bauchatmung 75
Bauchlagerung 184
Behandlungspflege 277
Beinhochlagerung 181
Beinödem, Verrin-
  gerung 181
Beipackzettel-Lexikon 218
Bekleidung des
  Kranken 244
Beleuchtung 21
Beobachtung 51
Beruhigungsmittel 222
Besuch 26, 27
Besuchsdienste 293
Bestattung 356
Betreuungsgesetz 288
Bett (s. Pflegebett)
– improvisiertes 37
– höhenverstellbares 35
– Standort 23
Bettgitter 25
Betten 41, 172, 175
Bettschutzeinlage 38
Betttisch 45

Bewegungseinschränkung
– Gelenkversteifung 115
– Isometrik 122
– Muskeltraining 124
Bewegungstraining 108,
  117
Bewusstlosigkeit, Mund/-
  Zahnpflege 237
– Seitenlagerung 182
Beziehung, zwischen-
  menschliche 26
Binde, elastische 112
Biot-Atmung 77
Blähungen 203
Blasentraining
  (s. Inkontinenz) 253
Blässe 53
Blindenhilfe 286
Blutkreislauf 67
– Blut im Stuhl 60
Blutdruck 72
– messen 72
Blutdruckwerte 73
Blutgerinnsel 103
Bluthochdruck 73, 320
– Krankheitsbild 320
– Verhalten 320
Bronchien 74
Brustatmung 75
Bußsakrament 350

C

Caritas 290
Caritasverband 290, 358
Cheyne-Stokes-Atmung 76
Chronische Wunden 324
– Krankheitsbild 324
– Verhalten 325

D

Dekubitus (s. Druckge-
  schwür) xxx
Demenz 306
– Zuwendung 308
Depression 314
– Krankheitsbild 314
– Sterbender 334
– Verhalten 315
– Zuwendung 315

Diabetes mellitus 316
– Krankheitsbild 316
– Verhalten 317
Diakonie 292, 358
Diastole 66
Diät 203
Diarrhö/Durchfall 59
Digitalthermometer 79, 80
Dragee 215
Dranginkontinenz 251
Drehscheibe 261
Druckgeschwür 86
– Druckentlastung 94
– Entstehung 87
– Erkennungsmerk-
  male 90
– Hautpflege 93
– Lagerungswechsel 94
– Prophylaxe 93
– Schräglagerung 182, 183
– Stelle, gefährdete 90
Duschbad 242

E

Einatmung 74
Einlegerahmen 35
Einmalunterlagen 39, 254
Eiweiß 195
Ekel 54
Embolie 105
Embolus 105
Energiebedarf 196, 201
Energiegewinnung 192
Entzündung 100
Erbrechen 55
Erbrochenes, Aussehen 56
– Häufigkeit 56
Ernährung 192
– gesunde 201
– vollwertige 198
Essen 192, 206
Esshilfe 205
Euthanasie 340, 352

F

Fahr- und Begleit-
  dienste 293
Fenster 24
Fernsehen 28
Fette 195
Fieber 78
– messen 79, 81

– Schwitzen 77
Fieberthermometer 79, 80
– Umgang 79
Flüssigkeitsaufnahme 193
Flüssigkeitsaus-
  scheidung 193
Flüssigkeitseinlagerung 54
Fremdwahrnehmung 50
Frisieren 238
Führen von hinten 160
– von der Seite 158
Fuß, Überstreckung 116
Fußbad 211, 235, 240
– Pflegemittel 232
Fußstütze 45

G

Gallenfarbstoff 53, 58, 59
Gallensaft 56
Ganzwaschung 231
– Pflegemittel 231
Gebet 346, 348
Gebiss/Zahnprothese 238
Gebrauchsinformation 216
Geborgenheit 342
Gehhilfe 259
Gelenkversteifung 115
– Prophylaxe 117
Gemeindekrankenpflege-
  station 292
Geschwürbildung 92
Gesprächsimpuls 27
Gleitauflage 260
Gleitmatte 260
Glideboard 260
Grätschstellung 142
Greifhilfe 245
Grifftraining 118
Großdruckbuch 29
Grundpflege 277
Grundumsatz,
  erhöhter 202
Güsse 211
Gummituch 38

H

Haargefäß 65
Haarwäsche 238
– Pflege 238, 239
– Pflegemittel 239
Haarwaschwanne 239
Haken-Stütz-Griff 169

Halbseitenlähmung 185
– Anziehen 156
– Aufrichten 186
– Ausziehen 154
– Führen 185
– Liegen 187, 188, 189
– Pflegehandlung 185
– Sitzen 187
Haltegriff 259
Handbad 211, 241
– Pflegemittel 241
Harn/Urin 57
Hausapotheke 223
Haushaltshilfe 286, 293
Häusliche Kranken-
  pflege 276
– Anspruch 276
– Leistungen 277
– Voraussetzungen 276
Häusliche Pflege 14, 140
– Leistungen 282
– Leistungsbe-
  schreibung 364
Haut, Aufbau 52
– Aufgaben 52
– Hautfarbe 53
– Spannungszustand 53
– Veränderungen 53
Hautausschlag 54
Hautaustrocknung 54
Hautblase 91
Hautdurchblutung,
  Förderung 94
Hautfarbe 53
Hautödem 54
Hautpflege 93
– bei Inkontinenz 253
Hautrötung 53, 91
Hebegriff 165
Hebekissen, gleitende
  168, 259
Heben 169
– Haken-Stütz-Griff 169
– rückenschonendes 142
Heberahmen 35
Heilmittel, pflanzliche 213
Herz 64
Hilfe, gesetzliche 275
– religiöse 345
– soziale 285, 292
Hilfsmittel 258, 260, 283,
  301
– Inkontinenz 254
– technische 258, 260, 261

Höherlegen 165
Hören 301
Hohllagerung 98
Hohlvene 64
Hospizbewegung 352
Husten, trockener 101

I

Infektionskrankheit 22, 54
Inkontinenz 250
– Formen 251
– Hautpflege 253
– Hilfsmittel 38, 254
– Kostenerstattung 256
– Kontinenztraining 253
– Ursachen 251
Internet 29, 30
– ausgewählte Web-
  Adressen 360
Intimpflege 234
Isometrik 122
Isometrisches Trainings-
  programm 124

K

Kälteanwendung 210
Kalorien 197, 201
Kalzium 195
Kamille 213
Kapillare 65
Kilojoule 194
Kilokalorie 194
Kissenaufschütteln 152
Kleidung 244
Klingel 22
Klopfmassage 101
Knöpfhilfe 245
Kohlendioxid 65
Kohlenhydrate 195
Koma, diabetisches,
  Kußmaul-Atmung 77
Kommunion 351
Kommunikation 26
Kompression 109
– Strümpfe 109
– Verband 112
Kondom-Urinal 255
Kontinenztraining 253
Körperhaltung bei
  der Pflege 142
Körperkreislauf 65
Körperpflege 231

Körperschlagader (s. Aorta)
Körpertemperatur 77
Krampfader 104
Kranke, aus dem Bett
  heraussetzen 146, 149
Krankenaufrichter 37
Krankenbeobachtung 51
Krankenbett 34
Krankengymnastik 293
Krankenhilfe 286
Krankenpflege, häus-
  liche 276
Krankensalbung 351
Krankensakramente 350
Krankenunterlage 39, 172
Krankenversicherung,
  gesetzliche 275
Krankenzimmer 17
– Ausgestaltung 20
– Mindestausstattung 22
– Reinigung 19
– Wahl 17
Krankheitszeichen 60
Kreislauf 64
– Körperkreislauf 65
– Lungenkreislauf 68
Kubivent-Polster 98
Kunstfell 97
Kurzzeitpflege 294
Kußmaul-Atmung 77

L

Lagerung 180
– Beinhochlagerung 181
– 135-Grad-Lagerung 184
– Oberkörperhochlage-
  rung 181
– Schräglagerung 182
– Seitenlagerung 182
Lagerungshilfen 96
Lagerungswechsel 94
Lammfell 96
Lähmung 185
– Halbseitenlähmung
Lärmbelästigung 19
Latex-Kissen 97
Lebensmittel 199
Leichenstarre 355
Leistungsumsatz 197
Lesen 28
Liegeflächenverstellung 35
Liegen 44, 187
Lippen, Blaufärbung 53

– trockene 337
Luftbefeuchtung 19
Luftfeuchtigkeit 19
Lunge 68
Lungenarterie 68
Lungenbläschen 68
Lungenentzündung 100
– Prophylaxe 101
Lungenkreislauf 68
Lungenvene 68
Lymphe 52

M

Magenverstimmung, Tee-
  zubereitung 213
Mahlzeitendienste 293
Massenmedien 28
Matratzenschutz 38
Maximalthermometer 79
Medikamente, Aufbe-
  wahrung 220
– Formen 215
– Gebrauchsanweisung
  216
– Haltbarkeit 220
– Nebenwirkungen 222
– rezeptfreie 223
– Umgang 215
Menschenrechte 270, 271
Menschenwürde 228, 270
Mineralstoff 195
Mund-/Zahnpflege 232, 236
Mundsoor 236
Muskelschwund, Prophy-
  laxe 120, 122
Muskeltraining 120
– Partnertraining 127
Muskelverkürzung 116

N

Nachtstuhl/Toiletten-
  stuhl 249
Nachttisch 46
Nackenrolle/Stütz-
  kissen 37, 40
Nagelpflege 241
Nährstoff, energie-
  liefernder 194
– nicht energie-
  liefernder 195
Nährstoffbedarf,
  des Kranken 201

– des älteren Menschen 201
Nährstoffaufnahme, prozentuale 198
Nahrung, Darreichung 204
Nahrungsmittel 200
Nekrose 92

O

Oberkörperhoch-lagerung 181
Obstipation/Verstopfung 59
Ödem 54
Ohnmacht 76
Ohrenpflege 233
Orientierungsstörung 305

P

Partnertraining 127
Patientenrechte 274
Patientenverfügung 273
Persönlichkeitsver-änderung 302
Pflege, aktivierende 228
– ambulante 292
– häusliche, Leistungen 277
– Hilfsmittel, technische 258
– stationäre 294
– teilstationäre 293
– Vorbereitung 144
Pflegebett (s. auch Bett) 34
– Ausstattung 37
– Herrichten 41
– improvisiertes 37
– Standort 23
Pflegeeinrichtung 294
Pflegegrundsatz 228
Pflegehandeln 143
– Anheben von der Seite 158
– Anheben von vorne 146
– Anziehen 156
– Aufrichten 148, 150, 152, 160, 163
– Ausziehen 154
– Führen von hinten 160
– von der Seite 158
– bei halbseitig Ge-lähmten 185
– Heben und Höher-

legen 169
– Heraussetzen aus dem Bett 186
– Liegen 188, 189
– Selbstständiges Auf-stehen 149
– Sitzen 148
Pflegeheim 295
Pflegehilfe, häusliche 286
Pflegehilfsmittel 258
– Versorgung 283
– Kostenübernahme 283, 284
Pflegekurs 293
Pflegemaßnahme 144
Pflegeperson 283
– Gespräch 26
– Hilfsmittel, technische 258
– Krankenbeobachtung 51
– überbeanspruchte 294
– Verhalten 228
– Vertrauensverhältnis 228
Pflegeversicherung 280
Pneumonie/Lungenent-zündung 100
Prismenthermometer 79, 80
Prophylaxe
– Druckgeschwür 93
– Gelenkversteifung 117
– Lungenentzündung 181
– Obstipation 59, 195
– Soor 236
– Spitzfuß 116
– Thrombose 107
Prothese/Mund- u. Zahn-pflege 238
Psychische Veränderungen 302
Puls 69
– beschleunigter 70
– Fühlen 70
– verlangsamter 70
– Zählen 71
Pulsfrequenz 69
Pulsqualität 70
Pulsrhythmus 69

Q

Quecksilbervergiftung 81
Querschnittlähmung, Reflexinkontinenz 252

R

Rasierzeug 231
Rautek-Griff 164
Reflexinkontinenz 252
Rollator 261
Rückenlagerung, flache 180
Rückenschonung 141
Rückenstütze 37
Rutschbrett 260

S

Salbe 215
Sauerstoffaufnahme 68
Sauerstoffmangel 53
Schaumstoffauflage 97
Scherkraft 88
Schlafmittel 222
Schlafstörung, Teezu-bereitung 214
Schlaganfall 321
– Halbseitenlähmung 185
– Krankheitsbild 322
– Verhalten 322
Schleimhaut, trockene 337
Schluckstörung 339
Schmerzen 338
Schnabeltasse 207
Schonatmung 100
Schonkost 203
Schräglagerung 182, 183
Schuldgefühle 251
Schweiß 60
Schwitzen 77
– Flüssigkeitsbedarf 193
Sehen 301
Seitengitter 25
Seitenlagerung 182
Selbstbild, positives 303
Selbsthilfegruppe 293
Selbsthilfeverbände 358
Selbstpflege 15
Selbstwahrnehmung 50
Selbstwertgefühl 231
Sitzen 44, 187
Soor 236
Sozialhilfe 285
Sozialstation 292
Spannbetttuch 38
Spitzfuß 116
– Prophylaxe 117
Spurenelemente 195
Sputum (s. Auswurf) 57

Steckbecken 247
Stecklaken 37
Sterbebeistand 340
Sterbebegleitung 335
Sterben 330, 331
– Christliches 340
– nach dem Tode 340
– Nicht-Wahrhaben-
  Wollen 332
Sterbender
– Depression 334
– Emotionen 333
– Hilfe, religiöse 345
– Hoffnung 334
– Pflege 337
– Schmerzen 338
– Wahrheit am Kranken-
  bett 336
Sterbeurkunde 355
Stressinkontinenz 251
Strickleiter 46, 148
Stuhl 58
– Beobachten 58
– Farbe 59
Stuhlinkontinenz 252
Stützgriff I 148
Stützgriff II 150
Stützkissen 37
Stützverband 111
– Anlegen 112, 113
Stützstrümpfe/Kompres-
  sionsstrümpfe 110
Systole 66

T

Tagesklinik 294
Tagespflege 293
Teezubereitung 213
Teleskop-Rampe 261
Temperatur, erhöhte 78
– normale 78
Temperaturmessung 81
– axillare 81
– im Ohr 81
– orale 81
– rektale 81
Teppich 22
Thrombose 103
– Erkennungsmerkmale
  106
– Prophylaxe 107, 181
Tisch 21
Todeszeichen 355

Toilettenerhöhung 261
Toilettenstützgestell 261
Toilettenstuhl 249
Toilettentraining 253
Totenschein 355
Training, isometrisches
  123
Trinken 193, 206
Trinkhilfe 205
Tropfen/Medikamente 215
Türschwellenbrücken 261

U

Übelkeit 213
– Teezubereitung 213
Übergewicht 89
Überlaufinkontinenz 251
Übung, isometrische,
  Merkmale 122
– Regeln 122
– isotonische 122
Umlagern 94
Umschläge 210
Unterlage, Wechseln 172,
  175
Urin, Beobachtung 57
Urinal 255
Urinfarbe 58
Urinflasche 248
Urininkontinenz 251
Urlaubspflege 294

V

Vene 65
– ausgeweitete 103
Venenentzündung 212
Venenklappe 66
Verbandsmittel 223
Verband/Stützverband 112
Verdauungstätigkeit 197
Vergiftung, Kußmaul-
  Atmung 77
Verstopfung 59
Vertrauensverhältnis 228
Verwirrtheit 305
– Krankheitsbild 305
– Verhalten 306
– Zuwendung 306
Vitalzeichen 63
Vitamine 195
Vormundschaftsgericht
  273, 289

W

Wadenwickel 212
Wahrnehmung 50
Wärmeanwendung 210
Wärmeregulation 197
Wärmezentrum 77
Waschen/Körperpflege/
  Ganzwaschung 233
Wasser 192
– Aufgaben 192, 210
Wasseranwendung 210
Wechseldruckmatratzen-
  Auflage 98
Wechseln, Unterlage 172,
  175
– Betttuch 172, 175
– Nachthemd/Schlaf-
  anzug 154
Weichlagerung 97, 98
Wickel/Umschläge 210
Wirbelsäulenent-
  lastung 141
Wohlfahrtspflege 290
Wohlfahrtsverbände 292
Wohnklima 19
Wohnraumanpassung 15
Wohnung 15
Wundliegen/Druck-
  geschwür 86

Z

Zahnpflege 232, 236
Zahnprothese/Gebiss 238
Zimmertemperatur 19,
  337
Zugluft 24
Zuwendung 228
– bei Demenz 308
– bei Depression 315
– bei Verwirrtheit 306
Zweiterkrankung 86

So meistern Sie die neue Situation gemeinsam

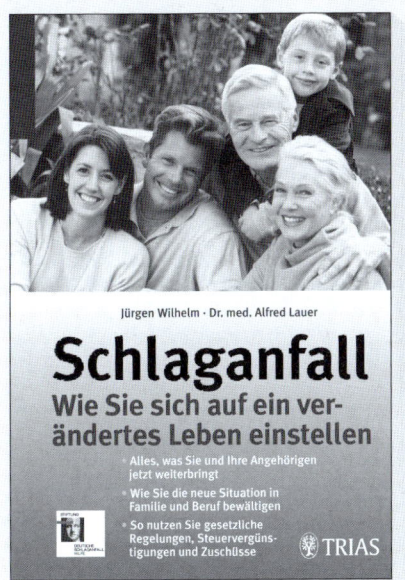
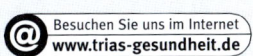
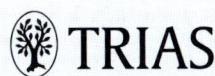

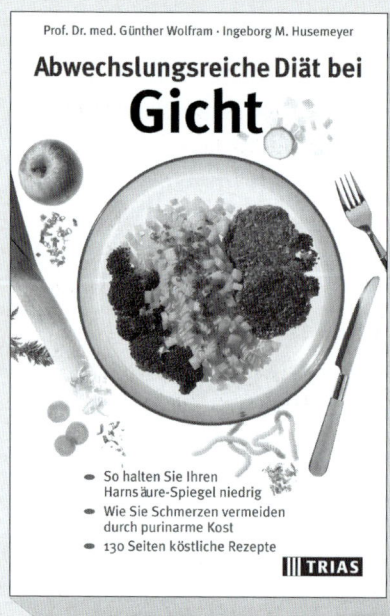
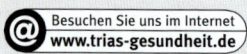
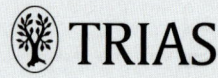

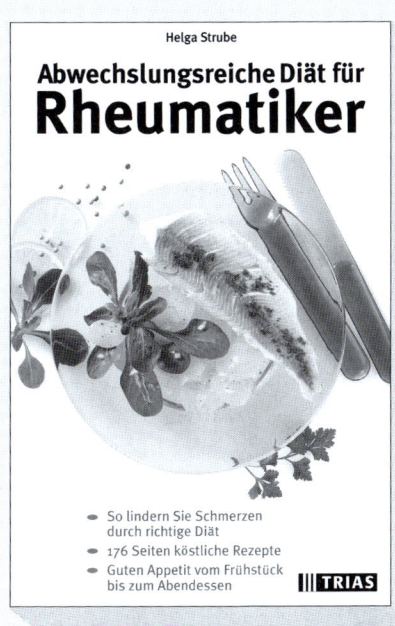
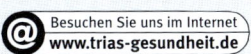
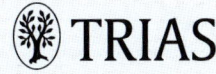

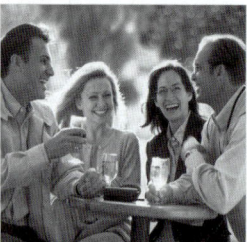
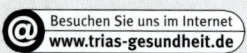
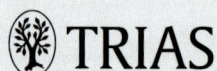